Questions contemporaines

Collection dirigée par Jean-Paul Chagnollaud, Bruno Péquignot et Xavier Richet

Chômage, exclusion, globalisation… Jamais les « questions contemporaines » n'ont été aussi nombreuses et aussi complexes à appréhender. Le pari de la collection « Questions contemporaines » est d'offrir un espace de réflexion et de débat à tous ceux, chercheurs, militants ou praticiens, qui osent penser autrement, exprimer des idées neuves et ouvrir de nouvelles pistes à la réflexion collective.

Dernières parutions

Mohamadou BA, *L'école sénégalaise face aux enjeux de la modernité. Un défi lancé à l'État et aux populations*, 2021

Mohamadou BA, *Le maitre d'école, quelles ressources pour un enseignement-apprentissage de qualité ? De l'implicite à l'explicite*, 2021

Gabriel RAMIREZ MORALES, *Le fameux télétravail. Pièges, dangers et surtout les bienfaits,* 2021.

Charles-Édouard LEROUX, *L'avenir d'une déception, Vivre des temps incertains*, 2021.

Seungman BAEK, *Écosystème urbain et architecture en Asie orientale*, 2021.

Michel BOSC, *Le jouet, miroir de la France. 1900-2000*, 2021.

Christiane LOPEZ, *Des élus locaux face à la collusion des égoïsmes. NIMBY (Not In My Back Yard)*, 2021.

Mohamed DJERIOUAT, *L'intégration par la langue. L'impact du contrat d'intégration républicaine (CIR) sur les réfugiés*, 2021.

Sébastien JANICKI, *Postmodernité et éthique appliquée. Société, Travail et Politique*, 2021.

Benjamin GERMANN, *Les obstacles de la pensée religieuse à l'apprentissage des sciences,* 2021.

Laurent GODMER, *Le travail électoral, Ethnographie d'une campagne à Paris*, 2021.

Paul JACQMARCQ, *Tirer au sort les délégués ? Une question de démocratie à l'école,* 2021.

L'HÔPITAL :
UN LIEU DE THÉÂTRE

5-7, rue de l'École-Polytechnique, 75005 Paris

http://www.editions-harmattan.fr

ISBN : 978-2-343-24279-8
EAN : 9782343242798

Ahamed Youssouf Hassani Mze Hamadi

L'hôpital : un lieu de théâtre

L'Harmattan

Du même auteur :

Conflit entre générations, aux éditions Édilivre, 3 octobre 2014,

Le Dossier médical du patient et ses modalités d'accès, aux éditions Édilivre, 7 juillet 2016,

Aux carrefours de mon cœur, Les éditions Kalamu des Îles, 21 juin 2019.

SOMMAIRE

PRINCIPALES ABRÉVIATIONS

A

AFRATAPEM : Association Française de Recherche & Applications des Techniques Artistiques en Pédagogie et Médecine
AGEÉM : Association Générale des Enseignants des Écoles et classes Maternelles publiques
ANFE : Association nationale française des ergothérapeutes
ANR : Agence nationale de la recherche

B

BMC : BioMed Central Medical Education
BNC : Bénéfices non commerciaux
Bull : bulletin
Bull. Acad. Natle Méd : Bulletin de l'académie nationale de médecine

C

C. Cass : Cour de Cassation
CAA Bordeaux : Cour administratif d'appel de Bordeaux
CD Rom : Compact disc – Read only memory
CH : Centre Hospitalier
Ch. Civ : Chambre civile
Ch. des Abeilles : Chemin des Abeilles
CHU : Centre hospitalier universitaire
CIPAV : Caisse interprofessionnelle de Prévoyance d'Assurance Vieillesse
cit., : Cité
Code APE-NAF : Activité principale exercée-Nationale d'activités française
Coll. : Collection
CPF : Compte personnel de formation
CP-FFP : Certification professionnelle-Fédération de la Formation professionnelle
CRISP : Centre de recherche et d'information socio-politiques
CSG/CRDS : Contribution sociale généralisée/Contribution au remboursement de la dette sociale

D

D. : décret
DCEM2 : Deuxième cycle des études médicales 2
Déc. : décembre
dir., : direction

DOI : Digital Object Identifier
DPC : Développement professionnel continu
DRAC : Direction Régionale des Affaires Culturelles

E

ECCM : Expression Culturelle de la Capoeira à Madagascar
éd. : édition
EESP : École d'études sociale et pédagogiques
EMS : édition management et société
EPSM : Établissement Public de Santé Mentale
ESF : Éditions sociales françaises

F

FFAT : Fédération française des art-thérapeutes
FFP : Fédération de la Formation Professionnelle
FIAPMC : Fédération intersectorielle des ateliers de psychothérapie à médiation créatrice
FITA : Festival International de Théâtre Action
Fondation MACSF : Fondation Mutuelle d'assurances du corps de santé français

G

GCS : Groupement de coopération sanitaire
GHT : Groupement Hospitalier de Territoire
GIS : Groupement d'intérêt scientifique

H

HAS : Haute Autorité de Santé
HEPHO : Haute Ecole Provinciale du Hainaut Occidentale Ecole d'ergothérapie

I

Ibid. : *Ibidem* (une locution latine signifiant *« même endroit »* parfois abrégée *ib.*
IEC : Informer, éduquer et communiquer
IFPEK : Institut de formation en Pédicurie-Podologie, Ergothérapie et Masso-Kinésithérapie de Rennes.
in : Dans
INFIPP : Institut National pour la Formation des

Infirmiers et du Personnel travaillant en Psychiatrie
JF : Journal Officiel

J-K

JORF : Journal Officiel de la République Française
juill. : Juillet

L - M

L. : loi

N

n° : Numéro
nov., : Novembre

O

Op. cit : Abréviation de la locution latine *opus citatum* qui signifie *« œuvre citée »* ou *opere citato « dans l'œuvre citée »*
p. ou pp. : Page

P-Q

PUF : Presse universitaire de France
PUV : Presse universitaire de Vincennes

R

R. : Règlement
Réf : Référence
Rev., : Revue

S

s : Suivante
SFLGC : Société française de littérature générale et comparée

T

trad., : Traduit
TVA : Taxe sur la valeur ajoutée

U

UC-UDF : Union centriste – Union pour la démocratie française
URSSAF : Union des recouvrements des cotisations de sécurité sociale et d'allocations familiales

V - W - X - Z

v. : Voir
Vol. : Volume

INTRODUCTION

> *« Le transfert donne, à partir de cet instant,*
> *un sens au cadre dans lequel il se joue.*
> *Aider le psychotique à sortir de son abîme,*
> *c'est aussi le confronter à l'absolue nécessité*
> *d'éprouver dans la réalité le vécu de ses émotions »*[1].

À ce jour, aucune science et même le législateur n'ont établi de lien direct entre la santé, le droit et le théâtre ou précisé le rapport qui existe entre eux, bien que le théâtre reste convaincu qu'il y ait une collaboration possible. L'influence partagée entre ces trois disciplines pose question bien sûr, mais l'histoire témoignera de leur attachement.

Le monde littéraire[2] prouve que le théâtre a souvent puisé aux sources de la santé et de la médecine pour partager ses informations. Par ailleurs, la santé à son tour n'a jamais cessé de faire appel au théâtre pour d'éventuelles progressions ou pour soutenir l'information, l'éducation et la communication en son propre domaine. La vie de la médecine elle-même est un théâtre où chaque acteur joue son propre personnage : ces deux disciplines – théâtre et médecine – restent de bons amis.

Le théâtre est un lieu de grande importance pour informer la population en matière de politique préventive,

---

[1] Patricia ATTIGUI, *« De l'illusion théâtrale à l'espace thérapeutique, Jeu, transfert et psychose »*, L'espace analytique, Collection dirigée par Patrick GUYOMARD et Maud MANNONI, *Éditions Denoël*, 1993. p. 20.

[2] MOLIÈRE, *« Le Médecin malgré lui »*, acte III, scène V., édition de Georges Couton, Coll., folio classique, *éd.*, Gallimard, 1971 et 1978 ; 1999 et 2013. Version consolidée au 23 octobre 2019 ; MOLIÈRE, *« Le Boulanger de Chalussay. Elomire, Hypocondre, ou les Médecins vengez »,* comédie. Paris, Charles de Sercy, 1670 ; MOLIÈRE, *« L'Amour médecin »,* texte écrite le 14 septembre 1665, représentée le 22 septembre 1665 au Château de Versailles ; MOLIÈR, *« Le malade imaginaire »*, édition de Bénédicte Louvat-Molonzay, 8 septembre 2018 ; William SHAKESPEARE, *« Hamlet »*, traduction de Victor HUGO, *éd.*, Pitbook.com, janvier 2001 ; Jean ANOUILH, *« Antigone »,* éd. La Table Ronde, 1946, version, 2008 ; Jules ROMAINS, *« Knock ou le Triomphe de la médecine »,* écrite en 1923, Édition Gallimard, 1924.

d'accompagnement et de resocialisation[3] du patient. Malheureusement, ces deux dernières années 2020-2021, les artistes étaient quasiment absents pour informer, éduquer et communiquer avec la population les mesures sanitaires telles que la distanciation, le port du masque, le lavage des mains ou toutes les mesures qui permettront d'éradiquer cette pandémie de Covid-19. Ces mesures étaient ou elles sont jusqu'à aujourd'hui important non seulement pour l'intérêt personnel mais aussi général et à rappeler qu'elles sont obligatoires.

Le théâtre a à sa charge de communiquer directement avec les malades et les usagers de l'hôpital, mais il est aussi un acteur de grande importance en éducation sanitaire pour le malade et son entourage. La devise *« informer, éduquer et communiquer »*[4] est un atout du théâtre qu'il partage avec toutes les disciplines. Mais depuis longtemps la médecine profite de cette compétence chaque fois que le besoin se présente en collaboration avec les professionnels du théâtre. Surtout en matière de relation médecin-patient puisque celle-ci désigne l'ensemble de communications, d'informations ou toutes relations entre médecin et son patient dans le cadre d'un acte de soin, de la prise en charge ou de suivi thérapeutique. C'est dans

---

[3] La resocialisation est l'ensemble des procédés qui ont pour but la réinsertion sociale ou bien même une réadaptation harmonieuse et progressive d'un malade mental. Cette notion est encore développée dans plusieurs écrits à l'exemple de l'article de Jean-Pierre BARANGER., *« Intérêt de structures spécialisées pour la resocialisation des malades de longue durée »*, Actualités psychiatriques, A. 1988, vol. 18, n° 5, pp. 51-55 [bibl. : 4 ref.].

[4] *« Appliquée au domaine de la santé, l'IEC (information, éducation, communication) est une intervention d'ensemble visant à provoquer chez des individus ciblés des changements de comportement ou d'attitude ou à les consolider, pour leur bien-être. Pour l'UNICEF, l'IEC est « le processus d'apprentissage par lequel des individus et des communautés adoptent volontairement et maintiennent des comportements bénéfiques à leur santé. » La réussite des programmes de santé dépendent du changement de comportement des populations. Pour atteindre ces objectifs, l'élément moteur est l'IEC, de ce fait il constitue l'une des composantes, sinon l'axe principal, de certains programmes de santé publique »*. Mustapha BOUCHENTOUF, *« Intérêts de l'IEC (Information, Education, Communication) dans la prévention des complications de la sclérose en plaque »*, https://www.memoireonline.com, consulté le 8 septembre 2019

cette relation que le consentement éclairé du patient et sa confiance s'installent et favorise ainsi l'écoute et l'empathie du médecin.

Le théâtre à l'hôpital se démarque par son utilité dans le soin du patient et après le traitement envisagé. Bien que sa pratique occupe une place prépondérante dans les établissements de soins depuis quatre décennies et qu'elle est reconnue dans le processus de soin du patient, elle n'est toujours pas obligatoire dans la politique de santé publique. Bien que le théâtre ait maintenant une grande influence ou une place dominante dans le dispositif du *« Programme Culture à l'Hôpital »*[5], il semble que le système hospitalier soit toujours réticent à laisser largement l'espace hospitalier à l'art de Molière pour mener un projet théâtral avec les patients dans le but d'assurer un accompagnement aux soins.

L'activité dramatique joue encore un rôle important dans la socialisation du patient sous différentes formes. Elle est sous forme de jeu d'apprentissage, de rééducation, de réalisation et de représentation avec différentes méthodes et moyens et enfin selon le public visé. Dans le projet de socialisation, l'art dramatique met les patients et tous les participants dans une situation fictive pour les faire réagir.

Les ateliers s'inspirent toujours de techniques d'acteurs et finiront par une représentation en public. En principe, le projet théâtral n'est pas un objectif en soi, c'est un outil facilitant l'apprentissage et aide les patients : bébés, enfants, jeunes, adultes, personnes âgées, parents ou publics à retrouver du sens dans leur vie quotidienne.

Avant de commencer le projet théâtral, l'acteur en charge de soins doit définir les objectifs recherchés, car cet art est inépuisable en termes d'activités. Ici, trois grandes catégories d'activités visent des objectifs scientifiques :

- les objectifs attachés à l'apprentissage fondamental ;
- les objectifs spécifiques liés à l'enseignement esthétique ;

---

[5] Convention signée le 4 mai 1999 entre les ministères chargés de la Culture et de la Santé.

- les objectifs liés à la socialisation ou resocialisation du patient ;

À ce niveau, le maître du jeu initie le dispositif didactique en trois grandes activités : l'exploitation, les différents jeux dramatiques et enfin la réalisation de la pièce en public. La première recouvre les activités de jeux sensoriels, de relation, d'écoute, de gestuelle et de la voix. La seconde consiste en une mise en situation fictive pour inciter l'individu à réagir. Toutefois, les situations proposées sont issues du thème faisant l'objet de la représentation finale. La troisième et dernière activité se fonde sur la progression des effets produits sur les participants par le plaisir de jouer et celui de représenter le scénario devant le grand public.

Ces activités en groupe ou en individuel rentrent dans le cadre de la socialisation dès le début de la séance, jusqu'à la fin de la représentation en public. Il y a bien sûr des règles à respecter permettant aux participants de se dégager d'un vécu injuste, violent et persécutoire pour adopter en conséquence un comportement visé et avoir un consentement au partage, affirmer sa présence. Le travail d'atelier est toujours finalisé par une représentation du spectacle demandant la présence d'un tiers, le grand public, qui aura pour rôle d'évaluer le travail exercé pendant des mois et des mois. Les patients auront à jouer à faire semblant, mais le grand public ressentira aussi à travers ce semblant ce qui est mis réellement sur la scène par exemple un jeu de découvertes, de miroirs ou de marionnettes. Sous cet angle d'observation, Patricia Attigui affirmait dans le même ouvrage[6] qu'il n'est demandé au patient que de traverser la nécessité de l'incarnation et de se permettre de répondre à l'essentiel de ce que l'art de Molière peut faire en tout un chacun. Tout au long de l'exercice, le patient incarne dans sa théâtralisation un personnage en tant qu'acteur, adopte une attitude correcte et opte pour le représenter en public en mobilisant les expressions physiques, émotionnelles et

---

[6] Patricia ATTIGUI, *« De l'illusion théâtrale à l'espace thérapeutique, Jeu, transfert et psychose »*, L'espace analytique, Collection dirigée par Patrick GUYOMARD et Maud MANNONI, *op. cit.*

psychiques. À travers ces jeux, le patient expérimente son vécu interne et observe son présent en y mettant des mots et se laisse relire par le public à travers ses sentiments émotionnels. *« "L'identification ludique qui, elle, est consciente, permet au sujet d'endosser un rôle qui l'amène à questionner le système d'identifications inconscientes dont il est constitué." L'expression personnelle, par l'entremise de consignes données par le comédien, permet aux enfants de lever des inhibitions visant à contrôler leur agressivité et le regard des autres et leur ouvre la voie du plaisir à oraliser et à se mouvoir avec des enveloppes de mots et de personnages. D. Anzieu parle d'un miroir sonore ou d'une peau auditivo-phonique »*[7].

En quoi le théâtre pratiqué par le professionnel de santé ou en collaboration avec les artistes, les art-thérapeutes, les ergothérapeutes ou les psychothérapeutes est-il un moyen thérapeutique ? L'artiste peut aussi se poser la question de savoir si la pratique du théâtre thérapeutique est vraiment dans la philosophie de son métier ou dans les compétences de sa profession ? L'artiste n'a-t-il pas plus d'importance dans cette pratique que le professionnel de santé ? Quel est le lien entre le thérapeute ou le comédien thérapeute et le médecin dans le processus de soins du patient hospitalisé ou non participant aux ateliers de théâtre thérapeutiques ? Ses nouveaux intervenants ne méritent-ils pas un statut spécial ? En quoi la pratique d'un comédien, d'un art-thérapeute et/ou d'un professionnel de santé diffère-t-elle dans l'utilisation de ce moyen de travail qu'est le théâtre ?

Comment le théâtre peut-il mener un projet de socialisation du patient en soins psychiques ? Quels sont les méthodes et les moyens mis en place pour faciliter la socialisation du patient psychotique ?

Pour bien développer et bien comprendre ce sujet, le Chapitre I, *« Jeu de rôle : création et développement »* fournira plus d'éclairage à l'exécution du projet artistique et dramatique

---

[7] Gérard CHIMISANAS, *« L'atelier théâtre »*, Empan 2007-2, n° 66, p. 157-162., p. 2.

ainsi que le Chapitre II, *« La réalisation du théâtre dans les établissements de santé »,* affinera et enrichira cette étude.

CHAPITRE I
JEU DE RÔLE : CRÉATION ET DÉVELOPPEMENT

« "Et si la vie entière de l'être humain n'était qu'une partie dont lui-même serait à la fois le joueur, le jouet et l'enjeu ?", HELIAS Pierre Jakez (1992), sous le signe du jeu »[8].

L'utilisation du jeu de rôle comme outil pédagogique dans le cadre de soins du patient incite à réfléchir sur le lien développé entre le patient, le groupe thérapeutique avec le psychodrame et le sociodrame. Cette étude va donc rechercher les spécificités de cet outil en partant de l'activité du jeu de rôle dans plusieurs domaines sociaux et professionnels.

Le comédien aura ainsi à participer en tant que praticien du psychodrame et du sociodrame d'une part, et, d'autre part, en tant que maître du jeu, animateur artistico-thérapeutique. La littérature française propose, sous plusieurs angles, certaines activités du jeu de rôle. Elles sont reconnues à partir de deux genres littéraires : des livres et des articles scientifiques et/ou des fiches techniques et des exercices pratiques proposant en masse des thèmes du jeu de rôle étudiant très largement la relation humaine, l'affection, la créativité, l'expression corporelle et psychique. Une partie de l'étude s'intéressera aux origines de ces différentes démarches ou types de jeux de rôle proposés dans les établissements de soins. *« Faisons simplement ici l'hypothèse que l'influence du "role-playing" américain, issu directement du psychodrame morénien, si elle est importante, n'est pas unique, que d'autres influences parfois très anciennes sont à rechercher du côté du théâtre (dont le psychodrame est lui-même issu), des "jeux de société", du carnaval et des "jeux de déguisement", de la formation des dirigeants politiques, etc. Le second type de littérature ("technique" ou "pratique") offre la particularité de faire*

---

[8] Stéphane DANIAU, *« Jeu de Rôle Formatif et maturation des adultes - Co-recherche-action-formation et approche écobiopsychosociale »*, domain_stic.educ. Université Paul Valéry - Montpellier III, 2005, p.2.

entièrement l'impasse sur le maniement de l'outil, sur la formation nécessaire pour l'utiliser, et sur les conditions et la nature de l'exploitation du jeu. Seul, l'argument du jeu, quelquefois les procédures, semblent avoir une quelconque importance. L'impression qui se dégage de cette présentation est que le jeu serait formateur en lui-même, la formation se réduisant alors à une sorte d'entraînement »[9].

Le jeu de rôle constitue alors le seul moyen ou artifice permettant de rassembler dans le temps un ensemble d'expériences encourageant et accélérant le processus de création et de développement. C'est pourquoi ce chapitre essayera d'expérimenter la création du patient et son développement à travers le jeu de rôle en mettant un éclairage sur trois méthodes :

« - Un éclairage fonctionnel posera la question des objectifs spécifiques du jeu de rôles ;

- *un éclairage méthodologique examinera les différentes possibilités de séquences et la manière dont l'animateur pourra utiliser la préparation et la conduite du jeu pour mettre en œuvre ses objectifs ;*

- *un éclairage sémantique, autour de l'exploitation possible du jeu, introduira la question du sens, de la recherche des significations de ce qui a été joué »*[10].

Pour bien la mener, cette recherche, qui s'appuie sur des expérimentations des sujets humains, des personnes vivantes, demande le respect de certaines règles :

- le respect de l'anonymat s'impose dans les différents témoignages rapportés à cette recherche et attribués aux participants des ateliers pour interprétations durant les périodes de créations artistiques ;
- le groupe doit respecter les discours des patients, les propos tenus comme témoignages doivent être soumis à l'approbation des groupes de travail ;

---

[9] Jean-Pierre OBIN, *« Objectifs et techniques du jeu de rôle en formation »*, compte-rendu du 3e congrès des enseignants d'expression communication, Paris, 1980, p. 3, s.

[10] *Ibid.*, p. 4.

- le patient doit éviter pendant son jeu, lorsqu'il incarne son personnage, de s'approprier l'histoire mise en scène.

Les approches méthodologiques concerneront l'extrême complexité du jeu pour arriver à la création et au développement du patient en exploitant trois des différentes facettes de l'identité humaine : biologique, psychologique et sociologique tout en cherchant leur lien avec l'environnement, c'est-à-dire son écosystème. Dans chaque atelier, ces éléments seront pris en compte pour évaluer la création et l'évolution du patient.

La question centrale de l'activité dramatique est de savoir si la pratique du jeu de rôle au sein des établissements de soins psychiatriques permet d'accéder à un bon niveau de socialisation ou resocialisation du patient.

Par ailleurs, cette problématique comporte plusieurs interrogations spécifiques liées aux domaines de recherche. Par exemple : quelles formations initier, pour quels publics, dans quelles conditions et pour quels objectifs fixés ?

Il est impossible de parler du jeu de rôle sans parler de ses éléments constitutifs qui sont les ressources de la culture. Jeu et culture sont indissociables et en principe, ils interagissent ensemble. Il est impératif que chaque jeu de rôle s'inspire de l'environnement des participants et qu'il soit un des facteurs d'inspiration pour leurs évolutions et l'expérimentation du groupe.

Ce travail ou ce Chapitre est réparti en deux grandes sections : *« Les définitions possibles du mot jeu et ses termes attachés »*, en Section I, et en Section II, *« Le jeu de rôle : un système d'apprentissage »*.

SECTION I - LES DÉFINITIONS POSSIBLES DU MOT JEU ET SES TERMES ATTACHÉS

De prime abord, le 21e siècle est reconnu comme le siècle représentant l'expansion en masse de la vie culturelle. La société pratique beaucoup des loisirs et donne une grande considération ou importance au jeu.

Avant les années soixante-dix, la société s'est concentrée sur le développement, sur l'amélioration et sur l'évolution de la vie au détriment du jeu qui était considéré à cette époque comme une activité inutile, minime, sans valeur et régressive. Ce n'est qu'à partir des années quatre-vingt-dix que le jeu attire l'attention de la société et devient, petit à petit, un facteur indispensable de l'économie et un domaine important de la vie humaine. C'est pourquoi il intervient non seulement dans la vie éducative de l'enfant, dans la vie économique des jeunes, mais aussi dans celle des personnes malades pour l'amélioration de leurs soins et de leurs conditions de vie. Il aide au développement et à la recherche de l'identité de l'individu. Actuellement, il est considéré comme une activité de socialisation, d'intégration et de motivation qui permet à l'individu d'apprendre les facteurs d'interactions humaines. Il participe non seulement à la communication et à l'échange entre patient et soignant, entre l'enfant et l'adulte, mais aussi entre le joueur et l'entraîneur.

Avant de définir le jeu, il convient de définir le joueur car c'est à partir de la définition du joueur qu'apparaît la définition du mot jeu. Le joueur visé ici est l'homme. Ce dernier connaît plusieurs définitions. Il a donc fallu assimiler l'homme dans sa nature et dans son environnement pour pouvoir sortir réellement l'homme dans ses traits.

Des grandes figures de l'histoire comme Johan Huizinga, historien néerlandais, spécialiste de l'histoire culturelle, définit l'homme dans son jeu et sur l'importance de l'acte de jouer dans son ouvrage intitulé *Homo ludens*[11]. Il assimile l'homme et son activité culturelle, *homo ludens*, l'homme dans le jeu. Il recherche la dimension ludique de l'individu dans sa vie humaine.

D'autres disent que le jeu signifie qu'il est égal à non sérieux, il y a dans celui-ci, du plaisir en se défoulant et de la dépense d'énergie en jouant. Mais Johan Huizinga s'oppose à

[11] Johan HUIZINGA, *« Homo ludens, essai sur la fonction sociale du jeu »*, Gallimard, France, 1988.

cette idée et il affirme que l'homme peut jouer en s'engageant de manière tout à fait sérieuse.

Le jeu est donc *« une action libre, sentie comme fictive, et située en dehors de la vie courante, capable néanmoins d'absorber totalement le joueur ; une action dénouée de tout intérêt matériel et de toute utilité ; qui s'accomplit en un temps et dans un espace expressément circonscrits, se déroule avec ordre selon des règles données et suscite dans la vie des relations de groupe s'entourant volontiers des mystères ou accentuant par le déguisement leur étrangeté vis-à-vis du monde habituel »*[12].

Il y a du jeu lorsqu'il y a une activité ou une action libre et non commandée, superflue, virtuelle, parfois gratuite, limitée dans l'espace et dans le temps, avec une possibilité de le refaire, avec des règles du jeu, des tensions, ainsi lorsqu'il y a des communautés de joueurs, des compétitions et enfin des réussites. Il peut être défini comme toute activité qui a une relation avec l'extérieur avec une incertitude et un contexte, un support et une attitude ludique.

Le rôle désigne ici plusieurs dimensions liées à des droits et des devoirs : un statut, un support comme un texte d'un personnage de l'art dramatique, une institution, une projection fantasmée et désincarnée, une manière d'être, une interprétation, une fonction exercée selon un contexte défini et enfin un aspect à développer.

Cette étude parle d'un jeu de rôle : toute une activité libre dans laquelle chaque individu joue individuellement ou collectivement le rôle d'un personnage imaginaire ou réel prédéterminé dans une situation définie, dans une représentation théâtrale à des fins thérapeutiques comme le psychodrame et le sociodrame qui invitent les patients à travailler sur des rôles et à observer les autres jouer et à tour de rôle. Il a comme but principal la formation, la sensibilisation, l'éducation, l'information et la rééducation ainsi que la préparation des

[12] *Ibid.*, p. 31.

participants à incarner leur vie quotidienne et à préparer la vie sociale.

Au-delà de ces notions, d'autres termes enrichissent la définition du jeu de rôle tels que la langue, la poésie, le droit, la religion, l'imagination, la culture et d'autres.

Pour mieux cerner le jeu de rôle, il est important d'étudier *« Le jeu source de culture et de société »* en Paragraphe 1 et *« Le problème d'écriture ou de précision entre jeu de rôle et jeu de rôles »* en Paragraphe 2.

PARAGRAPHE 1 - LE JEU SOURCE DE CULTURE ET DE SOCIÉTÉ

Il est jusqu'aujourd'hui difficile de séparer le jeu et la culture du joueur ainsi que sa société ou son environnement. Laurent Di Filippo explique dans son article que : *« Johan Huizinga (1938:112) écrit que la culture ne naît pas en tant que jeu, ni du jeu mais dans le jeu." Pour lui, notamment dans son aspect agonal de compétition, le jeu est une des composantes à la base de toute culture »*[13]. La question est de savoir comment peut définir le terme culture selon l'angle de Johan Huizinga par rapport aux soins du patient. Tout d'abord, il faut comprendre que son usage varie dans l'espace géographique, dans le temps et dans la société impliquée. Il est quasiment impossible de pouvoir définir ce terme sans s'interroger sur la définition qui a été donnée par Johan Huizinga. En revanche, il faut au départ poser le problème de la tradition puisque celle que vivait cet auteur n'est pas celle que vit le chercheur français. *« Bien entendu, la traduction du néerlandais au français pose un premier problème. De plus, dans* Homo Ludens, *à aucun moment cette question n'est posée clairement de cette façon – ce que note aussi Thierry Wendling (2000:29). Heureusement, ces deux obstacles peuvent être surmontés, car c'est l'un des sujets que l'auteur traite dans deux autres ouvrages,*

---

[13] Laurent DI FILIPPO, *« Contextualiser les théories du jeu de Johan Huizinga et Roger Caillois »*, Presses universitaires de Lorraine, *Questions de communication*, 2014, mis en ligne le 1er juillet 2016, p .8.

Incertitudes *(1935) publié avant* Homo Ludens, *et* À l'aube de la paix *(1945), qu'il écrit juste après. L'auteur y détaille ce qu'il entend par culture et civilisation, deux termes dont les sens se recouvrent dans son propos. Il est donc possible de comprendre à quoi ces termes renvoient sous sa plume. Sa pensée restant cohérente entre les deux volumes, on peut en déduire qu'il n'a pas eu une vision différente lorsqu'il écrivait son ouvrage sur le jeu, et plusieurs points s'y trouvant vont le confirmer »*[14].

Selon son ouvrage intitulé *La Crise de la civilisation*, dans un chapitre consacré aux conditions essentielles de la culture, il résume celle-ci en disant que la culture exige un certain équilibre entre les valeurs matérielles et spirituelles de la société ou de la personne concernée.

*« "Cet équilibre permet le développement d'une disposition sociale qu'on estime supérieure et plus élevée que ne l'est la simple obtention du nécessaire ou la satisfaction de l'ambition." (ibid.:43). L'auteur refuse de "considérer [...] comme culture les civilisations primitives, ou inférieures ou plus grossières" (id.), mais il ne veut pas non plus "tomber dans une admiration exclusive des civilisations déjà très avancées ou dans la surestimation d'un facteur culture unique, que ce soit la religion, l'art, le droit, le pouvoir politique ou autre chose" (id.). Selon lui, il faut qu'il y ait une forme d'"harmonie des fonctions culturelles." (id.). Bien qu'il s'intéresse aux changements culturels et qu'il désigne certaines sociétés comme inférieures, son approche n'est pas celle d'un évolutionnisme strict et unilinéaire comme on a pu le trouver au XIX*e *siècle. Cependant, il prône bien l'idée qu'un développement doit s'opérer pour conduire à une forme d'équilibre que constitue la culture et qui doit faire sortir les sociétés d'un état d'origine primitif.*

"Le deuxième trait fondamental de toute culture, c'est qu'elle doit comporter une aspiration." (ibid.:44). L'auteur entend par là une "direction vers un but, un idéal de toute

---

[14] *Ibid.*

collectivité." Il ajoute : "Que le but final se situe dans l'au-delà ou dans le proche avenir terrestre, dans la sagesse ou le bien-être, la condition pour le poursuivre ou l'atteindre sera toujours la sécurité et l'ordre. La tendance naturelle de toute culture comporte toujours impérieusement le maintien de cet ordre et de cette sécurité. [...] L'aspiration vers une culture quelconque se manifeste toujours dans de nombreux systèmes d'autorité et de droit." (ibid.:45). Toute culture doit donc s'accompagner d'un certain nombre d'orientations qui doivent être garanties par ses institutions. L'aspect ordonné de la culture se retrouve dans le jeu qui est à son fondement. À ce propos, dans Homo Ludens *(Huizinga, 1938:114-129), on retrouve un chapitre, intitulé « Le jeu et la juridiction », sur les liens entre les jeux et le droit déjà annoncés dans le premier chapitre.*

Enfin, la troisième condition : "Qui dit culture dit domination de la nature." (Huizinga, 1935:45). Par cela, l'auteur entend non seulement la nature comme environnement, mais aussi "la nature de l'homme" (ibid.:47) afin de saisir " certaines obligations qui lui incombent." (id.). La culture est donc le dépassement d'une condition initiale. "L'obligation s'étend bientôt sous forme de tabous, de conventions, de règles de conduites, de cultes. L'emploi facile du mot tabou a conduit en de nombreux milieux à sous-estimer le caractère matérialiste du sens éthique des soi-disant civilisations primitives." (id.). Bien qu'utilisant ce terme en référence à l'école française de sociologie, il en condamne l'abus : "Encore laissons-nous de côté la tendance sociologique qui, pour juger tout ce qui s'appelle droit, morale, crainte de Dieu, verse le tout dans un récipient étiqueté "tabou" avec une légèreté toute moderne, même lorsqu'il s'agit d'une culture déjà développée." (id.). Johan Huizinga récuse l'amalgame entre certaines sociétés primitives et des sociétés plus avancées qui s'appuie sur l'usage de concepts génériques appliqués à toutes les formes de vies sociales »[15].

[15] *Ibid.*, p. 9, s.

Dans cette architecture ressort la notion des normes de jeux à respecter durant l'activité. C'est dans ce sens-là que le patient acceptant de participer dans les ateliers dramatiques est toujours soumis à des règles à respecter comme tout participant.

A] LE JEU ET LA LOI OU LA LOI ET LE JEU ?

Le jeu dans l'espace constitue un phénomène culturel et sociétal. Le néerlandais Johan Huizinga expliquait et démontrait par des preuves que le jeu est lié à tous les aspects de la vie quotidienne de chaque société. Par exemple : chaque patient examiné a une culture à respecter, une religion, et une manière de vivre que le comédien thérapeute doit toutes mettre en question avant de décider le type de projet dramatique et thérapeutique à engager.

Pourquoi *« le jeu et la loi ou la loi et le jeu »* dans cette partie ? Cette interrogation apporte deux axes d'observations. D'une part, cette recherche est issue du domaine d'études de droit, le lien juridique entre le jeu et la loi intéresse donc le chercheur pour illustrer le travail et, d'autre part, dans certaines expérimentations effectuées dans les institutions de santé, il y avait des participants passionnés par le domaine juridique et ils choisissaient des thèmes qui ont un rapport avec la loi, soit pour réclamer leurs droits, soit pour dénoncer certaines anomalies du système juridique ou pour imiter les hommes de la cour – du tribunal. C'est pourquoi l'avocate au barreau de Bruxelles et au cabinet *« Berenboom et associés »,* Ariane Joachimowicz a essayé de démontrer le lien qui existe entre le droit et le théâtre. Elle expliquait que beaucoup d'artistes *« oublient d'obtenir de nécessaires autorisations et s'abstiennent d'effectuer certaines démarches ou formalités, ce qui leur vaut de mauvaises surprises. Ainsi, Pascale Fonteneau a-t-elle été particulièrement choquée d'être exclue du chômage parce qu'elle avait écrit un roman alors qu'elle bénéficiait d'allocations. Au moment où elle l'a rédigé, elle ne s'imaginait pas un seul instant qu'il allait être publié, même si elle en rêvait secrètement.*

Maurice Béjart n'a pas apprécié d'être accusé de plagiat pour avoir repris, dans sa chorégraphie du Presbytère, un extrait du spectacle de Frédéric Flamand La Chute d'Icare, où l'on voit un danseur portant des ailes traverser la scène, des moniteurs vidéo aux pieds. Samuel Beckett s'est opposé, au nom de son droit moral, à ce que sa pièce En attendant Godot soit jouée par des femmes. De même, l'héritier du dramaturge Bernard-Marie Koltès s'est opposé (en vain), au nom du droit moral de l'auteur, à la représentation de la pièce Retour au désert à la Comédie-Française, au motif que le comédien qui incarnait le personnage d'Aziz n'était pas arabe ou algérien... On le voit, le droit s'immisce parfois dans le théâtre. La connaissance de certaines notions juridiques de base aurait peut-être permis aux protagonistes d'éviter les affres d'un procès »[16].

Dans la pratique du théâtre à l'hôpital un patient faisait apparaître à travers son jeu de rôle un sentiment de regret parce qu'il ignorait la loi sur certains actes ou faits. Parfois, c'était pour véhiculer du remords ou du mépris selon la manière dont il veut transmettre ses émotions. Les attaques contre des hommes de loi ne manquaient jamais : contre la loi elle-même ou le législateur ainsi que contre les avocats et même les magistrats. Chacun d'eux essayait de trouver à ses problèmes un rapport avec la loi et le système juridique. C'est dans ce sens-là que cette étude a jugé utile d'observer le rapport entre le jeu et la loi ou inversement.

Prenons par exemple ceux qui choisissent le procès juridique en tant que sujet d'étude thérapeutique. Ici, le jeu du procès juridique est transformé ou prend la forme d'un match. D'un côté, il y a la loi comme moyen d'arguments dans la mise en scène et, d'un autre, il y a des règles à respecter. Les participants gardent en eux une attitude sérieuse et ils recherchent dans la relation ou dans le rapport du sujet, les

---

[16] Ariane JOACHIMOWICZ, *« Droit et théâtre : aspects juridiques de la création et statut de l'artiste »,* Études théâtrales, vol., 62, no. 1, 2015, pp. 7-12.

intérêts dans lesquels chaque partie aura à se défendre soit individuellement ou collectivement.

Des patients qui participaient aux ateliers[17] de Bachirou M'houmadi discutaient sur la polygamie et le choix au mariage. Les traditionnalistes défendaient l'idée que ce sont les parents qui doivent choisir les époux et les épouses de leurs enfants puisque c'est ainsi la tradition. Il en est de même dans la religion musulmane puisque ce sont les parents qui décident à la place de leurs enfants. Un autre point de vue était avancé par Malha S., une jeune mère qui souffrait de troubles psychiques. Elle disait que *« Si on reste dans ce mode traditionnel qui est bizarre chez les jeunes, sans leur offrir la possibilité de choisir leurs conjoints eux-mêmes, ils ne vivront jamais en paix puisque dans la famille d'aujourd'hui, la femme contribue au foyer aux paiements des factures et aux loyers et j'en passe... les histoires d'une femme au foyer c'est fini, on n'en parle plus ou il existe peu. Avant c'était l'homme qui assurait la responsabilité de la famille tout seul mais ce n'est plus le cas aujourd'hui. On doit laisser nos enfants faire leur choix et arrêtons de les imposer nos choix »*[18]. Elle précisait pourquoi les jeunes d'aujourd'hui gardent encore le silence et ne contestent pas de façon très ouverte. Elle insistait sur ses propos en disant : *« Les jeunes du troisième millénaire n'acceptent plus vos intentions mais ils ne le manifestent pas expressément non pas par inquiétude ou angoisse mais par respect de leurs vieux ou de leurs anciens c'est tout »*[19].

Un autre participant posait une question concernant la polygamie en pointant du doigt le Code de la famille comorien[20]. Il disait : *« Je veux savoir réellement qu'en est-il du côté de la loi ; puisque la loi occidentale nous interdit d'avoir plusieurs mariages à la fois contradictoirement aux normes prescrites par le Code de la famille comorien qui donne aux*

---

[17] Bachirou M'HOUMADI, *« Atelier théâtre et santé »*, Centre Hospitalier Communautaire d'Ikoni, Comores, session août 2018.

[18] *Ibid.*

[19] *Ibid.*

[20] Code de la famille comorien adopté le 3 juin 2005.

hommes la possibilité de se marier et remarier jusqu'à quatre épouses à la fois et lorsqu'il désire contracter un nouveau mariage, il est tenu d'informer sa ou ses conjointe(s) de son désir de fonder un nouveau foyer, juste les informer »[21]. La réplique de la jeune mère, Malha S., c'était une réponse très osée car elle répondait en disant que : *« Le Code de la famille comorien est inspiré du Minhadj*[22] *et peut-être que les rédacteurs étaient uniquement des hommes. Je pense surtout qu'il s'agit de polygames »*[23].

En partant de cette analyse, le lien qui existe entre ces deux termes apparaît lorsqu'il y a une exécution de la loi d'un côté, et, d'un autre, lorsqu'il y a une observation de la ressemblance entre un jeu de procès juridique et un match. Il y a toujours l'envie de vouloir gagner et de ne jamais perdre, que ce soit dans un procès ou dans un match. Jadis, les Grecs traitaient les procès comme une compétition sportive avec une forme divine obéissant à des règles contraignantes dont les deux compétiteurs dépendaient du jugement de l'arbitre pour les départager. Il n'y a donc pas de raison de nier les caractéristiques du jeu dans le match. Ces mêmes critères compétitifs du jeu se trouvent naturellement dans la vie juridique.

1) Le jeu dans la vie juridique

Selon Johan Huizinga, « *seule l'éthique qui fonde la morale et la justice permet de dépasser les limites que la logique ne*

---

[21] Bachirou M'HOUMADI, *« Atelier théâtre et santé »*, Centre Hospitalier Communautaire d'Ikoni, *op.cit.*, V., l'article 27 du Code de la famille comorien, adopté le 3 juin 2005.

[22] Le *Minhaj at-Atâlabîn* est un ensemble de textes qui reposent sur le Coran et la *Sounnah* authentique. La pratique du *Minhaj at-Atâlabîn* est la religion de l'Islam pure, libérée de tout ajout, modification, diminution ou altération, le Guide des zélés croyants.

[23] Bachirou M'HOUMADI, *« Atelier théâtre et santé »*, Centre Hospitalier Communautaire d'Ikoni, *op.cit.*

peut franchir pour définir s'il faut se comporter de manière sérieuse ou comme dans un jeu »[24].

La culture a des jeux qui ont des règles de conduite. Elle est avant tout morale et il est important de retrouver ses valeurs éternelles servant de conduite ou de guide de création, de développement ou d'évolution.

La présence de la morale est considérée dans le jeu culturel comme une caractéristique d'un ordre et d'une obligation. Elle a un but de conduite, d'équilibre matériel et spirituel qui soutient la mise en place d'un état d'ordre afin d'éviter le chaos.

Il est indispensable de parler de jeu de hasard même si celui-ci ne fait pas partie des séances dramatiques à l'hôpital, mais il est très fréquent chez des patients en voie de socialisation. Le jeu de hasard est défini comme une convention par laquelle deux ou plusieurs individus se livrant à un jeu incertain et s'engagent à payer à celui qui gagnera une somme d'argent ou le payer en nature. *« Ce n'est qu'en 2010 qu'une définition légale des jeux de hasard vit le jour. À l'article 2 de la loi n° 2010-476 du 12 mai 2010*[25] *[...], le législateur français définit le jeu de hasard comme étant "un jeu payant où le hasard prédomine sur l'habileté et les combinaisons de l'intelligence pour l'obtention du gain" »*[26].

Dans tous les jeux possibles, il y a deux branches à retenir, d'un côté, la partie d'adresse et d'habilité, d'un autre, la partie de hasard. L'ensemble des jeux dont les résultats dépendent de l'habileté des participants ou des joueurs sont appelés jeux d'adresse et ceux dont les résultats dépendent impérativement de la chance sont considérés comme des jeux de hasard. Néanmoins, la partie des jeux d'adresse est subdivisée en deux petites parties : il y a les jeux d'exercice du corps comme le

---

[24] Laurent DI FILIPPO, *« Contextualiser les théories du jeu de Johan Huizinga et Roger Caillois »*, *op. cit.*, p. 10.

[25] La loi n° 2010-476 du 12 mai 2010 relative à l'ouverture à la concurrence et à la régulation du secteur des jeux d'argent et de hasard en ligne (1), JORF n°0110 du 12 mai 2010, Texte n° 1. Légifrance, consulté le 01 juillet 2021

[26] Imad NAHAS, *« Le jeu et le pari en droit »*, Thèse soutenue sous la *dir.*, du Professeur Denis MAZEAUD, Université Panthéon-Assas, École doctorale de droit privé, 7 janvier 2014, p. 12.

sport, la danse, le théâtre, la musique et autres, appelés les jeux d'adresse corporelle et il y a les jeux d'adresse intellectuelle, ceux qui font appel à l'esprit, comme le jeu de dames ou les échecs, etc.

Il en est de même pour les jeux de hasard qui répartis en deux catégories : ceux qui dépendent du pur hasard comme le jeu de roulettes ou le jeu de grattage, et ceux considérés comme mixtes. Ils englobent l'habilité des joueurs même s'ils sont peu influents, mais ils inspirent le jeu comme les jeux de cartes. Il est important de bien assimiler cette distinction puisque le régime juridique de chaque partie des jeux dépend forcément de leurs natures.

a) Le jeu peut-il apporter de la liberté dans la société ?

L'histoire de la législation française sur les différentes formes de jeux particulièrement les jeux de hasard débute par l'influence de la loi de la Rome antique. Le législateur romain de l'Antiquité était très intéressé par la propagation et par l'évolution de cette activité ludique, raison pour laquelle il mettait plusieurs dispositifs juridiques censés protéger tous les jeux.

« Le jeu à Rome était interdit. Il était considéré comme un délit et ne produisait aucun effet juridique. Seuls certains jeux destinés à préparer la nation à la guerre étaient réputés valables. Mais le jeu était tellement répandu que le législateur romain réalisa la nécessité de satisfaire la soif populaire du jeu. Il autorisa les jeux de hasard pendant une brève période de l'année. Cette période s'appela les Saturnales Saturne. Durant cette période festive, les esclaves jouissaient d'une apparente liberté. L'ordre des choses y était quelque peu inversé. Pendant un temps, l'autorité des maîtres sur les esclaves était suspendue et ces derniers avaient le droit de parler et d'agir sans contrainte, libres de critiquer les défauts de leur maître, de jouer contre eux, de se faire servir par eux. Les tribunaux et les écoles étaient en vacances, les exécutions interdites. On fabriquait et on offrait des cadeaux connus sous le nom de

saturnalia et sigillaricia. On offrait également de somptueux repas. Les Romains cessaient leurs travaux et la population se portait en masse vers le mont Aventin, lieu des principales célébrations. Durant ces fêtes, l'on pouvait également jouer en toute liberté sans se soucier des prohibitions légales. Un armistice entre les autorités légales et les joueurs. Elle était une sorte de carnaval célébré en grande pompe en l'honneur du dieu courait durant les Saturnales »[27]. Une fois la période de tolérance arrivée à terme, la législation prohibitive reprenait très rapidement ses droits et elle s'imposait de nouveau. Les esclaves vivaient un moment de réinsertion ou de socialisation périodique une fois par an. Mais cette socialisation ou resocialisation n'a jamais duré.

b) Le jugement et le pari : aspect juridique

« Quant au pari, il se définit comme un contrat par lequel deux ou plusieurs personnes, qui sont d'un avis contraire sur un sujet quelconque, conviennent que celles dont l'opinion sera reconnue exacte recevront des autres une somme d'argent ou un objet déterminé »[28].

Les facteurs de celui-ci dans la procédure du jugement sont divisés en deux parties :

- dans un premier temps, une des parties concernées défie l'autre – son adversaire, sous une garantie ;
- dans un deuxième temps est le jugement de la déclaration dont une partie du procès s'engage à apporter la preuve qui l'innocente dans un temps bien précis.

Le pari est un jeu où le jeu et le pari ont des caractéristiques identiques telles que : dans l'un et dans l'autre, il existe des contrats consensuels à valeurs d'obligations réciproques – synallagmatiques ou à titre onéreux ou aléatoire. Ils sont aussi caractérisés principalement : *« Par l'existence corrélative d'une chance de gain et d'un risque de perte. Ils ne se confondent cependant point. En effet, le jeu diffère du pari en ce qu'il*

---

[27] *Ibid.*, p. 22.
[28] *Ibid.*, p. 13.

"suppose un fait à accomplir par les parties, tandis que dans le pari le gain dépend de la simple vérification d'un fait inconnu des parties, déjà accompli ou encore à l'état futur, mais qui, dans ce dernier cas ne doit pas être leur œuvre." 10F 11. *Une certaine confusion existe entre ces deux contrats. Dans le langage courant et même dans la pratique judiciaire, les mots "jeu" et "pari" sont souvent employés l'un à la place de l'autre. La distinction entre jeu et pari ne présente plus qu'un intérêt théorique et non juridique puisque, contrairement à l'époque romaine, ces deux contrats sont soumis à un même régime juridique »*[29].

2) Le jeu dans la culture

Tout d'abord, le jeu, en tant que source de motivations et de création du joueur, participe non seulement à l'évolution de la société, mais encore de la culture. Cette dernière est attachée, selon plusieurs auteurs, à la civilisation où la culture et la civilisation se rejoignent sur l'idée que le processus de civilisation est une étape qui dirige le peuple vers une forme d'évolution et de sagesse.

L'historien Johan Huizinga poursuivait ses recherches sur le jeu et la culture et il affirmait que : *« Pour moi, il ne s'agit pas d'étudier la place du jeu parmi les autres phénomènes de culture, mais d'examiner dans quelle promotion la culture offre un caractère ludique [...] le jeu est envisagé comme un phénomène culturel et non pas comme une fonction biologique. Il est traité avec les moyens de la pensée scientifique appliquée à la morphologie de la culture »*[30]. Il précise par là que le fait de penser à des fonctions biologiques sous-entend que les activités de la société sont absolument régies par de différents mécanismes de types ou de formes de jeux. Dans l'activité sociale de l'être humain, il y a toujours des formes de jeux. Si l'être humain est considéré biologiquement socioculturel, ses activités sont par conséquent empreintes de sa culture et sont

---

29 *Ibid.*

30 Johan HUIZINGA, *« Homo Ludens », op. cit.,* Avant propos, p. 12.

toujours influencées par elle et pareillement sur la dynamique et la transformation historique de la culture. La présence de l'influence de la culture dans le jeu est remarquée sur l'assimilation créative ou reproduction, la représentation interprétative des aspects macro-culturels du milieu social mise en étude. Le jeu a aussi une grande influence sur les jeunes et ces derniers forment un des facteurs principaux pour bouger et pour faire évoluer une société et sa culture.

a) Le jeu et la religion

Le jeu est-il présent dans les activités religieuses ? Comment est-il perçu ? Il est clair que le jeu est présent dans toutes les branches d'activités de la société. Il n'est pas seulement dans les activités de plaisirs, il est aussi présent dans les activités qualifiées de sérieuses comme ceux de cultes religieux. Sa présence respecte les trois caractéristiques du jeu :

- les activités de cultes sont sacrées, elles sont donc en dehors de la vie courante comme il a été bien déterminé dans la définition du jeu ;
- elles sont effectuées dans un espace bien précis et dans un temps bien déterminé ;
- elles respectent des règles bien définies, spécifiques et elles ont le sens d'activités sérieuses. Les caractéristiques du jeu sont : un temps déterminé, un lieu précis, et une règle à respecter. Ces éléments sont présents dans les activités de cultes.

Cette étude s'intéresse uniquement à la relation entre le jeu et la religion dans les activités de culte, mais elle n'étudie pas le côté des jeux interdits comme certains jeux de société tels que les cartes et les jeux d'argent.

Cette partie explique pourquoi certains comédiens en charge de soins du patient essayent de travailler sur des activités de culte pour motiver leurs affections envers le ou les malades. Ils fêtent ensemble dans les ateliers théâtres et ils mettent le patient concerné au-devant du sujet de travail. Il n'est pas forcément nécessaire que le ou les comédiens impliqués aient la foi dans l'activité mise en place, mais c'est uniquement pour accompagner le malade dans sa démarche de socialisation sans lui manifester des gestes ou des sentiments de mépris ou de répulsion. Le malade s'attache ; quel que soit son état, à ses valeurs religieuses et il demande à être écouté, entendu et accompagné dans ses besoins durant son hospitalisation.

b) Le jeu et l'art

Y a-t-il du jeu dans l'art plus particulièrement dans les actes coordonnés à l'hôpital en vue d'un apprentissage de la démarche de la socialisation du patient à travers l'art dramatique ?

Il y a du jeu dans absolument n'importe quel art. Par exemple la peinture, la danse, la sculpture ou la musique : elles ne peuvent jamais être en dehors des principes du jeu. Tous ces arts sont organisés d'abord autour des artistes professionnels, puis de l'improvisation des animateurs non professionnels. Là où il y a de la musique, il y a de l'art. Il est strictement indispensable de penser à la danse ou autres sans penser au jeu.

L'art aujourd'hui forme un monde spécifique regroupant toutes ces activités d'arts précités dans des performances particulières.

« L'analogie de l'art comme jeu nous amène à considérer d'un côté, l'art contemporain comme game, *système de compétition réglé, qui forme un monde clos, et, de l'autre côté, des pratiques quotidiennes de l'art, informelles, rhizomiques, non hiérarchisées qui représentent un autre monde de l'art comme* play, *ouvert, qui correspond aux tentatives de confusion de l'activité artistique et l'activité ludique par les avant-gardes. Le jeu devait alors servir d'outil pour dépasser l'art en tant que travail et le placer au cœur de la vie »*[31].

---

[31] Florent SCHMITT, *« L'art comme jeu(x) »*, dans *revue ¿ Interrogations ?*, n° 23. Des jeux et des mondes [en ligne], http://www.revue-interrogations.org/L-art-comme-jeu-x (Consulté le 2 novembre 2018).

Ainsi l'art théâtral devient un modèle pour des projets esthétiques et des politiques de santé qui optent pour un changement ou un développement social. Le ludique est aujourd'hui présent dans l'expérimentation de la médecine contemporaine pour assurer la prise en charge des patients. Toutefois, il perd de son prestige puisque certains l'utilisent dans la compétition et il est soumis au marché. Ceci ne met pas en cause l'art architectural, une technique qui évolue dans la compétition et dans le marché, mais qui garde toujours ses critères de jeu.

Après avoir étudié les différents aspects du jeu et la loi dans la société et la culture, il est maintenant indispensable de chercher à connaître par exemple la valeur qu'il apporte au développement et à l'épanouissement de l'enfant qui joue.

B] QUE REPRÉSENTE LE JEU CHEZ L'ENFANT ?

Quelle est l'importance du jeu pour le développement l'enfant ?

Les artistes ont repris le concept de la médecine psychiatrique pour répondre à cette question en considérant que les jeux sont fondamentaux pour le bien-être de l'enfant et de son développement. La médecine considère l'idée selon laquelle l'enfant qui joue développe son habileté selon plusieurs angles : il réfléchit, il est capable de résoudre ses problèmes, il développe une bonne élocution, il a une facilité de coopérer, il développe ses capacités de souffle et de bouger son corps facilement.

Grâce au jeu, l'enfant apprend au cours de ses premiers pas à explorer et à jouer en répétant les mêmes choses tous les jours. C'est le cas par exemple lorsqu'un bébé joue avec n'importe quel outil pour servir de téléphone et pour essayer de parler et de communiquer avec ses parents, ses frères et sœurs et ses proches. Il y a ceux qui aiment jouer avec des blocs de tours dans le but de les faire tomber quelques minutes après. D'autres jouent avec la nourriture au moment de manger ou ils jouent avec des jouets comme des voitures, des robots en forme d'être humain et ils s'entraînent tous les jours. Ces entraînements leur permettent d'apprendre et de développer leur conscience et d'avoir confiance en eux. C'est donc ainsi que les enfants commencent à apprendre les choses, les objets et ce qu'ils peuvent en faire avec. Ils découvrent leur univers. Plusieurs comédiens intervenant dans les maternités expliquent que les petits outils des enfants aident de façon naturelle leur apprentissage. Les jeux de cache-cache, de devinettes ou de marionnettes incitent l'enfant à se rapprocher de la même manière dont les adultes apprennent la vie de tous les jours.

Le jeu participe à la socialisation de l'enfant via les jeux de société puisqu'il joint ainsi l'utile à l'agréable : le jeu les rend heureux et facilite leur apprentissage. En grandissant, l'enfant développe ses jeux par exemple le jeu de faire semblant ou d'improvisations. C'est pour montrer ce qu'il sait faire. Par exemple le jeu de téléphone, il prend n'importe quel matériel il le met à l'oreille et il se met à parler : *« Allo ! »* ou *« papa ou maman, ça va »*. À travers ce geste, l'enfant montre que cet objet peut être un téléphone d'une part, et, d'autre part, il montre l'utilité du téléphone pour communiquer, pour parler aux gens. Le jeu est présent aussi dans sa volonté de faire rire les gens. En faisant semblant, l'enfant comprend le monde en utilisant des choses qu'il a apprises et qu'il a vues il y a déjà un moment. Pour la première fois, il fait le tri d'informations reçues, entre la réalité et l'imagination.

Lorsque le comédien met à la disposition des enfants un caisson rempli des briques de construction pour enfants et que l'un d'entre eux souhaite construire une maison, cela lui demande bien sûr de faire preuve de créativité, surtout de sa capacité à résoudre des problèmes lors de la création. Quand l'enfant observe ses jouets, il dégage directement dans ses émotions faciales ce qu'il ressent et ce qu'il pense, mais il dévoile aussi ce qu'il est capable de faire.

La question de la socialisation de l'enfant dans le jeu prend plus d'ampleur lorsqu'il commence l'école. Ici, il doit apprendre des jeux de société dont il doit respecter les règles et initier des stratégies, des logiques et un jugement moral pour pouvoir gagner. C'est le cas par exemple des jeux de tables : Dominos, Labyrinthe, Monopoly, Cartes et autres. Ce genre de jeux sont joués soit individuellement soit collectivement.

En principe, les jeux symboliques peuvent admettre des activités spontanées, réfléchies, libératrices, mouvementées, compensatrices et une maîtrise de l'espace, de l'environnement, mais aussi de l'expression d'un fantasme. Le jeu est pour l'enfant le lieu du désir, de conflits, d'apprentissage du langage et de manifestation de frustration.

1) Le jeu joue-t-il un rôle dans la psychologie de l'enfant ?

D'après l'expérience acquise lors d'une participation à certains ateliers, il est possible d'affirmer que le jeu participe à l'évolution psychologique de l'enfant et à son développement physique, comme il a été démontré par les différentes activités de jeux mises en place dans les maternités. Anna Freud développe l'idée selon laquelle le jeu est un excellent moyen d'observer l'évolution de l'enfant et d'apprendre à mieux le connaître. Le jeu constitue un passage nécessaire pour le développement de l'enfant. Il commence à stimuler les émotions de l'enfant sous forme d'une activité érotique avec le corps. Ce phénomène est remarquable lorsque l'enfant joue avec son corps au niveau de ses doigts, de sa bouche ou de sa peau ou bien celui de sa mère au travers de l'alimentation. Il est difficile de remarquer ce genre de jeux puisque dans le vécu de l'enfant, ces distinctions ne sont pas très affirmatives. La plupart des artistes disent que l'enfant cherche le corps de sa mère à travers ses jeux – la chaleur, la consistance, l'affection et l'odeur. Ainsi naît l'espace traditionnel de l'enfant investi à la fois de libido narcissique[32] et de libido objectale, il sert encore de support à son ambivalence. *« Le narcissisme est l'amour porté à l'image de soi grâce à l'intériorisation d'un ensemble de représentations »*[33]. André Renaud explique que : *« La libido*

[32] Sigmund FREUD, *« Cinq psychanalyses »*, PUF, 1977

[33] Michel DELBROUCK, *« Psychopathologie, Manuel à l'usage du médecin et du psychothérapeute », éd.*, De Boeck, Belgique, 2007, *cit.*, par Sophie

objectale investit les objets et leurs représentations dans le système psychique en relation dynamique avec la libido narcissique »[34]. Sophie Debauche explique encore que : *« Le narcissisme secondaire se construit aussi grâce à la formation de l'idéal du Moi auquel l'enfant va se mesurer et tenter de se conformer »*[35]. Ces activités sont schématiquement symbolisées de la manière suivante : l'enfant cherche ou aime des jouets qui lui permettront d'ouvrir et de fermer, d'ouvrir et de remplir, de vider et de fermer, de réunir et de désunir, notamment à toutes activités qui lui permettront de manifester ou de retrouver ses intérêts primitifs attachés aux organes de sens et à leurs fonctions. Lorsque l'enfant se contente de jouer à des jeux mobiles, ils sont bénéfiques à la croissance et au plaisir du mouvement et les jouets de construction l'aident à exprimer les tendances ambivalentes. D'autres jouets développent l'expression de la bisexualité psychique comme c'était le cas pour certains enfants soit dans un jeu de rôle solitaire, soit pour s'exhiber devant ses proches – l'objet œdipien –, soit pour exposer sur scène la problématique œdipienne dans un jeu de groupe – jeux collectifs – jeux de société. Le jeu s'achève sur le plaisir et la joie s'il est sorti vainqueur, comme il peut être triste s'exprimant par des dégoûts, des pleurs ou des refus de rejouer encore.

Le jeu a encore un rôle très important dans le comportement de l'enfant. Par exemple les aptitudes au jeu se convertissent en aptitudes au travail. Cette transformation est due à la secondarisation de la pensée : c'est le cas par exemple des hobbies ou des rêveries journalisés qui, parfois, peuvent fonctionner activement selon la personne. Ils laissent toujours une place à l'imaginaire, malgré l'intégration des comportements et la socialisation progressive par les jeux. Le psychologue et biologiste Jean Piaget *(1896-1980)* affirme par

---

DEBAUCHE, « Narcissisme primaire et secondaire », article publié sur www.sophie-debauche.be, consulté le 24 juin 2021

[34] André RENAUD, *« À propos du narcissisme. Première partie », érudit, filigrane*, 20(1) 57-74, 2001, p. 4

[35] Sophie DEBAUCHE, « Narcissisme primaire et secondaire », *op., cit.*

une théorie cognitive[36] que non seulement le jeu est le moyen le plus efficace de s'informer sur l'objet, mais encore sur les événements. C'est à partir du jeu que l'individu ou l'enfant intègre sa pensée dans ses actions. De plus, il soutient et il encourage l'enrichissement de la connaissance et du savoir-faire. Jean Piaget classe l'évolution des comportements ludiques en trois périodes[37] selon les différents types de jeux. Tout d'abord la période sensori-motrice de 0 à 2 ans : dans cette période l'enfant ne joue que si l'objet est présent (jouer avec le corps). Ensuite la période de la pensée symbolique ou représentative qui va de 2 à 6 ans : ici l'enfant n'a pas besoin de l'objet pour jouer, il peut imaginer et jouer en faisant semblant. Dans ce cas, il joue avec son esprit. La dernière période, entre 7 à 11 ans, est appelée la période scolaire. Les jeux sont caractérisés par des règles et l'esprit de groupe. C'est une véritable institution sociale capable d'assurer la socialisation de l'enfant, en même temps elle se transmet de génération en génération. À partir de là, le corps physique joue, mais le corps mental réfléchit à la manière de jouer.

a) L'étude de Donald Woods Winnicott sur la psychologie de l'enfant

Le médecin psychiatre et psychanalyste, Donald Woods Winnicott (1896-1971) affirmait dans ses analyses[38] que le jeu chez l'enfant commence entre le moment où il ressent le plaisir par la présence de sa mère et le manque du plaisir ou du déplaisir issu de l'absence de sa mère. Ce laps du temps constitue l'espace dit traditionnel ou potentiel de l'enfant. C'est ici que l'enfant fait preuve d'imagination et de création. Le manque ou le déplaisir l'oblige à penser à une activité mentale qui va se développer au fur et à mesure avec ses premières images fondées par des hallucinations de l'absence de sa mère

---

[36] Source : Document issu d'un CD Rom : *« Jouer à l'école maternelle.... c'est apprendre », Coll.,* Les outils de l'AGEEM

[37] *Ibid.*

[38] *Ibid.*

ou de l'objet absent. Toutefois, si les hallucinations n'arrivent pas à lui redonner son plaisir, il va rechercher à l'extérieur d'autres choses pour remplacer et pallier les défaillances tout en transformant un manque personnel et relatif en une adaptation réussie.

Le même psychanalyste appuyait ses arguments par une hypothèse problématique en déclarant : *« Un bébé, cela n'existe pas »*[39]. Il voulait dire par là qu'il est quasiment impossible de parler du développement affectif primaire de l'enfant dans la réalité sans avoir recours à son environnement. L'enfant ne peut jamais survivre seul, il faut toujours tenir compte du *« dualisme mère-enfant »*[40]. Cette affirmation déterminante laissa pendant longtemps ses collègues ébahis – étonnés. Donald Woods Winnicott a étayé cette affirmation en 1940 lors d'une réunion scientifique de la Société Britannique des Psychanalystes. Le *« dualisme mère-enfant »* dans l'espace traditionnel expérimente la plus grande partie du vécu de l'enfant et se projette ou perdure tout au long de sa vie. Cet espace permet à l'enfant d'identifier la réalité intérieure et la réalité extérieure. Au premier regard de l'enfant, ses besoins à l'adaptation de l'environnement sont nécessaires et ils dépendent aussi de l'exigence relative de ses fonctions d'activités mentales qui par la suite, deviennent capables de transformer l'environnement pour répondre à ses désirs en faisant un environnement parfait.

---

[39] Donald Woods WINNICOTT, *« L'angoisse liée à l'insécurité »*, 1952, *in De la pédiatrie à la psychanalyse*, p. 200 ; M. MASUD R. KHAN, collègue et ami de Donald Woods WINNICOTT date plus précisément l'anecdote. Cf. Donald Woods WINNICOTT, La *consultation thérapeutique et l'enfant,* Paris, Gallimard, Coll., Tel., 1971, traduit par Claude MONOD, préface de Mohammed Masud RAZA KHAN, p. XXXIV. Également repris par lui-même : Donald Woods WINNICOTT, *« La théorie de la relation parent nourrisson »*, 1960, *in De la pédiatrie à la psychanalyse, op. cit.*, p. 361 ; Donald Woods WINNICOTT, *« Le bébé en tant que personne », in L'enfant et le monde extérieur. Le développement des relations,* Paris, Payot, *Coll.*, Science de l'homme, traduit par A. Stronck-Robert, 1972, p. 107.

[40] Le *« dualisme mère-enfant »* concerne ici toute personne suffisamment autonome capable de prendre en charge un bébé. C'est-à-dire qu'il n'y a pas de distinction entre mère biologique et celle ou celui qui élève l'enfant puisque ce dernier a toujours besoin d'être accompagné dans ses premiers pas.

Quand il commence à prendre confiance en soi, grâce à ses facultés de comprendre une situation déterminée, l'enfant évite, petit à petit, la présence de sa mère pour être parfait dans son maternage.

Au moment où l'enfant commence à se chercher et identifier d'autres moyens de plaisir, cette défaillance de l'adaptation devient non seulement profitable chez l'enfant, mais aussi chez sa mère. Son espace lui permet de comprendre que la présence de sa mère biologique n'est pas nécessaire pour jouer et pour s'épanouir bien qu'elle soit la mieux placée pour jouer et assumer son rôle.

Il y a un élément important à soulever dans le rôle du jeu dans la psychologie de l'enfant. Il développe son langage, mais cela n'est jamais possible qu'en tenant compte du milieu dans lequel il joue. Par exemple un enfant qui est né dans un milieu A et qui est transféré dans un milieu B, mais qui joue avec des enfants du milieu C. Quels seraient donc son attitude et son langage ? Le dernier milieu C qui est l'espace de fréquentation constituera la base, le fondement de ses attitudes et de son langage.

En 1949 Donald Woods Winnicott, dans ses exemples cliniques illustrant certains fantasmes et quelques souvenirs secondaires à l'expérience vécue, réelle de la naissance, avançait la théorie du *self* en disant : *« Avant la naissance, on peut avec certitude dire de la psyché (distincte du soma) qu'il y a un cours personnel (going along), une continuité de l'expérience vécue (continuity of experiencing). Cette continuité qu'on pourrait appeler les débuts du Self est interrompue périodiquement par des phases de réaction à l'empiétement. Le Self commence à inclure des souvenirs [...] »*[41].

Par ailleurs, une vision critique de cette théorie du *self* est apparue dans un article publié en 1962, parlant de l'intégration du moi pendant toute la période du développement de l'enfant ou au cours de sa croissance. Il disait que : *« Le moi s'offre à*

---

[41] Donald Woods WINNICOTT, *« Les souvenirs de la naissance, le traumatisme de la naissance et l'angoisse »*, 1949, *in De la pédiatrie...*, p. 132.

l'étude bien avant que le mot "self" puisse s'appliquer. Le mot "self" apparaît après que l'enfant a commencé à se servir de l'entendement pour observer ce que les autres voient, éprouvent ou entendent, et ce qu'ils se représentent lorsqu'ils sont en présence de son petit corps »[42]. Dans cet angle d'observation, il y a non seulement la pensée de Donald Woods Winnicott, c'est-à-dire de situer chronologiquement son contexte, mais aussi de toujours garder l'idée éloignée de tout concept, la réflexion de l'autre invite par elle-même à un courant de pensée.

Donald Woods Winnicott résume l'adaptation *« dualisme mère-enfant »* avec l'expression : *« La préoccupation maternelle primaire »*[43]. À travers cette avancée, elle permet de mieux comprendre le processus illusion et désillusion d'un côté, et, de l'autre, tous les phénomènes transitionnels qu'il a étudiés.

b) L'espace de la transition de l'enfant

L'idée de l'espace potentiel[44] ou traditionnel a une ampleur sur le plan psychique de l'enfant. Il se présente à la fois comme une réalité extérieure et une réalité intérieure sans soulever de contradiction entre elles. Il relie entre autres ces deux mondes et il forme par conséquent un monde nouveau en soi. Il invente le jeu ou il est l'espace de jeu entre la mère et l'enfant. C'est dans cet espace potentiel que se déploient et naissent la capacité créative et l'expression des capacités sur la langue. Il offre à l'enfant l'opportunité de réaliser des expériences fondamentales pour son intégration, sa socialisation et sa maturation. Il détient toutes les activités symboliques telles que, la culture, la langue ou le langage, le jeu, qui vont concourir à la réalisation de ses expériences précitées.

---

[42] Donald Woods WINNICOTT, *« Intégration du moi au cours du développement de l'enfant »*, 1962, *in Processus de maturation chez l'enfant.* Développement affectif et environnement Paris, Payot, *Coll.*, Science de l'homme, 1970, traduction anglaise : J. Kalamanovitch, pp. 9-10.

[43] Donald Woods WINNICOTT, *« La préoccupation maternelle primaire »*, 1956, *in De la pédiatrie…*, *op. cit.*, p. 288.

[44] Source : Document issu d'un CD Rom : *« Jouer à l'école maternelle…. c'est apprendre », op. cit.*

Donald Woods Winnicott considère cet espace comme un lieu de créativité[45], mais quand il parle de la capacité créative, il ne désigne pas les différents talents artistiques ou d'autres expressions créatives, au contraire, il se réfère à une coloration affective de comportements de la personne à l'égard de la vie. Il a ajouté l'idée selon laquelle cet espace est celui du thérapeute, du patient et du jeu, un lieu de travail d'analyse. C'est pourquoi l'analyste, le comédien et le psychothérapeute se contentent de cet espace pour mener leurs expérimentations. C'est ici dans cette zone de chevauchement qu'un changement est envisagé, car elle réunit le potentiel nécessaire pour initier un comportement. C'est un milieu d'influence et de co-construction entre le comédien thérapeute et l'enfant ou le comédien et le patient.

Le jeu est chez l'enfant une activité sans règle *(play)*[46] et il se développe peu à peu et s'accommode avec le temps, le réel et ses impératifs pour se normaliser au jour le jour, par des règles *(game)*[47] à respecter.

Le *play* est créatif. Il compile dans son champ de travail les rêves et la vie de l'enfant, mais la tension pulsionnelle constitue une menace. Il est une des parties composantes de phénomènes transitionnels. Il a deux éléments fondamentaux : la concentration et préoccupation du patient – l'enfant qui s'y consacre. Le *game* désigne ici tous les moyens consacrés pour tenir à distance tout ce qu'il a pu organiser comme aspect effrayant du *play*.

Dans chaque jeu il y a du désir, l'envie de jouer et de gagner, et encore de l'angoisse, du stress et la peur de perdre. Toutefois, il est protégé par une infirmation ou un déni qui est toujours dans l'esprit du joueur : *« Ce n'est qu'un jeu, ce n'est pas pour de vrai »*. Il constitue un espace de liberté qui met les fonctions réparatrices en évidence. Il est comme un rêve éveillé. Il est l'espace donnant une possibilité de création sous les conditions

---

45 *Ibid.*

46 *Ibid.*

47 *Ibid.*

de l'art de vivre d'une part, et, d'autre part, de la vie culturelle par la médiation du jeu et de l'espace traditionnel.

2) Le jeu de miroir : le rôle de la mère

Depuis le ventre de sa mère jusqu'à la naissance et aux premiers stades de son développement, l'enfant n'arrive pas à faire une différence entre l'intérieur et l'extérieur. Il vit son espace ou son environnement comme un prolongement de lui-même. C'est en grandissant qu'il arrive progressivement à comprendre et à dissocier l'extérieur et l'intérieur ainsi à percevoir sa mère comme une personne distincte. Donald Woods Winnicott cherchait à savoir en posant une question : *« Que voit le bébé quand il tourne son regard vers le visage de la mère ? Généralement, ce qu'il voit, c'est lui-même. En d'autres termes, la mère regarde le bébé et ce que son visage exprime est en relation directe avec ce qu'elle voit. (...) J'évoquerai, pour éclairer mon propos, le cas du bébé dont la mère ne refléterait que son propre état d'âme ou, pis encore, la rigidité de ses propres défenses. Dans un cas semblable, que voit le bébé ?*

Bien entendu, on ne peut rien dire des situations particulières où la mère n'est pas en état de répondre. Mais nombre de bébés se trouvent longtemps confrontés à l'expérience de ne pas recevoir en retour ce qu'eux-mêmes sont en train de donner. Ceux-là regardent, mais ne se voient pas eux-mêmes. Ce qui ne va pas sans conséquence. En premier lieu, leur propre capacité créative commence à s'atrophier et, d'une manière ou d'une autre, ils cherchent un autre moyen pour que l'environnement leur réfléchisse quelque chose d'eux-mêmes. Le visage de la mère n'est alors pas un miroir. Ainsi donc, la perception prend la place de l'aperception. Elle se substitue à ce qui aurait pu être le début d'un échange significatif avec le monde, un processus à double direction où l'enrichissement du soi alterne avec la découverte de la signification dans le monde des choses vues »[48].

C'est dans le bain d'affect et dans le dialogue entre mère et enfant que ce dernier va non seulement pouvoir s'identifier et se sentir être, mais encore de pouvoir s'organiser. Il est admissible que le visage de la mère soit considéré comme le premier miroir de l'enfant. Selon la pensée de Donald Woods Winnicott, ce que l'enfant regarde lorsqu'il regarde sa mère c'est lui-même.

Freud ajoute dans ce jeu que le développement de la personnalité de l'enfant implique des va-et-vient ou des mouvements entre l'amour narcissique et l'amour objectal. Il affirme aussi quant à ce jeu de miroir que *« les pulsions sexuelles sont actives dès le début de la vie et l'intervention psychique de la mère donne forme au narcissisme. C'est dans le regard en miroir de sa mère que l'enfant ressent l'amour et c'est ce regard aimant de la mère qui entraîne l'investissement des pulsions sexuelles sur le corps propre de l'enfant »*[49].

a) Le *holding*

Dans les exercices dramatiques effectués à l'hôpital, le *holding* signifie tout simplement le maintien, c'est-à-dire la manière dont l'enfant est porté tant physiquement que psychiquement. La politique de soins artistiques maternels considère que le fait de prendre en considération le *holding* de l'enfant aide le moi de l'enfant immature. Il ressent son existence et il s'ouvre vers un développement dont il se considère comme un élément à part entière ou comme une unité différenciée. Cette méthode devient générale dans plusieurs établissements de soins au service de la maternité, car elle élargit ou développe la construction du *Self* de l'enfant à

---

[48] Donald Woods WINNICOTT, *« Le rôle de miroir de la mère et de la famille »*, dans *Jeu et réalité, op. cit.*, p. 155, *cit.*, par Frédérick AUBOURG , *« Winnicott et la créativité »*, Portrait du psychanalyste en artiste, article, Filigrane, volume 14, numéro 1, printemps 2005, p. 8

[49] André RENAUD, *« À propos du narcissisme. Première partie »*, *op. cit.*, p. 10

condition bien sûr que sa mère continue à lui offrir de manière acceptable un accompagnement et une sécurité affective, protectrice et émotionnelle tant psychique et physiologique.

b) Le *handling*

Le *handling* signifie le maniement dans l'étude et préoccupation maternelle dite primaire de l'enfant. Ce concept est utilisé dans l'art dramatique pour désigner l'ensemble de pratiques et de manières dans lesquelles l'enfant est traité, accueilli, manipulé et soigné par sa mère.

Les comédiens travaillent sur des exercices aidant les mamans participant dans les ateliers à garder certaines conditions du *handling*, car ses effets participent non seulement au développement des fonctions mentales, mais aussi à l'identification de l'interaction et de la relation soma-psyché de l'enfant.

PARAGRAPHE 2 - PROBLÈME D'ÉCRITURE OU DE PRÉCISION ENTRE JEU DE RÔLE ET JEU DE RÔLES

Avant de donner une réponse, il est intéressant de savoir tout d'abord, ce qu'est un jeu de rôle ou jeu de rôles ?

Avec ou sans S, un jeu de rôle est une activité dans laquelle le ou les participants incarnent un ou des personnages tout en choisissant leurs actions, leur mode de vie, leur capacité et niveau d'intervention, etc. Le jeu est interactif. Par exemple une personne – un narrateur –raconte une histoire lors de l'atelier d'échange théâtral : à tout moment, l'un des participants peut imaginer une séquence et directement interrompre le narrateur en lui donnant son imagination : *« Non, moi je veux que le héros se jette de l'immeuble pour barrer la route au lieu de prendre l'ascenseur pour descendre ».* Par cette intervention, l'histoire se modifie en conséquence et prend une autre forme à l'issue de l'interaction manifestée par l'un des participants.

Il y a encore le cas où le narrateur partage les personnages et dit : *« Toi tu es le méchant et les autres seront tes victimes ».*

« Toi, tu réponds : non, je veux être le héros ». Même si le narrateur – maître du jeu accepte et qu'il laisse les enfants jouer, il est possible de constater que les enfants appliquent le jeu de rôle de façon spontanée et totalement naturelle. Ce n'est pas un problème de dysfonctionnement psychique, mais plutôt de réactivité des enfants, ils ont ça dans leurs gènes.

Dans un jeu de rôle, il y a toujours une personne indispensable appelée le maître du jeu qui joue le rôle de narrateur parfois, à poser les décors et de répartir les personnages, ainsi de définir le champ dans lequel le héros va évoluer et vivre largement son histoire. Elle n'a pas à raconter une histoire, mais plutôt à donner une possibilité aux participants de jouer et de vivre leur histoire. Dans ce genre d'histoire, il n'y a ni gagnant ni perdant. La seule idée est de jouer pour s'amuser et pour passer un moment de loisir ensemble. Lors du déroulement de l'histoire, le but peut changer parce qu'il y aura forcément un joueur qui voudra retrouver son copain, son père, un autre, son fils ou peut-être devenir riche ou pouvoir se venger avant la fin du scénario.

Le maître du jeu peut citer un contexte pour lancer le débat et inciter l'imaginaire des enfants et observer leurs interactions. Par exemple : en rentrant à la maison, vous trouvez votre sac par terre, la porte de votre chambre est cassée, votre ordinateur n'est pas dans son sac et vous trouvez le dressing totalement ouvert. Que faites-vous ? Les joueurs doivent maintenant s'exprimer et motiver les actions qu'ils veulent entreprendre sur ce cas. Il appartient au narrateur de contrôler les idées avancées et d'expliquer les conséquences de chacune tant sur le plan juridique que social et économique. Par exemple : éviter de faire disparaître des preuves, prévenir la police, prévenir le fournisseur de l'ordinateur en cas d'éventuelle assurance, etc.

A] QUELQUES RÉFLEXIONS À CETTE PROBLÉMATIQUE

Pour pouvoir se décider entre jeu de rôle et jeu de rôles, il serait tout d'abord cohérent de chercher en quoi le choix fait serait mis en application.

Il est donc question de l'application du théâtre comme moyen de création et de socialisation des patients en soin psychique et physique. Le comédien cherche pour le patient des actions d'humour, de manifestations de peur, d'angoisses, de stimuli d'émotions faciales et morales ou d'autres. Comment prévoit-il d'écrire son scénario et pour quel public cible ?

Le choix serait-il pour un travail de groupe ou d'individuel ? Il est aussi important de définir qui seront les personnages pour incarner les rôles. Dans ce champ d'études, le comédien met en évidence une question de goût tant pour lui, mais aussi pour les participants et le public qui va assister à la représentation.

1) Choix d'écriture

Il est mieux ou nécessaire de préciser le choix d'écriture fait entre le jeu de rôle et le jeu de rôles. Les artistes exerçant leur profession à l'hôpital préfèrent le deuxième terme avec le substantif *« rôles »* accordé au pluriel. Ceci apporte plus de valeurs aux projets d'art mis en place pour des motifs de soins dans l'établissement de santé.

Pourquoi préfèrent-ils celui qui est au pluriel ?

Ils commencent par donner des repères et des interrogations. Le jeu de rôles ne date pas d'aujourd'hui, c'est un phénomène plus ancien ou même naturel. Qui n'a jamais eu l'idée de s'identifier en se plaçant à la place du héros d'une histoire en lisant un livre ? Qui n'a jamais joué dans une cour de récréation aux gendarmes et aux voleurs ? Qui ne s'est jamais identifié à un personnage de télévision ou d'un film ? Qui n'a jamais eu d'émotion en regardant une représentation de théâtre dramatique, d'un amour contrarié, de politique ou de tragédie ?

Sans le vouloir ou le savoir, tout individu a dans sa psyché un phénomène naturel le poussant à manifester ou à expérimenter le jeu de rôles dans tout ce qu'il regarde, ce qu'il écoute ou ce qu'il ressent. Seulement aujourd'hui, il représente d'autres valeurs dans l'étude du patient qui a besoin de socialisation ou de réintégration. Il est bien structuré avec différentes formes et des allures non identiques et il présente un autre but subjectif dans les ateliers de soins.

Le jeu de rôles est une activité qui se repose sur un dialogue dont les joueurs incarnent des personnages dans une histoire qui les incite à être en interaction avec un maître du jeu durant le moment du scénario tout en respectant des règles bien établies, mais dans le style d'improvisation. Il est considéré comme un jeu de stimulation ludique fondé sur des interactions verbales des gens travaillant en groupe sur le même sujet dans un univers plein de mouvements et d'agissements des membres du groupe.

Les règles n'empêchent pas les participants de manifester leurs interactions dans le scénario. Sous le masque de son personnage, chaque joueur est investi de capacités physiques, sociales, mentales, psychiques jugées sérieuses pour réaliser l'activité envisagée.

a) Rôle ou rôles

Le choix du jeu de rôles écrit au pluriel est aussi motivé par les publications francophones des domaines scientifiques comme la psychologie sociale, mais celui qui est écrit au singulier reste dans les pratiques du domaine médical, pour exprimer et rencontrer les émotions, les expressions des patients examinés. Pour bien comprendre le départ entre rôle et rôles, Pierre De Visscher a étudié cette problématique en commençant par définir le rôle comme un modèle de comportement identique à un geste identifié dans un ensemble à l'interaction personnelle. Il classe trois types de rôles :

- un rôle social dans le statut et la position dans la société globale ;

- un rôle social dans le statut et la position dans une formation sociale ;
- un rôle groupal, ici le statut naîtra à l'issue d'un travail de groupe formé sur les mêmes objectifs.

C'est dans le rôle incarné par l'acteur qu'il va pouvoir se découvrir et comprendre sa personnalité. C'est en travaillant en groupe que l'acteur découvre son mode d'échange, son style de communication avec les autres.

La plupart des artistes acceptent l'idée du pluriel de *« rôles »* dans l'objectif de développer le champ et la plasticité du comportement du patient – de l'acteur. Cela permet une analyse de groupe sur tous les rôles joués par soi et par les autres. Le tout est au centre de l'étude. Le pluriel est le meilleur modèle d'apprentissage à caractère « socioconstructiviste ».

Chloé Cécile Delacour explique dans sa thèse que le rôle a deux facettes : *« Un côté psychologique, qui dépend de la personnalité des acteurs, et un côté social, forgé par les normes sociales encadrant les relations humaines. Le "rôle psychologique" se définit ainsi : ce sont les comportements que va avoir l'acteur, mais également ceux que les partenaires attendent ou refusent de sa part, ainsi que les "principes psychologiques organisateurs" qui sous-tendent la vision du rôle qu'a l'acteur lui-même. Le rôle psychologique est le plus souvent inconscient, sauf lorsqu'il va être joué puis étudié. Un rôle s'exécute toujours dans un environnement spécifique. Ce dernier aura donc forcément une influence en retour. De même, les rôles des partenaires vont avoir un impact sur l'acteur principal. On parle alors "d'induction de rôles" ou de "structuration réciproque". Le "rôle social" est lui soumis à plusieurs normes en même temps, ce qui provoque parfois des conflits. Il prendra également plusieurs formes : "Les rôles officiels, les idéaux, les imaginés, les réels en actes" »*[50].

---

[50] Chloé Cécile DELACOUR, *« Le jeu de rôles dans le cadre de la formation à la relation médecin-patient : quel vécu pour les internes de Médecine Générale ? »*, sous la *dir.*, du Docteur Catherine JUNG, Université de Strasbourg, Faculté de médecine, 2013, p. 21.

Cette étude a eu les mêmes hésitations que celles de Chloé Cécile Delacour sur le choix de l'écriture entre rôle au singulier et rôles au pluriel. Celui qui est au singulier est le plus utilisé et fréquemment rencontré dans la rédaction au départ de ce travail, mais il a été décidé de garder celui qui est au pluriel, car il facilite le travail du professionnel même si cela peut faire rater des éléments de présence.

« Dans l'expérience que nous avons menée, l'un des acteurs joue son propre rôle de médecin, bien qu'il soit désigné par un autre nom que le sien ou par le terme générique de "Docteur". En effet il est nécessaire de préserver sa personnalité des critiques émises lors du débriefing, nous y reviendrons. Il y a aussi, et surtout, le rôle du patient joué par l'autre médecin et qui va conditionner le jeu entier. L'intérêt pédagogique du jeu de rôles dans le cadre de la formation des étudiants en médecine réside donc bien dans l'interaction entre tous ces rôles : le rôle de médecin-patient, celui de médecin-médecin également ceux de médecin-observateurs, avec des influences en "externe", entre les personnes, mais aussi en "interne", dans l'esprit du participant.

Il est à noter que la question d'une mise au pluriel de "rôle" ne se pose pas pour des publications anglophones, où le terme employé est role play *ou* roleplay, *avec* role *toujours au singulier. Mais l'anglais permet une autre subtilité. Il existe en effet en anglais deux mots pour parler du jeu :* play *et* game. *Ainsi les théories de Winnicott, pédopsychiatre britannique, sur le Jeu sont plus facilement accessibles dans leur version originale. En effet, l'auteur fait la différence entre ces deux éléments. Il utilise* game *pour parler du jeu codifié socialement et soumis à des règles suivies par tous, comme les jeux de sociétés, les matchs sportifs ou le jeu de rôles non pédagogique (informatiques, sur table ou grandeur nature) dit* role-playing game. *Et il emploie* play *pour les jeux où une place est laissée à l'imaginaire et à la création, et où les règles peuvent être dépassées par tous »*[51].

---

[51] *Ibid.*, p. 21, s.

b) Un rappel historique du jeu de rôles avec le théâtre

Il y a-t-il un lien entre le jeu de rôles et l'art dramatique ?

Le lien entre ces deux notions existe depuis longtemps, mais il n'est pas très remarquable. Par exemple : *« Dans une pièce de théâtre classique, les rôles incarnés par les comédiens sont écrits et immuables, il n'y a de place que pour l'interprétation. L'improvisation théâtrale est différente puisque, comme son nom l'indique, elle offre une plus grande liberté aux acteurs. La discipline reste tout de même extrêmement codifiée. Mais le théâtre d'improvisation est une création récente, postérieure au développement du jeu de rôles. Et contrairement à celui-ci, seuls des initiés participent à l'improvisation qui n'a pas un but d'apprentissage pour les participants, mais plutôt un objectif de recherche de plaisir, dans la joute oratoire. Le jeu de rôles est fortement attaché au monde de la psychiatrie depuis son origine, par sa connexion avec le psychodrame. Celui-ci est une forme de jeu dramatique à but thérapeutique inventée au début du XXe siècle par Jacob-Levy Moreno, psychiatre viennois émigré aux États-Unis »*[52].

D'autres théories concourent au fonctionnement des groupes et elles donnent une ouverture à la dimension didactique de l'activité du jeu de rôles. C'est le cas de *training groups* qui désigne des groupes de discussions pratiquant le jeu de rôles dans d'autres formes de techniques, afin d'explorer et d'examiner les relations humaines au sein du groupe. Ces activités ont un objectif de favoriser au maximum le développement personnel du patient. Aujourd'hui, la plupart des professionnels intéressés par la pratique de l'art de Molière dans les établissements de santé font appel à ce système, c'est le cas du Docteur Michael Balint, un psychiatre anglais qui a avancé cette théorie en publiant en 1957 un ouvrage intitulé *Le médecin, son malade et la maladie*[53]. Ce livre est devenu une référence pour ceux qui reconsidèrent totalement les relations

[52] *Ibid.*, p. 22, s.

[53] Michael BALINT, *« Le médecin, son malade et la maladie »*, *éd.*, Payot, France, 1996.

entre médecins, patients et maladies. Son axe principal est de permettre au médecin de voir clairement et différemment leur expérimentation de chaque jour, pour mieux cerner des problèmes du travail inutile et coûteux du praticien, d'une part, et, d'autre part, des souffrances inutiles pour le malade.

2) Le jeu de rôles comme moyen de progressions et d'organisations

En médecine, les méthodes de simulation pour la formation des professionnels de l'hôpital a un véritable impact ces dernières deux décennies. Elles considèrent le jeu de rôles comme l'ultime forme de simulation qui aide non seulement à explorer les relations entre les personnes – soignant et soigné –, mais aussi avec les proches du patient, les membres de l'équipe soignante et l'administrateur de l'hôpital. *« Il existe plusieurs formes de jeux de rôles. La plus classique, avec deux acteurs face à face, peut être déclinée de plusieurs façons : i) ajout d'un assistant au rôle-cadre (dans notre cas le rôle du médecin) qui fera office de souffleur ; ii) échange de rôles au cours du jeu, voire parfois iii) scène unique en face à face, mais avec relais des acteurs pour incarner le rôle-cadre. Certains animateurs plus expérimentés aiment aussi mettre en place des jeux de rôles collectifs : un groupe de plusieurs acteurs (sept à huit idéalement) va incarner un seul rôle-cadre soit tous en même temps, soit chacun son tour, face à un acteur. Souvent l'animateur lui-même, joue le rôle partenaire (celui du patient dans notre cas). Il est également possible de faire jouer en trio : un rôle-cadre, un rôle partenaire et un observateur, avec un changement tournant de rôle, pour expérimenter les différentes situations. Une variante en duo sans observateur peut se pratiquer »*[54].

À la méthode des variations de configuration se joignent celles de contextes, un seul scénario fait l'objet de la

---

[54] Chloé Cécile DELACOUR, *« Le jeu de rôles dans le cadre de la formation à la relation médecin-patient : quel vécu pour les internes de Médecine Générale ? »*, *op. cit.*, p. 23, s.

consultation dès le début jusqu'à la fin de l'exercice puis une série de scènes peuvent être jouées en termes de consultations ou de visites. D'après les analyses de ce travail, les scènes multiples forment l'idéal pour le jeu de trio. En revanche, la scène unique est parfaite pour l'exercice de face-à-face.

Chloé Cécile Delacour évoque la différence entre le jeu de rôles entre pairs et la fonction du patient simulé ou standardisé pratiqué par des acteurs professionnels. Elle a exposé que : *« Des mises en situation peuvent aussi être réalisées avec de vrais patients formés pour présenter leurs troubles de façon standardisée. Ces différentes méthodes ont été validées pour la formation des futurs médecins. Les étudiants rencontrent plus fréquemment la première méthode dans leur cursus, car elle est plus simple et moins coûteuse à mettre en œuvre. Le coût du patient standardisé n'est pas uniquement financier, mais également temporel, car il faut fournir à l'acteur une formation très complète sur la pathologie qu'il doit représenter, au risque de ne pas sembler suffisamment réaliste.*

Si un médecin joue le patient, il existe également plusieurs possibilités : des rôles très scénarisés qui se rapprochent d'un patient standardisé, ou des rôles avec un simple canevas qui sert de base à l'improvisation. Dans ce cas, la situation jouée est déterminée par l'animateur qui l'a créée dans un but précis, avec un objectif plus cadré. Il arrive aussi qu'un acteur incarne un de ses propres patients. Ce type de jeu de rôles plus particulier et plus personnel permet à un professionnel de proposer un cas qu'il souhaite explorer avec le groupe. C'est typiquement ce qui se produit lors d'un psychodrame Balint. On allie alors l'approche des groupes Balint avec le ressort analytique du psychodrame »[55].

Pour que la réalisation de cet outil soit réussie, elle doit absolument être adaptée à l'activité prévue et utilisé dans des normes idéales de fonctionnement et de sécurité. C'est le cas pour la mise en pratique du jeu de rôles, mais ici demande la présence de plusieurs facteurs :

---

[55] *Ibid.*, p. 24.

« - Un objectif de formation pour lequel le jeu de rôles est une technique adaptée ;

- *des participants réceptifs à l'outil et qui acceptent de se mettre en scène ;*
- *un animateur formé à l'organisation de jeux de rôles, qui sera parfois aidé d'un co-animateur, notamment dans la gestion des grands groupes ;*
- *un environnement rassurant permettant aux participants d'accéder à un sentiment de confiance »*[56].

Le comédien de l'hôpital envisage trois objectifs dans la démarche de l'enseignement et de l'acquisition de connaissances : théoriques, pratiques et émotionnelles. Cet apprentissage de savoirs bruts permet d'avoir une habilité en utilisant le jeu de rôles de type procédural (jeu de création) ou celle d'attitude, c'est-à-dire le jeu de rôles appelé système d'exploration. À un moment donné, les deux méthodes peuvent être mêlées dans une seule exploration avec une prédominance de l'une ou de l'autre en fonction des mesures d'apprentissages envisagées. Dans chaque activité dramatique, le rôle que joue le comédien professionnel est important puisqu'il a la tâche d'un animateur, raison pour laquelle il doit être formé non seulement du côté technique, mais aussi il doit avoir l'envie de mettre en scène ce qu'il a acquis. Il est le garant du climat créé entre les participants et doit assurer la continuité de cette relation pour favoriser les échanges. Il est en quelque sorte un régulateur qui doit guider le groupe vers la prise de conscience des troubles, des émotions et des gestuelles ainsi que les interactions entre les membres du groupe. C'est donc une manière d'assurer le déroulement du jeu de rôles et d'ouvrir un champ de liberté entre les patients. Cette ouverture ne se limite pas uniquement à l'atelier, elle doit exister avant, pendant et après le travail de groupe – le jeu de rôles.

Ces trois temps sont importants dans le jeu de rôles :

---

[56] *Ibid.*, p. 25.

- Avant de commencer l'exercice, l'artiste en donne les règles à respecter durant la démarche, il identifie les objectifs pédagogiques et il cherche comment les atteindre dans le jeu de rôles, dans combien de temps – la durée –, il donne le signal du début de l'exercice, les poses du jeu et la fin du jeu. C'est à lui de donner le feu vert pour filmer ou non la scène en accord bien sûr avec les participants, il informe le public de la valeur attendue dans l'expérimentation et enfin il prépare les joueurs avant d'entrer en scène.
- Pendant l'exercice du jeu de rôles, le comédien-animateur est le responsable de la gestion de l'activité et de son bon déroulement. C'est dans cette phase que le rôle du maître du jeu apparaît très clair à partir de ce qu'il fournit, ses observations, sa manière d'intervenir et des situations opportunes à la relaxation.
- Après le jeu de rôles, il réévalue les résultats obtenus de la mise en situation et ouvre une phase d'analyses pour des questions encore sur les fonctions interprétatives. P. De Visscher appelait élucidation, toute action visant à éclaircir cette méthode. Les questions commencent sur les affections des participants et sur leurs vécus.

Il doit aider les patients ou tous les participants à sortir du personnage, du rôle incarné après le jeu de rôles et redevenir eux-mêmes. *« Mais la comparaison s'arrête là, car le but principal du formateur lors de l'exploitation est d'accompagner tout le groupe. Il le fait en utilisant le ressenti des acteurs et les informations des observateurs, voire parfois les données de la vidéo. Le groupe doit découvrir par lui-même des éléments qui permettront à chacun de développer des savoirs utiles. Le formateur doit guider les participants vers la compréhension, il n'est pas là pour donner les interprétations de ce qu'il a observé. Nous avons choisi de garder pour ce travail le terme de "débriefing" qui est le plus courant »*[57].

[57] *Ibid.*, p. 27.

a) La relation entre médecin et patient dans le jeu de rôles

Cette partie s'intéresse à la relation dans la pratique de l'art dramatique utilisé dans l'enseignement de la médecine générale. Il n'est pas question de définir la relation médecin /patient ou docteur/patient puisqu'elle est déjà définie dans l'introduction, mais il est juste question d'identifier le niveau d'alliance entre ces deux parties.

La plupart des institutions médicales utilisent le théâtre comme outil d'apprentissage sur la relation médecin/patient. Elles mettent par exemple les futurs médecins sur une scène et jouent avec des comédiens pour apprendre et pour comprendre à travers les techniques du jeu de rôles, ce dont il s'agit dans cette relation. En principe, trois étudiants sur cinq deviendront à la fin de la formation des médecins généralistes. C'est pourquoi cette formation reste indispensable dans le cursus médical. Ils se forment en équipe et partagent des rôles, parfois à la place du patient ou du comédien, parfois à la place du public ou du professionnel médical. Les rôles changent en fonction des thématiques mises en étude.

Ainsi en médecine générale, les étudiants font face tous les jours à des personnes souffrant de pathologies soit complexes soit pointues. C'est avec ce genre d'expérimentation qu'ils arrivent à découvrir le monde réel – le quotidien de la vie médicale surtout de ce qu'ils attendent dans les années à venir.

À la fin de chaque exercice, il y a une évaluation du comédien et une analyse de l'enseignant pour bien savoir si les techniques dramatiques sont bien assimilées et que la relation entre soignant et soigné est bien maîtrisée. Un des apprentis comédiens disait lors d'un partage explicatif de cette relation qu'il a osé détourner les directives données par le comédien maître du jeu et amener ses collègues qui jouaient les rôles du docteur dans son délire, sur son terrain de soucis personnels dans le but de déconcentrer ses camarades et d'analyser leurs niveaux d'aptitudes et leur gestion du stress. Il affirmait à la fin de l'exercice qu'un des futurs docteurs lui disait qu'à un moment donné, il se sentait devant un vrai patient. C'est pourquoi il a pensé soudainement à contrôler la tension du soi-disant comédien et de s'assurer que celui-ci allait mieux, car il a détourné le jeu et sa gestuelle est devenue méfiante.

Tout cela démontre que le futur médecin qui joue la place du comédien maîtrise bien le travail du jeu de rôles lorsqu'il arrive à canaliser ses émotions déclenchées par la gestuelle ou les émotions du patient et qu'il trouve en même temps une alternative pour bien maîtriser son patient.

b) La place de la législation dans la formation pratique de la relation médecin-patient

Former les futurs médecins à cette relation n'est pas anodin. Cet enseignement comporte deux branches importantes : d'un côté, celle de la communication et, d'un autre, celle de l'étude de la psychologie médicale. D'autres médecins disent que cette méthode ne s'acquiert pas en faisant des exercices et même ne s'enseigne pas. En revanche, de nombreux professionnels utilisant cette méthode affirment par des études qu'au contraire, pour changer les mentalités des individus, il faut passer par un apprentissage d'autres attitudes et comportements. L'influence du patient joue un rôle dans le changement du praticien comme il a été affirmé par Chloé Cécile Delacour : *« La déliquescence du modèle paternaliste antérieur et l'avènement d'un modèle délibératif permettent de transformer le lien entre un médecin et la personne venant chercher de l'aide auprès de lui. Dans ce nouveau pacte de soins, les compétences du professionnel de santé n'induisent pas un état de déséquilibre puisqu'elles sont offertes en échange de la confiance qui sera accordée au professionnel par la personne en demande. Parallèlement, le développement des technologies de l'information permet au patient d'accéder aux connaissances médicales. Ce qu'il vient chercher aujourd'hui auprès de son médecin serait donc plutôt la clé pour comprendre les éléments qu'il aura découverts par lui-même [...] »*[58]. Le professionnel doit absolument s'adapter aux nouveaux comportements du patient issus de sa maladie et apprendre à communiquer avec lui. Il a été développé dans cette même thèse que : *« L'apport des travaux de Michael Balint a été fondamental dans l'évolution du concept de "relation médecin-patient." La notion de "fonction apostolique" du médecin qu'il développe dans* Le médecin, son malade et la maladie *constitue un élément central pour la compréhension du lien médecin-patient. Les groupes Balint, issus des théories de celui-ci, représentent des "espaces-temps" où les participants, le plus souvent des médecins généralistes, peuvent explorer leur relation avec un ou des patients. Ils sont accompagnés dans cette démarche par un(e) psychiatre ou psychologue et un(e) autre médecin formé à la gestion d'un groupe Balint. Ces groupes sont donc un moyen, pour les médecins en exercice et même les étudiants de troisième cycle, de se former à la relation médecin-patient. D'autres types de groupes permettent une formation pratique : groupes de pairs, de paroles, d'échanges de pratiques, psychodrame Balint. Ils ont en commun leur caractère interactif et leur lien avec la psychologie médicale. La formation à la relation médecin-patient peut également se concevoir sous la forme d'un enseignement de la communication spécifique aux professionnels de la santé. Très répandu dans les pays anglo-saxons, il se développe beaucoup moins vite en France »*[59].

L'importance du jeu de rôles dans l'enseignement de la relation médecin-patient est au centre de l'utilisation des techniques dramatiques interactives et les méthodes de la supervision clinique par une phase d'interrogation et d'observation directe ou indirecte mêlée dans les activités du jeu de rôles avec un patient réel ou même fictif. L'usage des moyens de la simulation en formation pratique est appuyé par la Haute Autorité de Santé (HAS) dans un rapport de 2012 et l'arrêté du 22 mars 2011 relatif au régime des études en vue du

[58] *Ibid.*, p. 29, s.
[59] *Ibid.*, p. 30.

diplôme de formation générale en sciences médicales[60] en son article 14 qui précise que : *« Les étudiants accomplissent :*

- *Des stages dans des unités de soins où ils participent à l'activité hospitalière dans les conditions prévues à l'article R.6153-51 du Code de la santé publique, en vue de l'acquisition des compétences prévues dans le carnet de stage. Ils effectuent en particulier un stage en chirurgie et un stage dans une unité d'accueil des urgences, ou de réanimation, ou de soins intensifs. L'organisation des stages permet la mise en situation pratique de l'étudiant dans un ensemble de situations cliniques correspondant aux objectifs de sa formation. Ces situations cliniques sont définies par la commission des stages et des gardes.*
- *Un stage chez un ou des médecins généralistes, praticien(s) agréé(s), maître(s) de stage des universités. Ce stage peut se dérouler au sein d'un cabinet individuel ou de groupe, d'une maison, d'un centre ou pôle de santé. Il ne peut être effectué chez plus de trois maîtres de stage.*

Il a pour objectif de permettre à l'étudiant :

- *d'appréhender la relation médecin-patient en médecine générale et la place du médecin généraliste au sein du système de santé ;*
- *de se familiariser avec la démarche clinique en médecine générale, la sémiologie des stades précoces des maladies et des maladies prévalentes en ambulatoire : entretien avec le patient, analyse des informations recueillies, examen clinique médical, démarche diagnostique, prescription, suivi d'une mise en œuvre et coordination d'une thérapeutique »*[61].

Cet article montre la nécessité de la mise en situation au cours des périodes de stages pour les étudiants en deuxième cycle d'études médicales – médecin généraliste. Le but est de renforcer et d'appréhender la relation entre médecin et patient dans les soins, par le biais de l'exercice du jeu de rôles. Cet

---

[60] Légifrance, Arrêté du 8 avril 2013 relatif au régime des études en vue du premier et du deuxième cycle des études médicales, *JORF*, n° 0095 du 23 avril 2013, p. 7097, texte n° 30, version en vigueur au 12 novembre 2018.
[61] *Ibid.*

exercice apporte une valeur purement médicale aux yeux des médecins puisqu'il est un moyen de connaissance des facteurs physiopathologiques, à la pathologie et il permet de découvrir les bases de la prévention de la maladie et enfin de pouvoir initier les processus thérapeutiques. Chez les comédiens, l'activité est indispensable parce qu'elle constitue un champ d'échange dans lequel chaque participant découvre l'autre par la mutation d'un rôle à un autre. Il développe des compétences en communication et des théories pratiques facilitant la recherche médicale. Parmi les valeurs sociales identifiées dans le jeu de rôles, il y a la maîtrise de la communication avec le patient et son entourage. Le texte précise clairement que le futur médecin doit comprendre les caractéristiques d'une relation efficace entre les membres du groupe, l'équipe soignante et le patient. Il planifie le temps de la formation de la manière suivante : *« Le volume horaire des enseignements la concernant reste réduit dans les universités françaises. À Strasbourg par exemple pour l'année universitaire 2012-2013, l'enseignement du module 1 dans lequel se trouve l'item 1 "relation médecin/malade" représente quinze heures, dont trois heures de cours magistraux et six fois deux heures de travaux dirigés, avec plus exactement deux heures consacrées à cet item précisément et aucune heure de travaux dirigés spécifiquement dédiés. Mais nous pouvons considérer que les jeux de rôles réalisés dans le cadre du module de Psychologie médicale de DCEM2 et durant lesquels est abordée la relation au patient, font partie prenante de l'enseignement de l'item 1 »*[62].

Cette recherche apporte un œil critique sur l'enseignement de la relation médecin-patient donné à l'hôpital à travers le jeu de rôles. Tout d'abord, les ateliers sont menés en l'absence des patients puisque c'est avec ce dernier que la relation médecin-patient sera recherchée. Cette absence peut susciter une problématique : comment l'art dramatique peut-il nouer des relations entre deux personnes en utilisant des moyens et des

[62] Chloé Cécile DELACOUR, *« Le jeu de rôles dans le cadre de la formation à la relation médecin-patient : quel vécu pour les internes de Médecine Générale »*, *op. cit.* p. 31.

méthodes étudiées en l'absence de l'une des parties concernées ? En principe, l'intérêt recherché dans l'enseignement est marqué par le retour appelé le *full-back* ou le retour actif du patient.

Comment peuvent-ils sous-entendre que le patient interagira sur une telle ou telle méthode sans l'avoir expérimentée sur lui ? Toutefois, la présence du patient peut aussi changer la donne et fausser la réussite de l'exercice.

B] LE JEU DE RÔLES DANS SES LARGES DIMENSIONS

« C'est en 1964 que Howard Barrows introduit des personnes bien portantes dans ses formations pour simuler les symptômes neurologiques et les signes cliniques d'un vrai patient. Depuis, l'entraînement pour la prise en charge des patients et la communication s'est considérablement développé dans les études médicales, infirmières, mais également dans d'autres domaines comme la pharmacie, l'odontologie, etc. L'avantage principal de ces formations utilisant des patients simulés tient au fait que l'apprenant peut se mettre en situation dans un environnement contrôlé, proche du réel, au sein duquel il peut faire des erreurs sans que cela soit dommageable pour le patient. Le patient simulé est "une personne bien portante qui a été spécialement formée pour simuler l'histoire d'un vrai patient et pour reproduire systématiquement les signes cliniques, la personnalité, le langage corporel et les réactions émotionnelles qui auront été préalablement définis dans un scénario" »[63].

Dans l'expérimentation, il peut y avoir un amateur, un comédien et un professionnel médical qui jouent ensemble ou séparément un rôle préparé bien avant pour communiquer des informations soit au médecin soit au patient dans le but de

---

[63] Soisik VERBORG, Ingrid CARTIER, Jérôme BERTON, Jean-Claude GRANRY, *« Les simulations de consultation et la question des acteurs – patients simulés ou standardisés »*, *Bull.*, Acad., Natle Méd., 2015, 199, n° 7, 1165-1172, séance du 20 octobre 2015, p. 2.

décrire, de désigner ou d'indiquer une symptomatologie clinique et/ou obtenir une information médicale. Ici, le patient désigne le comédien et ce dernier prend la place du premier dans le jeu de rôles pour simuler tout au long de la séance. Parfois, dans les expérimentations de Howard Barrows apparaissent de vrais patients ou d'anciens malades acceptant de participer aux ateliers pour témoigner et jouer leur propre histoire et représenter leurs symptômes physiques. C'est ce qu'il appelle un patient expert ou instructeur.

« Dans le cadre des simulations d'annonce, le patient simulé doit pouvoir, à partir d'un scénario pré-écrit, restituer toutes les dimensions impliquées dans la communication, à savoir les échanges verbaux et non verbaux, les ressentis/émotions et les vécus psychologiques que peut éprouver un vrai patient au cours d'une consultation. Ces programmes d'entraînement, très étudiés dans le domaine de la cancérologie sur l'annonce de mauvaises nouvelles, ont depuis montré leur efficacité, tant sur l'amélioration des compétences que sur le sentiment d'efficacité personnelle et la confiance en soi. D'autres études ont également montré un transfert des compétences acquises sur d'autres situations cliniques. Il est ainsi désormais admis que le patient simulé représente une méthode fiable et valide pour la formation médicale et paramédicale. Elle présente, de plus, un intérêt dans l'évaluation de l'acquisition d'un certain nombre de compétences »[64].

L'activité perdure dans les établissements de santé jusqu'en juillet 2009 où la Commission Culture des différents CHU lançait de façon ouverte un appel à projets dont une trentaine d'actions sont identifiées sur quatre-vingts dossiers déposés à son attention. Cela explique la présence massive de l'art dramatique dans les établissements de soins intervenant dans le processus de soins du patient. Ces projets ont abouti à partir d'un objectif commun à des publications et des expositions à l'attention des patients, des usagers, des professionnels et même des publics cibles. C'est le cas des hôpitaux de Toulouse, de

[64] *Ibid.*, p. 3.

Dijon et d'Angers. Dans ce jeu de rôles, l'hôpital prend un aspect plus large et dépasse les critères techniques performants vers un autre à valeur humaine, respectueux, compétent et digne du mode de vie du patient et très attentif à ses sentiments émotionnels. *« À l'hôpital, l'accueil, la vie, les relations entre patients, proches et soignants sont fonction des comportements, mais aussi des espaces, d'un environnement que l'on aimerait beau, pour signifier l'attention et le réconfort, pour compenser la souffrance physique, l'inquiétude existentielle, les contraintes de la maladie. Des projets artistiques s'efforcent donc de rendre l'hôpital hospitalier. Certains établissements passent commande d'œuvres pérennes, qui rythment les parcours et accompagnent le patient dans l'hôpital (Herbier, Aïcha Hamu, CHU de Nice, 2007), invitent au voyage imaginaire dans des espaces d'attente ou de passage (Sans titre, Loïc Raguénès, CHU de Dijon, 2007 ; Différenciel, Frank et Olivier Turpin, CHU de Poitiers, 2009) ou jouent les aide-mémoire (Jardin de l'Horloge, CHU de Nancy, 2009). D'autres recourent au dispositif de la commande publique pour développer des programmes ambitieux, avec le soutien du ministère de la Culture et de la Communication (Physalis Partitura, Katsuhito Nishikawa, CHU de Lille, 2006 ; Arbre de Vie – Source de Vie, Ilana Isehayek & Atelier Fou du Roi, CHU de Strasbourg, 2008). L'œuvre se fait parfois signe – signe du caractère éminemment relationnel des missions hospitalières (Saint Pol-Roux Le Ruban du Verbe, Jacques & Juliette Damville, CHU de Brest, 2007 ; CA P des Mille Grues, Junko Yamasaki, CHU de Nice, 2008) – voire signalétique (Pictologie, CHU de Saint-Étienne & École supérieure d'art et de design de Saint-Étienne, 2007-2008).*

Enfin, certains projets prennent l'espace pour objet, comme au CHU de Caen, où le photographe Guillaume Cloup et le plasticien Olivier Thiébaut travaillent "Derrière la porte", autour de la chambre de résidants âgés. Car la présence d'artistes suffit parfois à transformer les espaces de vie et les lieux de passage en espaces d'émotions, invitant ainsi à sortir du cadre de l'hôpital »[65].

Tous ces projets ont un centre d'intérêt : la valorisation de l'hôpital et le développement de la relation médecin-patient dans le soin du malade. Ils mettent en évidence l'atelier du jeu de rôles à partir d'un exercice pertinent et approprié intitulé travail d'improvisation et de création.

1) La valeur de l'improvisation dans l'exercice du jeu de rôles

L'improvisation comme mode d'expression de l'art dramatique généralement exercé par les participants aux ateliers théâtres devant un public, que ce soit restreint ou ouvert, gagne petit à petit l'espace hospitalier avec une grande influence dans l'ensemble des soins du malade. Cette pratique théâtrale concourt à la fois à l'apprentissage des différentes expressions orales et/ou écrites du patient, mais aussi à la qualité d'insertion ou de réinsertion, d'intégration et/ou de socialisation du malade. Elle envisage notamment de développer le rythme et la qualité du langage de la personne malade.

Ce type d'exercices d'improvisations théâtrales participe à la création depuis 1977 sous forme de match d'improvisations dans les expérimentations de l'auteur et metteur en scène Robert Gravel et ses acolytes au Canada. À partir de là, le monde de la francophonie se trouve très impressionné par ce jeu d'improvisation. À cette même époque, le Britannique Keith Johnstone a créé le théâtre-sports en 1989 dont jusque-là deux versions de jeu d'improvisations théâtrales sont possibles : l'improvisation avec un sujet de création bien défini et l'improvisation pure et simple et sans directive. L'américaine Viola Spolin (1963) a fait de cette pratique une discipline à part entière et elle développe une série d'exercices et différentes

[65] Rapport, *« Humanités – 10 ans d'arts et de culture dans les CHU »*, publié par la Conférence des directeurs généraux de CHU, sous la direction et le soutient du ministère de la Culture et de la Communication, de la Fondation MACSF et du groupe MACSF – Assurances avec leur partenaire, le ministère de la Santé et des Sports, France, 2009, p. 11.

techniques applicables au jeu d'improvisation. Elle s'inspirait du théâtre de l'opprimé, du savoir-faire du brésilien Augusto Boal, qui a su lui donner une image et/ou un aspect thérapeutique. D'autres professionnels ont influencé non seulement le jeu d'improvisation, de façon directe ou indirecte comme Grotowski[66] ou Brecht[67], mais aussi sous les formes les plus anciennes remontant aux faces jouées par les atellanes dans les théâtres romains dont s'inspiraient les comédiens, les acteurs de la Commedia Dell'Arte et ensuite ceux de Molière. L'improvisation trouve sa richesse dans ces multiples méthodes et filiations.

Dans la création, le patient est appelé à initier, à composer et à produire sur le champ d'activité sans aucune préparation préalable. C'est un jeu de créations sur mesure, une invention sans préméditation et une composition sans finalité. Au départ, il est représenté comme une histoire en construction qui prend ses appuis sur la contribution des personnages participant au chantier. Il est pratiqué dans un espace bien déterminé ou susceptible de se développer progressivement. *« (...) Improviser se rattache aux idées spontanéistes, au désir parfois naïf d'inventer à chaque fois à partir de rien. L'acteur, échappant au cadre strict du texte ainsi qu'aux normes techniques (...), manifesterait sa toute-puissance créative en étant capable dans le même instant d'inventer la partition et de la jouer, de travailler au présent en fonction d'une inspiration personnelle qui tiendrait toujours de la nouveauté. Au niveau technique, il faut distinguer "l'improvisation pure" de l'improvisation à canevas préétabli. Dans le premier cas, en principe, l'acteur ne part de rien, dans le second, il s'appuie comme dans la tradition, soit sur une situation définie plus ou moins grossièrement, soit sur un thème qu'il est chargé d'explorer. (...) L'improvisation a des objectifs différents selon les cadres dans lesquels elle s'exerce. Pendant les répétitions d'un texte,*

66 Michel JAUMAIN, *« Le théâtre dramatique francophone : cadre institutionnel et statut juridique depuis 1945 »*, *Courrier hebdomadaire du CRISP* 1981/6 (n° 911-912), p.1-65, p. 44.

67 *Ibid.*, p.54.

elle sert à explorer une situation tirée de celui-ci. (...) Mais l'improvisation sert aussi à explorer les silences de la fable, à approcher les personnages selon des angles différents. (...) Dans la "création collective", les essais sous forme d'improvisation développent l'imaginaire des joueurs. (...) Dans la formation de l'acteur, un entraînement systématique à des exercices d'improvisation (...) vise à l'acquisition d'une plus grande souplesse de réaction dans le jeu, à un type d'écoute particulier (...). "L'objectif final n'est pas que l'acteur soit un bon improvisateur, mais qu'il se prépare à assumer pleinement son rôle dans une représentation" »[68].

Cette pratique d'expression dramatique touche les institutions artistiques et culturelle plus particulièrement celles qui utilisent le théâtre comme moyen thérapeutique dans le centre de soins du patient. Selon les participants, cette pratique mérite une place de choix dans les soins en groupe et individuels, mais aussi pour les enseignements médicaux.

Au-delà de la médecine, les groupes de théâtre utilisent le jeu de l'improvisation pour former leurs acteurs. C'est une manière d'inciter leurs émotions et de bien vivre leurs rôles, leurs personnages et de bien incarner leur bien-être afin d'assurer un bon fil de transmission de leurs messages. Les compagnies de théâtre travaillent aussi sur ce type de jeu en recherchant les mêmes buts en impliquant les malades, les familles, les proches et le public sous forme de catégories d'âges, de souffrances, d'émotions, de douleurs ou de maladies afin d'apporter de la variété dans un même spectacle.

Les représentations théâtrales prennent la forme de compétition selon l'ambiance du maître de jeu, le travail de création des joueurs et le regard attentif du public. Dans chaque improvisation, les techniques de communication et d'expression constituent une valeur ajoutée pour améliorer le jeu de rôles. C'est pourquoi plusieurs compagnies offrent des ateliers de stages pour aider les participants à améliorer la prise en charge

---

[68] Astrid LIEVEN, *« Théâtre, psychiatrie, ergothérapie »*, Haute École Provinciale du Hainaut, Occidentale école d'ergothérapie, année scolaire 2000-2001, p. 17, s.

de soins, la prise de parole en public et de favoriser une socialisation du patient ainsi que pour traiter des différentes thématiques sociales ou pour ouvrir un champ de dialogues et d'échanges. Il sert encore à explorer le corps pour corriger le langage gestuel et la sollicitation de la mémoire émotionnelle.

a) Le déroulement de l'exercice

Ici, l'étude essaie de démontrer comment l'activité dramatique et artistique des acteurs professionnels est fortement adaptée et utilisée à des fins thérapeutiques et pour l'enseignement médical dans les établissements de soins.

Le jeu de rôles demande une conduite bien définie pour relever des objectifs. Chez le comédien maître du jeu – formateur, le jeu est considéré en premier avant les préoccupations pédagogiques. Il y a dans cette démarche une marge de manœuvre qui lui laisse la qualité d'animateur. Avant de commencer l'exercice, l'activité se prépare (sous X). Il y a donc :

- le choix de l'histoire (le contexte) ;
- la répartition des personnages – distribution des rôles ;
- la mise en scène et les signaux de départ tout en définissant le lieu, l'époque et le but de chaque personnage ;
- le choix du décor ;
- en psychodrame ou sociodrame en groupe ou en individuel, il y a la phase de la réunion de groupe avec l'équipe de travail et d'observation ;
- la précision des consignes à suivre lors du travail ;
- les techniques d'interventions et d'observations ;
- les arrêts de jeu ;
- la permission d'interventions.

Dès le début jusqu'à la fin de l'exercice, il est à la charge du maître de jeu d'expliquer de façon simple et explicite à l'ensemble des participants le but de chaque arrêt de jeu et les interprétations qui suivent. Il peut planifier des règles et des procédures à respecter ou laisser ouvertement les patients jouer librement le jeu. Il peut confier le choix du thème à un patient ou demander à l'ensemble des participants de faire un choix collectif. En principe, cela dépend de la situation et des objectifs envisagés par le comédien responsable de la prise en charge. Il est tenu d'examiner les éventualités et les significations propres. Raison pour laquelle certains comédiens mettent l'accent sur la vie individuelle du patient pour répondre aux exigences de soins ou plutôt sur la problématique du groupe ou sur l'œuvre de l'ensemble du groupe ou encore sur une thématique d'une situation jugée prioritaire ou intéressante.

Il est important d'expliquer que les différentes procédures et processus d'enchaînement du jeu de l'improvisation restent semblables aux autres types d'apprentissages de créations, de psychodrames ou de sociodrames. C'est dans cette richesse et cette multiplicité des possibilités accordées au comédien à chaque étape que la valeur du jeu se distingue des autres exercices psychodramatiques et apporte sa spécificité.

b) Le choix de la création et de l'orientation du maître du jeu

En général, la situation qui va être mise en scène peut être conduite par le comédien animateur, il en cherche les thèmes dans des ouvrages ou il invente en fonction des troubles dont souffrent les patients. Les thèmes peuvent aussi être amenés par un patient choisi par son groupe et validés par le comédien responsable de l'activité. Ils peuvent travailler sur un thème fictif ou sur une scène vécue qui renforce l'émergence d'un mode de manifestation émotionnelle ou d'expression symbolique permettant de donner beaucoup de possibilités d'interprétations très ouvertes.

Le maître du jeu peut demander aux patients de commencer à travailler sans faire un choix de création ni désigner la personne qui mènera le jeu. Dans cette improvisation pure, le directeur du jeu cherche à motiver davantage les participants et identifier le patient le plus motivé qui prendra au milieu du jeu les responsabilités du meneur du jeu. Cette dernière méthode reste un peu critique puisque la plupart du temps, elle met les patients en conflit surtout quand il s'agit de groupes d'enfants. Cela demande donc plus de vigilance pour chaque intervention des enfants résidents puisque ce genre d'atelier peut recevoir l'influence du public, en particulier celle des familles des participants. La présence du public peut changer l'orientation du maître du jeu et peut aussi fausser ou désorienter la création.

Dans le style du déroulement de l'improvisation, le choix du thème peut aussi passer au tirage au sort d'un sujet à l'autre. La carte tirée au hasard doit être lue à haute voix et préciser la nature de l'improvisation ainsi que le nombre des joueurs et la durée de l'improvisation. L'ensemble des joueurs et le directeur du jeu ont en principe vingt secondes pour se concentrer et se placer sur la scène. À l'issue de ces vingt secondes, le chrono est déclenché.

2) Comment le patient peut-il participer à l'improvisation ?

Lorsqu'il arrive sur la patinoire[69], il doit comprendre qu'il n'est plus lui-même et qu'il n'est qu'un personnage qu'il incarne durant l'exercice et qu'il le représente avec toutes ses capacités et son courage. Il essaie de choisir un personnage avec des caractéristiques bien définies et il cherche au maximum les petits détails qui correspondent pour renforcer sa qualité de joueur, mais également pour enrichir son personnage – son rôle.

Il doit choisir de s'imposer d'une part, et, d'autre part, d'économiser son énergie, d'agir sans raconter en permanence ce qui se passe, de prendre confiance en soi, d'apporter plus de vue et de détails sur la scène, de jouer avec des émotions, de démarrer avec un sentiment négatif pour finir avec sentiment positif, de répondre sans réfléchir, de ne pas chercher à être le plus parfait et dire ce qui lui traverse la tête sans rien retenir. En improvisation, il n'existe pas un personnage parfait. Tout est bien – tout est critiquable.

Celui qui improvise doit avoir confiance en lui pour mieux improviser. Comment se sentir en confiance et être tout à fait à

---

[69] Scène, espace, aire de jeu d'improvisation ou d'un théâtre.

l'aise pour mieux rentrer dans le jeu de l'improvisation ? Il suffit de se détendre, de gérer son souffle et de s'assurer qu'il y a une équipe ou un groupe de travail qui peut l'épauler en cas de défaillances, d'erreurs ou de carences. Il est aussi indispensable de comprendre que jouer le jeu de rôles, c'est dévoiler ouvertement une partie de soi-même et de ses émotions parfois inconnues de l'acteur lui-même. Il est impossible d'improviser si la peur gagne l'acteur sur scène.

a) L'improvisation inachevée à la fin de l'exercice

Si à la fin de la première phase, le travail d'improvisation n'est pas terminé, il est encore possible de le retravailler lors de la deuxième phase. Si dans cette deuxième période, elle n'est toujours pas terminée, le maître du jeu doit absolument orienter certaines parties et demander aux participants de tout reprendre, dès le début, le jeu de l'improvisation dans la troisième partie après la pause, sinon reporter l'exercice d'improvisation jusqu'au prochain atelier. Dans ce cas, les participants vont reprendre là où il s'est arrêté, mais chacun d'eux doit retenir la position qu'il avait à la fin de l'exercice et reprend la dernière réplique. Si en fin de troisième période, l'exercice d'improvisation n'est pas terminé, il est impérativement à la charge du directeur du jeu d'annuler l'exercice et de leur demander de travailler sur un autre sujet.

Si les participants veulent toujours travailler sur le même sujet dans le but de le finaliser, un temps de grâce est accordé aux joueurs après l'écoulement du temps réglementaire pour mettre fin à l'improvisation.

Dans chaque improvisation, le temps est toujours chronométré et avant d'arriver dans les quatre dernières minutes, le comédien en charge du déroulement doit le signaler à chaque groupe de travail en les informant qu'ils s'approchent de la fin du jeu de l'improvisation de type de jeu de rôles dans le but de les inciter à prévoir une fin de l'improvisation. Le signalement est fait à l'aide un carton bleu. Chaque patient doit commencer à s'approcher de la fin de l'imagination de son personnage tout en donnant un sens définitif à son rôle et bien cadrer le résultat recherché.

En outre, même si le jeu de rôles d'improvisation n'est pas fini, le maître du jeu doit impérativement ouvrir une phase d'échanges, d'observations, d'analyses et de diagnostics pour mieux préparer l'expérimentation prochaine et de mieux orienter la prise en charge.

b) La distribution des rôles dans le jeu

Avant de répartir les tâches ou disons les rôles de chaque joueur, le maître du jeu doit être capable d'identifier les capacités d'intervention des participants et leurs niveaux de socialisation puisque cela lui permettra de bien adapter la situation et de bien retranscrire le contexte dans l'ambiance éducative. Il doit être en mesure de remettre en valeur une action, une parole ou le geste d'un patient qui paraît inutile, il doit le rendre utile et intéressant. Chaque groupe doit créer, mais en évitant de travailler et de créer des choses inutiles ou d'improviser dans le vide, il ne faut pas avoir peur d'improviser et d'apporter des choses nouvelles.

Lorsque le directeur de jeu d'improvisation répartit les rôles et qu'il y a un patient qui refuse de jouer et d'incarner un personnage, son refus ne doit pas constituer un obstacle au déroulement du jeu de rôles. Les malades choisissent librement leurs personnages sans subir aucune influence de qui que ce soit sur l'ensemble des rôles qu'ils veulent interpréter puisque cela contribuera davantage à l'exploitation de l'action dramatique. Si le choix du thème ou de la situation est proposé par le groupe, le comédien en charge de l'atelier peut aussi s'interroger sur les apports et les opportunités éventuelles pour chaque joueur et chaque rôle. *« Les objectifs pédagogiques ne sont ici pas seuls déterminants : le désir du participant, dont un morceau d'histoire, ou de rêve, va être représenté, se manifeste généralement. Ce peut être un refus de jouer. Ce peut être également le sentiment, ressenti comme une évidence, qu'il doit jouer son propre rôle. La fonction de l'animateur peut être alors simplement d'évoquer toutes les autres possibilités. Dans un jeu de rôles, on peut tout jouer (ce qui ne veut pas dire qu'il faut tout jouer) : un personnage, bien entendu, mais également un objet (s'il est important dans la situation), un animal, un sentiment, etc., et possibilité importante, l'institution »*[70].

Dans le groupe, chacun a son rôle à jouer. Ceux qui ne participent pas dans un premier temps ont d'autres rôles à jouer. Le maître du jeu leur attribue des consignes indispensables au jeu. Il s'agit de définir dans chaque étape les éventuelles consignes d'observations, d'analyses, d'interventions et d'interprétations. Il peut aussi rappeler à tout le monde tant pour ceux qui jouent les rôles des observateurs que ceux qui vont jouer le jeu de rôles qu'*« il s'agit aussi de préciser qui peut arrêter le jeu et quand. Pour ceux qui vont jouer, on peut dire quelques mots de la manière de jouer au jeu de rôles, qui est différente de ce qui est exigé de l'acteur du jeu dramatique, mais qui se rapproche de ce qui est souvent demandé au psychodrame... »*[71].

Dans le jeu de rôles comme dans le sociodrame ou le psychodrame, les patients sont invités à faire semblant et à éviter de se personnaliser dans le personnage incarné. Ils doivent faire comme s'ils étaient des médecins, des patients, des infirmiers, des directeurs, des stars, des acteurs ou autres. Le jeu de rôles étant à base de théâtre, de psychodrame et de sociodrame pour des fins de créations et de développements, le patient doit créer, montrer et donner à voir au public une représentation spécifique et signifiante en elle-même. Dans ce même compte-rendu, il est précisé clairement que : *« La représentation n'y est pas un moyen, mais un but, et passe donc par un "métier". Le jeu n'y est pas, comme au psychodrame ou au jeu de rôles "en attente d'une parole, en souffrance d'une interprétation", selon la formule de Jean Caune. Une "personnalisation des détails" se substitue au psychodrame,*

---

[70] Jean-Pierre OBIN, *« Objectifs et techniques du jeu de rôles en formation »*, compte-rendu du 3e congrès des enseignants d'expression communication, Paris, 1980, p. 10.
[71] *Ibid.*

d'après Pierre Bour à la "dramatisation des détails" du jeu dramatique. Une certaine "personnalisation des détails" est également ce qu'on peut attendre des acteurs du jeu de rôles (mais pas du sociodrame, où il s'agira plutôt d'une "socialisation des détails"). On sent bien, d'ailleurs, dès qu'un participant se met à jouer "comme au théâtre", combien cela va rendre son jeu difficile à exploiter »[72].

Dans d'autres techniques d'intervention, le maître du jeu peut aussi prendre part et s'attribuer un rôle à jouer soit en étant un acteur ou le personnage principal ou en prenant une place seconde ou de doublure en se plaçant derrière un patient qui joue le rôle principal. C'est une forme d'accompagnement et d'assistance pour veiller à l'évolution du malade. Il peut donner un coup de pouce à l'acteur principal lorsqu'il constate que celui-ci est faible ou se manifester à une situation jugée très lente ou dissimulée.

SECTION II - LE JEU DE RÔLES : UN SYSTÈME D'APPRENTISSAGE

Dans la pratique du jeu de rôles, il y a deux grands paramètres institutionnels possibles entre différents domaines d'applications. Dans ces deux champs de pratiques, il y a celles qui sont connues en France, mais d'autres restent moins utilisées, voire même inexplorées. Il est bien affirmé dans ce même compte-rendu que : *« (Ceux-ci proviennent pour la plupart des États-Unis et sont évoqués dans le petit fascicule qu'Anne Schutzenberger consacre au jeu de rôles). Il ne s'agit pas de prétendre que les différentes fonctions du jeu de rôles sont toujours explicites ni qu'elles ne se recouvrent pas. Nous pensons précisément le contraire. Tenter d'y voir plus clair en effectuant ce travail d'analyse, ce n'est pas, non plus, apporter une caution morale à certaines d'entre elles, c'est simplement les prendre en compte »*[73].

---

[72] *Ibid.*
[73] *Ibid.*, p. 4.

En psychodrame et en sociodrame de création et de développement, ces différentes indications démontrent d'un côté, les attitudes et les conduites du jeu de rôles et, d'un autre, les exploitations tout en réorganisant cette réflexion sur la thématique centrale et sur la problématique recherchée dans l'apprentissage du type de jeu de rôles. Certains professionnels disent que jeu de rôles et psychodrame ne sont pas la même chose, mais cette recherche prouve que cela communique et qu'ils sont vivants et très évolutifs. Cette démarche montrera éventuellement ce qui les rapproche et les pratiques qui les distinguent ainsi que les outils pratiques qui concernent le travail de création et de développement de la personne mise en étude de soins. En partant de ce point de vue, *« Trois éclairages successifs vont guider cette démarche :*

- *un éclairage fonctionnel posera la question des objectifs spécifiques du jeu de rôles ;*
- *un éclairage méthodologique examinera les différentes possibilités de séquences et la manière dont l'animateur pourra utiliser la préparation et la conduite du jeu pour mettre en œuvre ses objectifs ;*
- *un éclairage sémantique, autour de l'exploitation possible du jeu, introduira la question du sens, de la recherche des significations de ce qui a été joué »*[74].

Pour mieux suivre ces méthodes de ce système d'apprentissage, ce travail étudiera *Le jeu de rôles comme outil pédagogique chez le professionnel maître du jeu,* en Paragraphe 1 et *Les différents aspects du développement du jeu de rôles*, en Paragraphe2.

---

[74] *Ibid.*

PARAGRAPHE 1 - LE JEU DE RÔLES COMME OUTIL PÉDAGOGIQUE CHEZ LE PROFESSIONNEL MAÎTRE DU JEU

Cette activité en groupe et parfois individuelle est au centre d'un encadrement spécifique et elle est considérée comme un moment de socialisation des participants dès le début de l'exercice jusqu'à la fin du travail en incluant tout de même la période de pose et le temps de manger. Dans un travail de socialisation regroupant des adultes et des enfants, ces derniers contestent la participation des premiers au jeu. Raison pour laquelle le directeur du jeu s'interrogeait sur les règles et les sens des objectifs visés puisque cela leur permettait *« De se dégager d'un vécu persécutoire des contraintes pour aller vers un consentement au partage, à la réciprocité, et conduit à l'affirmation de soi et au dialogue »*[75].

L'animateur de la séance reste de son côté, une personne à l'extérieur de la scène. Il n'est pas de même préoccupé par l'histoire du jeu de façon personnelle puisqu'il n'a pas de connaissances préalables à celle-ci. Toutefois, son travail est de veiller à la pratique des bases théâtrales dans le cas de psychodrame et de sociodrame.

Chaque membre du groupe doit travailler, quels que soient sa position, ses douleurs et souffrances, sa maladie, ses connaissances ou son niveau d'intégration.

Par exemple, si l'un des enfants d'un tel ou tel groupe n'est pas capable de suivre la démarche quelle que soit la raison, lors de l'aménagement de la pièce, il est toujours prévu, *« Sur le côté, une chaise pour l'enfant qui n'arrive pas à jouer, qui menace par son comportement l'énergie du groupe ou qui a besoin de se recentrer. De cette place, l'enfant est en retrait du travail : il ne s'implique plus corporellement, mais il reste dans le groupe et, par son observation du travail des autres, continue*

[75] Gérard CHIMISANAS, *« L'atelier théâtre »*, Empan 2007-2, n° 66, pp. 157-162. p. 1.

de se nourrir de ce qui se fait. Il pourra, dès qu'il le souhaite, revenir dans le travail, avec l'accord de l'éducateur »[76].

Au-delà des règles générales comme le respect envers chaque participant, l'obligation d'écoute et de non-violence dans le groupe, il y a d'autres principes qui s'imposent dans la vie du collectif, ajoutés par le maître du jeu. *« Nous nous sommes aperçus que nous devions énoncer des règles très précises inhérentes à l'organisation de cet atelier afin de sécuriser la séance d'une part, et éviter les causes de débordement. Pour exemple :*

- *ce sont les adultes qui ouvrent les rideaux roulants en arrivant (les enfants se disputaient pour le faire et évitaient ainsi de participer au rangement de la pièce) ;*
- *on enlève ses chaussures et on ne les remet que lorsque la phase rangement de la pièce est terminée ;*
- *on quitte les pièces et on descend les escaliers tous ensemble, même si une partie du groupe est prête avant l'autre ;*
- *on ne s'assoit pas sur la chaise prévue pour l'enfant qui ne peut pas jouer si on n'est pas dans ce cas ;*
- *les enfants doivent se dire au revoir, ainsi qu'aux trois adultes, avant de partir (ce qui évite que les enfants s'en aillent comme une nuée de papillons) ;*
- *au moment de la séance de travail, en particulier lors des temps de parole en début et en fin de séance, on ne parle que des séances de travail ; actualité, vie de l'enfant, sont abordées lors du repas s'il le souhaite »*[77].

A] LA RÉPÉTITION OU L'ENTRAÎNEMENT AU JEU DE RÔLES

Tout d'abord, il faut différencier la répétition et la représentation. Cette dernière sera étudiée dans les prochains titres. Cependant, elles semblent nécessaires dans la démarche de soins psychodramatiques pour mener à bien le projet théâtral. La répétition est la partie la plus dure et la plus

[76] *Ibid.*, p. 4.
[77] *Ibid.*, p. 4, s.

chronophage par rapport aux différentes phases de travail. C'est justement à partir de la répétition que le travail effectué pendant des semaines et des mois peut aboutir à une représentation. Pendant des mois et des mois, la même scène sera jouée et rejouée, corrigée et réorientée et évoluera progressivement.

Avant de s'entraîner à une situation, les artistes réunissent tous les participants à la préparation aux entretiens préliminaires ou aux briefings. Ici, ils vont essayer d'avancer le processus de soins envisagé à travers certaines séquences professionnelles pénibles. Ils demandent aux patients ou à chaque groupe de participants d'explorer leurs possibilités et de trouver leur plaisir du jeu dans une situation pénible et ensuite de la dédramatiser.

À l'entrée de la scène, *« tout le monde se déchausse et met une chasuble beige pour protéger ses vêtements (pour le travail au sol) et pour entrer véritablement dans l'atelier. Les enfants et les adultes s'assoient en cercle sur la scène, nous faisons le point des "actualités" de l'atelier (les absents et la raison de leur absence si on la connaît, le retour des absents de la semaine précédente, les nouveaux [en début d'année], les semaines sans théâtre [vacances scolaires]...). Tous ces petits événements qu'il faut évoquer pour ne pas que cela envahisse les enfants et qu'ils puissent entrer sereinement dans l'atelier. Puis le comédien présente le travail qui va être fait, le thème de la séance, et le rattache au travail déjà fait. Cela permet de formaliser l'enchaînement des séances : un fil conducteur »*[78].

Ensuite, il y a la phase de l'échauffement appelée la mise en marche du corps. Ici, tout le monde se met à mettre en mouvement progressivement son corps avec des gestes et réactive sa voix à travers des expressions, des cris et des prononciations de phrases longues ainsi que de déclamations des mots ou d'expressions. Ces exercices apportent davantage un sentiment d'appartenance à un groupe de travail, donnent l'envie de jouer et évitent d'entrer dans le jeu de rôles – le théâtre, brusquement surtout sans brusquer le corps et/ou le

[78] *Ibid.*, p. 5.

cerveau. C'est une sorte de fitness artistique et d'activités dramatiques.

Une fois passée la phase d'échauffement, la répartition des tâches ou des personnages va suivre. Cette partie est importante puisque le directeur du jeu aura à procéder par petite question de routine, mais indispensable. Il va demander à chaque membre de groupe s'il veut changer de personnage ou s'il veut toujours garder son personnage. C'est important puisqu'il pourra savoir qui est vraiment intéressé par son rôle et qui ne se sent pas à l'aise avec son personnage.

Les exercices effectués sont des *« petites séquences en groupe ou en petits groupes où l'on utilise tout l'espace de la scène. Cela permet :*

- *d'une part, de travailler des notions inhérentes au théâtre (jouer des expressions, des personnages, des sensations, des jeux de voix...) ;*
- *d'autre part, de jouer sans public (donc sans regard d'autrui, sans pression...). Voir les autres jouer en même temps permet aux enfants de s'exprimer plus librement et de s'appuyer les uns sur les autres »*[79].

Le patient se prépare tous les jours à mieux s'intégrer, se réintégrer ou se resocialiser via des exercices sur de différents thèmes de son choix l'aidant dans sa création et dans son développement de soi-même.

Le personnel médical ou les étudiants en médecine peuvent aussi bénéficier des avantages de l'entraînement. Ce dernier aide à bien se préparer aux entretiens, aux oraux de concours d'enseignement. La présence de la fonction théâtrale est remarquable ou très dominante en cas de préoccupations fonctionnelles.

« Cependant, la répétition trouve tout son intérêt en basculant lentement de la contrainte vers le plaisir. En effet, la redondance des filages permet de ré-initier, voire dans les cas les plus complexes, d'initier le processus créatif qui favorisera ensuite la découverte personnelle, et l'appropriation subjective

[79] *Ibid.*

de l'expérience de soi. "Se mettre en jeu, pratiquer le travail de l'acteur, expérimenter les différentes capacités d'expression de son corps ou de la voix dans l'espace, explorer le champ des émotions et la relation à l'autre est passionnant" (Milan, I., Desfosse, E., & Seigner, A-M., 2004, pp. 139-141) »[80].

Même s'il n'y a pas de représentation finale, la répétition reste importante et indispensable pour le travail théâtral. Cependant, il faut aussi retenir qu'il n'y a pas de représentation finale du spectacle sans répétition.

1) La maîtrise du personnage et de l'adaptation

Dans cette partie, le patient acteur, c'est-à-dire celui qui participe au jeu, doit incarner son rôle de façon très définie lui permettant de répondre aux objectifs recherchés. Il n'est pas question de dire que tel ou tel personnage est bien ou non, mais de chercher à savoir qui a bien compris la règle dramatique et qui a su la mettre en pratique. Cela nécessite l'existence d'un personnage exemplaire, modèle que les autres participants doivent imiter ou auquel se conformer au mieux. Il n'est pas mauvais encore de mettre en lumière celui ou celle qui arrive à répondre aux méthodes dramatiques afin d'anticiper sa socialisation tant dans la famille que dans la vie professionnelle. Mais les commentaires doivent être fins et simples pour éviter de rendre jaloux les autres.

La maîtrise ou l'adaptation du personnage au théâtre ou à l'activité vivante demande le respect de méthodes actives. Il s'agit donc de chercher, par le jeu, avec toutes les possibilités, un moyen de rendre plus attractif son personnage en l'illustrant par des gestes, des postures, des répliques argumentant son opinion et son angle de socialisation. Le champ d'application du jeu de rôles est sans limites et les participants peuvent faire appel à toute discipline pour renforcer leurs rôles.

---

[80] Alexandra BOUDET, *« Ergothérapie et théâtre : accompagner le patient phobique social vers le processus de résilience »*, sous la direction de Jean-Philippe GUIHARD, Institut de formation en ergothérapie (IFPEK), mai 2014, p. 19.

a) La performance personnelle ou la quête et le dépassement de soi-même

Les artistes exerçant à l'hôpital expliquent que la performance personnelle est l'ensemble des connaissances qu'un individu peut avoir ou acquérir sur soi-même tout au long de sa vie et de ses différentes expériences, tant du côté professionnel que familial et/ou social. L'avantage d'être en quête de soi-même aide la personne à être en accord avec elle-même, mais aussi avec ses actes. Il est difficile de pouvoir évaluer la connaissance personnelle, car elle est toujours incomplète. Pour bien l'évaluer, il faut tenir compte de certains comportements, de certaines attitudes, mais aussi des actes et des paroles avancées tout en tenant compte de son environnement.

« De ce fait, le développement de la quête de soi ouvre le champ des possibilités d'action d'un individu, mais également d'interaction avec son environnement. Au lieu de rester cantonnée aux possibilités, capacité, et limites que la personne s'est fixées, celle-ci, en se découvrant progressivement, peut exister à travers elle, et ce avec une liberté grandissante.

Le jeu pratiqué lors d'ateliers de théâtre est un espace de créativité infini. Il permet l'utilisation de sa personnalité toute entière. En effet, la créativité sollicitée lors de ce temps de jeu entraîne la personne vers des recoins inconnus de sa personnalité. Le jeu fait alors tomber le mystère qui se cache derrière certains traits de sa personnalité et lui permet de se découvrir davantage. Afin de se découvrir, de découvrir de nouveaux aspects de lui-même, l'individu a besoin d'être plongé dans une nouvelle expérience, au sein d'une nouvelle situation que le jeu théâtral peut lui fournir »[81].

Le jeu théâtral aide le malade à retravailler et à développer sa connaissance de manière à dépasser la raison et la réflexion sur soi-même et la connaissance peut aussi se développer par l'aide apportée par les organes de sens comme l'ouïe, la peau et

[81] *Ibid.*, p. 22, s.

la vue. Certains artistes disent que c'est à partir de là que le jeu dramatique trouve son intérêt. Dans l'exercice, le patient écoute, touche et voit, il s'écoute et il écoute les autres, il se touche comme il touche les autres et il se voit comme il voit les autres pour compléter son travail et pour développer sa connaissance selon son appartenance dans l'exercice et son milieu – espace du jeu. C'est une des manières les plus efficaces pour se découvrir concrètement et se dépasser via un personnage incarné.

« De plus, les émotions et les sensations procurées lors du jeu théâtral participent également à la quête de soi. Elles vont au-delà des idées qui peuvent être intellectualisées sur la connaissance de soi et caractérisent le processus de la connaissance tel qu'il peut être développé par la thérapie spécifique qu'est le théâtre.

La quête progressive de soi permet également le dépassement de soi. En effet, en travaillant sur sa connaissance personnelle, la personne sollicite conjointement le dépassement d'elle-même. Au fur et à mesure qu'elle se découvre, elle se fixe de nouveaux défis, tente de nouvelles choses et dépasse graduellement des limites qu'elle croyait être les siennes. Alors qu'il lui semblait par exemple impossible de jouer certaines scènes, si celle-ci y parvient, elle dépassera ses capacités connues, se surprendra elle-même, et il en résultera une connaissance grandissante d'elle-même. La médiation théâtrale propose au patient de cultiver, développer le processus résilient par le dépassement de sa souffrance ou encore de son sentiment d'incapacité. Il s'autorise à créer et dire, il exprime quelque chose de lui-même au sein d'un espace relationnel médiatisé par l'objet théâtral »[82].

b) Les orientations du maître du jeu

Le maître du jeu de rôles donne des consignes à respecter pendant le déroulement de l'exercice et il précise de ne pas

[82] *Ibid.*, p. 23.

jouer en tournant le dos au public par exemple sauf s'il est prévu pour faire des effets exceptionnels et particuliers. L'acteur doit être compris par le public et même par ses co-acteurs sans crier pour ne rien dire. C'est au maître du travail de préciser la valeur du silence dans l'improvisation tout en expliquant qu'il n'est pas nécessaire de parler pour communiquer. Parfois, le silence peut avoir un sens de communication et de transmission de message. Il faut prendre son temps pour comprendre le message de l'autre afin de bien répondre verbalement ou gestuellement ou bien même par le fait du silence. Une fois sur scène face au public, il faut éviter de rire pour rien, de montrer au spectateur ce que le stress donne au personnage et/ou de montrer son trac. Il faut laisser une marge aux émotions de se manifester seules en laissant venir les sentiments lointains et de nouer un climat psychologique capable de rendre vrai le jeu dans le rôle exercé. Il faut absolument éviter de forcer la conscience de produire un thème, il est donc mieux de laisser librement l'esprit travailler sur un cours d'imagination et de création sans se forcer à coller un sujet ou une réplique sur une autre. Il est préférable de raconter en face du public quelque chose de cohérent, en même temps de compréhensible pour le spectateur-voyeur.

Celui qui improvise ne doit pas attendre une idée réfléchie, les idées doivent être inattendues, bien soignées, intéressantes et capables de faire évoluer le dialogue sans répéter la même chose – ce qui est déjà dit. Il est conseillé de garder son regard vers le public et d'écouter son public puisque cela aide l'improvisation – le jeu de rôles. Il ne faut pas oublier que dans ce type de jeu le public peut contribuer par son apport à l'évolution et au développement de l'exercice – la représentation. Il est très méthodique d'occuper l'espace scénique, de se poser des questions sur l'espace en question, sur son rôle et son personnage avant d'agir. L'acteur est tenu de comprendre son milieu social et ce pour quoi il est là, afin de répondre aux besoins exprimés. Dans tout cela, le patient serait bien sûr capable de donner une information claire puisqu'il connaît déjà son univers et qu'il est capable de le décrire de façon précise.

2) Les apports du jeu dans la société

Quelle est la place du théâtre – du jeu de rôles dans la société ?

Cette question trouve sa place dans les observations d'Émile Lansman[83] qui disait que la plupart des interrogations des auteurs – des hommes de la littérature – s'orientent vers la place de la société dans le théâtre et il dit qu'il est temps de se demander ou de chercher à savoir quelle est la place du théâtre dans la société.

Pour répondre à cette question, Michel Vaïs expliquait en illustrant les propos d'Émile Lansman que ce dernier disait *« qu'en Roumanie, pays qu'il a beaucoup fréquenté, du temps des Ceausescu, les théâtres étaient pleins même s'ils présentaient des choses souvent insipides, inodores et incolores. Seulement, le théâtre était un lieu de résistance : la moindre allusion au cinquième degré, dans un texte visiblement pas fait pour cela, soulevait une réaction de la foule. Le simple fait d'aller au théâtre, d'être là ensemble, même si c'était pour voir des choses apparemment sans rapport avec une critique de la société, était important. Et le jour où les gens de théâtre ont pu jouer ce qu'ils voulaient, les salles se sont vidées. Même si les pièces sont devenues très agressives par rapport au pouvoir ancien ou présent, le public s'est désintéressé du théâtre »*[84].

---

[83] Michel VAÏS, *« Théâtre et société : Quels rapports ? »*, Éditions Cahiers de théâtre *Jeu*, (82), 8–21, année 1997. Émile Lansman est né en 1947. Il était un instituteur avant de devenir psycho-pédagogue de formation. Il continue progressivement à s'investir sur d'autres prefessions comme enseignant, journaliste, programmeur, formateur et enfin éditeur. Il a investi son savoir-faire pour évoluer non seulement dans le théâtre mais aussi dans les écritures francophones. Il est un éditeur de théâtre depuis 1989. En 1999, il crée et assure lui-même la gestion du nouveau Centre des Écritures Dramatiques Wallonie-Bruxelles. Aujourd'hui, il est considéré comme l'un des spécialistes européens de la science dramatique qui évolue au Canada et en Afrique.

[84] Michel VAÏS, *« Théâtre et société : Quels rapports ? »*, *op. cit.*, p. 14.

En projetant un peu plus l'analyse, il est donc indispensable de savoir quels sont la vraie place, les enjeux et l'urgence du jeu théâtral dans la société d'aujourd'hui. Il est incontestable que le théâtre en Belgique a eu une influence surtout en 1830 lors de la révolution initiée par les hommes du théâtre et leur jeu dramatique. Le théâtre participe notamment aux grands débats politiques de certains pouvoirs publics, même si ceux-ci se demandent parfois à quoi sert le théâtre. C'est ainsi qu'ils cherchent, par tout moyen, à trouver un lien avec des critères définissant les objectifs de mesures de la valeur et de l'impact de celui-ci dans la société. *« La question corollaire serait de se dire : si le théâtre n'existait plus, si les pouvoirs publics décidaient de ne plus financer le théâtre, y aurait-il une révolution ? À quel type de réaction pourrait-on s'attendre ? Parallèlement, est-ce que les spectacles à l'affiche ici et maintenant s'inscrivent dans cette relation avec la société et, au-delà de leur contenu et de leur forme, en sont le reflet ? »*[85]

Il fallait être un bon comédien, un bon créateur pour que le pouvoir public accepte et valide la création, mais encore il était déjà bon en soi d'être à la hauteur de répondre aux besoins publics. Sans trop s'attarder sur cette partie politique, le jeu théâtral contribue à l'évolution du langage, de l'écriture théâtrale, de la littérature et au développement de la culture. C'est dans la langue que les images apportées auront du sens, de l'importance et de la valeur envers la société. Il facilite la communication entre celui qui est sur la scène et son public tout comme celui qui veut communiquer avec ses parents ou les membres de sa famille et son entourage. La langue permet à un sujet d'être bien étudié et bien défini dans une société déterminée. *« Enfin, la période actuelle nous fait assister à une sorte d'exaltation de la langue comme objet de plaisir, qui s'apparenterait au plaisir de jouer avec une matière et, donc, de produire des images sans avoir de comptes à rendre à l'égard d'une lutte sociale, d'un débat politique ou d'un discours constitué ou théorique. On serait aujourd'hui, en France, dans*

[85] *Ibid.*, p. 15.

une phase plutôt ludique, libre. Faisant un rapprochement avec le théâtre québécois, Marie-Agnès Sevestre ajoute que récemment elle a été très sensible aux textes des Contes urbains du Théâtre Urbi et Orbi : des commandes liées à un thème, qui donnent un grand espace de liberté à la création. À son point de vue, s'il y a des images dans le théâtre québécois, elles viennent principalement de la langue. Quant à la dimension sociale, elle est traversée par cette forme d'expression »[86].

Pour parler concrètement, la question du jeu de rôles dans l'activité du théâtre français du monde contemporain sur la base d'un schéma diachronique, Marie-Agnès Sevestre précise qu'il y a eu certainement une évolution sur le plan de l'art dramatique dans l'ensemble du territoire français *« Entre le Théâtre du Quotidien des années soixante-dix (valorisation du tragique de l'homme ordinaire, de sa situation d'homme invisible au sein d'une société) et la grande attirance pour les auteurs étrangers, au discours radical, qu'ont connue les années quatre-vingt avec Thomas Bernhard par exemple, dont les textes constituent une critique à la fois du théâtre et de la société »*[87].

Les apports du théâtre dans la société sont indéchiffrables. Plusieurs acteurs, metteurs en scène et dramaturges ont travaillé infatigablement sur des thématiques différentes, mais ce travail s'intéresse davantage aux écritures du jeu dramatique qui parlent ou qui traitent des multiples questions de la politique de santé publique en général qu'à celles des patients en particulier comme le cas des textes de Molière, de Jules Romains, Shakespeare et d'autres ainsi qu'au soutien de leurs comédiens et de leurs compagnies de théâtre. Ces dramaturges donnent à la santé plus de valeur par le jeu théâtral, c'est pourquoi les ateliers de celui-ci au sein de l'hôpital prennent une nouvelle image telle que la dramathérapie ou la sociothérapie. Ces deux termes démontrent que le théâtre reflète non seulement la société, mais aussi qu'il est considéré comme un instrument de changement de la société. Cela sous-entend ou parle aussi du

---

[86] *Ibid.*, p. 10.
[87] *Ibid.*, p. 11.

changement de comportement, des attitudes et des connaissances de la population, des patients ou des participants aux ateliers issus de l'information, de l'éducation et de la communication véhiculées par le théâtre. Il véhicule en permanence à la conscience du public des éléments ou des informations considérées comme des injustices ou des inégalités sociales pour inciter le ou les malades ou les participants à réfléchir et à prendre des positions sur les questions les concernant. La population engage une voie de prévention dans les questions santé publique comme il a été prouvé dans la première partie, mais cet art dramatique contribue aussi à la résolution de conflits sociaux. Il participe bien sûr à la mise en place des moyens techniques de réadaptation, de rééducation et de réorganisation sociale.

L'art dramatique prend en charge le malade dès la validation de son accord, lui donnant accès aux soins dramatiques jusqu'à la fin de son insertion ou de sa réadaptation sociale.

a) Le jeu de théâtre comme moyen de prévention et/ou d'outil d'interventions à la résolution des conflits sociaux

Le jeu de rôles est employé, de plus en plus, dans les ateliers de santé à destination de moyens ou d'outils d'interventions et d'intermédiaires dans le processus de soins du patient ou de l'ensemble des participants. Il est toujours utilisé selon un point de vue purement psychologique – optique de psychologisation des patients ou bien même *« d'affectivisation des phénomènes institutionnels et sociaux. Actuellement, dans la formation des agents de maîtrise, il tend par exemple explicitement à induire, à la place des comportements autoritaires caractéristiques de la "maîtrise traditionnelle" de nouveaux comportements jugés plus efficaces pour éviter l'apparition de conflits. De "courroie de transmission" le nouveau contremaître doit devenir un "tampon" entre la base et la hiérarchie. Le but, bien entendu, n'a pas changé, il s'agit toujours que les ordres soient bien exécutés. Le succès actuel de l'analyse transactionnelle n'est pas dû à une mode, il s'agit là d'un outil élaboré, qui utilise fréquemment le jeu de rôles, et qui va structurellement dans ce sens : acquisition de modèles comportementaux préétablis à partir d'une psychologisation (ici particulièrement simpliste) des rapports sociaux. On peut également ranger dans cette catégorie la prévention ou le traitement d'autres types de conflits, conjugaux, familiaux... »*[88].

Au sens large, il est possible que le patient se trouve en conflit entre deux idées, entre deux ou plusieurs choix ou entre deux des actions entre lesquelles son esprit balance sans pouvoir s'en défaire soit par la prise en otage de l'angoisse, de l'émotion, du stress ou du plaisir de l'un ou l'autre choix. En apprenant à gérer son temps, son corps, sa psyché et son espace, l'individu devient capable d'assurer une analyse de faire la part des choses et de choisir. La conscience ne doit pas se laisser dominer par le plaisir ou le désir tout comme la colère ou toutes formes d'émotions. La maîtrise de soi, dans l'interaction ou dans les faits, est un bon exemple de prévention et de gestion de conflits. Gérer son souffle, ses paroles, ses répliques et ses gestes est l'ultime moyen de résolution de conflits personnels, mais encore avec l'autre.

b) Le jeu de rôles : un moyen de réadaptation, de rééducation sociale et de réorganisation sociale

Les artistes militants du *« Programme Culture à l'Hôpital »*[89] favorisant la pratique du jeu de rôles dans le processus de soins, défenseurs de ce type d'intervention, précisent que ce jeu est plus favorable pour les personnes présentant un handicap d'infirmités ou de surdités, car elles apprennent des comportements adaptés et jugés plus efficaces ou facilitateurs de la vie sociale. Chaque atelier s'adapte en fonction des participants et travaille sur des activités conformément à l'état mental et physique de ceux-ci.

---

[88] Jean-Pièrre OBIN, *« Objectifs et techniques du jeu de rôles en formation »*, *op. cit.*, p. 6.

[89] Convention signée le 4 mai 1999, *op. cit.*

Ils éduquent les patients marginalisés ou exclus soit de leur milieu social par les effets des drogues, d'alcools soit par leur situation de détenus, en leur présentant de nouveaux objectifs d'apprentissages de comportements et d'attitudes d'insertion, de réinsertion ou de rééducation à travers le jeu de rôles.

La plupart du temps, à la fin de chaque atelier, le maître du jeu procède à l'ouverture d'un champ d'accompagnement et de réorganisation sociale dans un contexte de déracinement. Il valide avec le ou les sujets en question un projet d'accélération de nouvelles actions facilitant l'évolution d'un ou des tissus sociaux pour des patients en voie de construction. C'est le cas de plusieurs patients après avoir lutté contre le fardeau de la maladie ou de la douleur tout comme cela a été fait pour les travailleurs migrants.

Le jeu de rôles intervient dans un projet psychosociologique et/ou sociologique et institutionnel dans le but bien de recadrer le patient. Selon le même compte-rendu du 1980, *« le jeu de rôles peut être utilisé dans ce contexte, seul ou associé à d'autres techniques projectives, dans des groupes Balint, groupes de contrôle, groupes de diagnostic. Il peut être également employé pour faire surgir des "analyseurs" lors d'une intervention socio-analytique. [...]*

Ce qui est directement visé, dans la plupart de ces utilisations sociales du jeu de rôles, c'est la modification ou l'élaboration d'un nouveau comportement, soit que l'ancien soit jugé défaillant par rapport aux normes, soit le plus souvent que celles-ci aient évolué. [...]

Le jeu de rôles est ici utilisé comme un moyen, parmi d'autres, approprié à l'expression d'une certaine spontanéité. Avec des objectifs divers, l'accent est mis sur le "déblocage" des potentialités, sur l'abaissement des défenses culturelles et la mise à l'écart des conventions sociales. Dans cette optique, il possède l'avantage sur d'autres techniques (écriture automatique, "brain storming"...) de mettre le corps en jeu. [...]

Ces groupes résistent à un étiquetage pédagogique ou social, puisqu'ils s'adressent à des individus volontaires, avec des objectifs apparemment dénués de préoccupations de rentabilité professionnelle ou sociale immédiate. Ce qui est souvent évoqué, en guise de programme, est de l'ordre du développement de la personnalité, du changement ou de l'épanouissement personnel. [...] Que le champ d'application soit la publicité ou l'entreprise, ce qui est encore visé est la modification des comportements. Mais on se trouve ici en amont de l'action sociale : le jeu de rôles n'est pas en prise directe avec un modèle comportemental, soit qu'il intervienne dans une phase d'analyse (publicité) soit que le produit vendu (créativité) apparaisse comme un "supplément d'âme" dont on accepte qu'il n'ait pas une rentabilité immédiatement mesurable [...]. Les préoccupations comportementales ne sont pas pour autant absentes : pour la publicité (ou la propagande), c'est le comportement des consommateurs qui est visé, dans l'entreprise on escompte bien [...] un renouveau du dynamisme de l'encadrement »[90].

Dans ce mode de réorganisation sociale, les enfants et les résidents des ateliers participent tous ensemble à la mise en place du repas après l'exercice : emplacement du service et rangement de la table. Il est bien établi des mesures lors du repas, mais le temps de ce dernier est souple et simple puisque tout le monde mange ensemble et il n'est pas cadré comme celui du théâtre. Les adultes et les enfants et même quelques membres de familles mangent autour d'une table au gré de leur envie. C'est ici qu'ils peuvent parler des entrées et des sorties des autres membres du groupe, les sorties du théâtre ou d'autres sujets intéressant le groupe ou l'individu.

Manger tous ensemble est un moyen d'achever le travail et de le clôturer dans la convivialité. Il est aussi un moment de socialisation non négligeable encadré par certaines règles dont le respect s'impose à chacun, telles que se servir tout en pensant aux autres, respecter la nourriture, respecter le temps du repas, rester à table jusqu'à la fin du repas sauf en cas d'urgence, ranger la table tous ensemble.

---

[90] Jean-Pièrre OBIN, *« Objectifs et techniques du jeu de rôles en formation »*, *op. cit.*, p. 7, s.

Ce moment de réorganisation et de socialisation est aussi un temps dont chacun peut faire usage pour exprimer ses ressentis ou tout ce qu'il a vécu lors de l'atelier. Il est aussi important de bien préciser que l'exercice prend toujours fin quand la table est rangée et ils retournent tous vers l'entrée pour se dire *« au revoir, à la prochaine séance et/ou à la semaine prochaine ».* C'est une manière de bien cadrer la sortie et d'éviter que les enfants partent en pagaille sans avoir la manière de saluer son prochain avant de partir.

B] QUELQUES OUTILS DU JEU DE RÔLES POUR LE DÉVELOPPEMENT DU PATIENT

Tout d'abord, le mécanisme et les fonctions du jeu sont indéfinis et indissociables dans la recherche du développement du patient. Cette partie se propose de parler des aspects qui se dynamisent dans le jeu et qui favorisent le développement de l'enfant ou de chaque participant aux séances d'atelier théâtre. Ce dernier s'inscrit dans le registre des sciences du déploiement des moteurs cognitifs, affectifs et sociaux. Il est toujours admis que jouer au psychodrame suppose le rassemblement d'un certain nombre de capacités, de qualités et de déterminants tant sur le plan psychique que sur le plan psychomoteur de celui qui va jouer le jeu. C'est dans l'activité du théâtre, du psychodrame que l'enfant va essayer de passer par des manipulations de phénomènes extérieurs pour apprendre et pour définir des objets concrets tout en impliquant son corps physique et mental et des actions de motricité, comme expliqué dans les chapitres précédents. Les artistes disent que l'envie de jouer peut venir à tout moment de la vie ou se déclencher tout simplement parce que le corps ressent des émotions qui révèlent un ou des côtés ludiques cachés par le corps ou par tout autre chose. Pour assurer et accompagner le bon déroulement du jeu de rôles et du développement de l'enfant par exemple ou de la simulation à la socialisation de malade, la Haute Autorité de Santé a développé en décembre 2012, dans le Guide des bonnes pratiques[91], différentes techniques et des outils pédagogiques pour recadrer le jeu de simulation. Il explique largement à quoi ressemblent les différentes techniques de simulation susceptibles d'être utilisées en santé dans son :

Tableau 1. Les différentes techniques de simulation en santé[92]

Animal	*Expérimentation animale*	*L'expérimentation animale permet un apprentissage de gestes chirurgicaux simples (sutures) et complexes (cœliochirurgie chez le cochon par ex).*
Humaine	*Utilisation de cadavres*	*L'utilisation de cadavres peut permettre un apprentissage de gestes techniques en chirurgie, mais aussi en anesthésie-réanimation et médecine d'urgence (abord voies aériennes, voies veineuses centrales, anesthésies locorégionales, procédures chirurgicales, etc.).*
	« Patient standardisé »	*Le « patient standardisé » est un patient « volontaire » ou un acteur qui est sollicité sur la base d'un scénario préétabli et d'une*

[91] Haute Autorité de Santé, *« Évaluation et amélioration des pratiques : Guide de bonnes pratiques en matière de simulation en santé »*, décembre 2012. Ce guide est disponible et téléchargeable gratuitement sur : www.has-sante.fr
[92] *Ibid.*, p. 11.

		description détaillée de son « rôle ». Il permet de développer des compétences en matière de communication avec le patient lorsqu'il existe un enjeu fort (annonce de mauvaises nouvelles par exemple) ou lorsqu'il convient de donner une information complexe à un patient (information bénéfice/risque). Il autorise ainsi la réalisation par exemple de consultations simulées.
	Jeu de rôles	*Le jeu de rôles est une technique pédagogique d'apprentissage des habiletés relationnelles. Il s'agit de simuler une situation vraisemblable et en partie imprévisible dans un environnement fictif spécifique. Les personnes y jouent un rôle fictif plus ou moins déterminé, en improvisant le dialogue. Le jeu de rôles permet une mise en situation effective et nécessite une implication personnelle de chaque participant. Il prend appui sur le vécu personnel et professionnel de chacun. Il peut permettre*

		d'analyser les comportements des acteurs et de donner un retour d'information sur son propre comportement.
Synthétique	*Simulateurs patients (haute ou basse fidélité)***	*Les simulateurs patients sont des mannequins grandeur nature (adulte, enfant, nourrisson) très réalistes. Plus ou moins sophistiqués, ils peuvent être pilotés par ordinateur et ont la possibilité de respirer, parler, et répondre à des stimuli lors d'interventions (mannequins haute fidélité). Les mannequins obéissent à un scénario préétabli ; le formateur peut faire varier leurs constantes vitales et leur état clinique. Contextualisées dans une salle d'opération ou de réanimation, les situations cliniques vécues le plus souvent en équipe sont extrêmement proches de la réalité.*
		Les simulateurs procéduraux permettent un apprentissage par la répétition de gestes dans une procédure, le plus souvent technique, et cela sans risque pour le

	*Simulateurs procéduraux (haute ou basse fidélité)***	*patient. Ce type de simulateur couvre un large éventail de procédures : tête d'intubation, arbre bronchique pour endoscopie, bras pour perfusion, gestes chirurgicaux usuels tels que les différents types de sutures et les anastomoses digestives et vasculaires. Les simulateurs chirurgicaux, dans leur forme la plus simple, sont constitués par exemple d'une boîte cachant la vision directe (pelvic trainer), intégrant ou non une caméra, et permettant de réaliser des exercices variés (préhension, suture, dissection aux ciseaux...) courants en laparoscopie. Certains simulateurs sont plus sophistiqués et permettent de reproduire des situations interventionnelles de haute technicité comme par exemple des simulateurs de coronarographie, d'interventions complètes en cœliochirurgie, d'endoscopie digestive, d'angiographie, etc. Ils utilisent des logiciels très*

		performants.
Mixte	*Simulation hybride*	*La simulation hybride est l'association de plusieurs techniques de simulation. Par exemple, la combinaison d'un patient standardisé et d'une partie de mannequin (bassin d'accouchement pour l'apprentissage de gestes obstétricaux, « peau simulée » pour perfusion ou sutures, etc.) contextualisée dans un environnement adéquat apporte du réalisme aux scénarios en ajoutant les réactions du patient ; dans ce cas, cette technique est qualifiée de haute fidélité.*
Électronique	*Réalité virtuelle et/ou réalité augmentée*	*La réalité virtuelle est un domaine scientifique et technique exploitant l'informatique et des interfaces comportementales en vue de simuler dans un monde virtuel le comportement d'entités 3D, qui sont en interaction en temps réel entre elles et avec un ou des utilisateurs en immersion pseudonaturelle par l'intermédiaire de canaux sensorimoteurs. Elle permet d'appréhender des*

		situations complexes, ou d'étudier des concepts illustrés de manière plus concrète par des modèles informatiques. Ces applications sont interactives et permettent par exemple de comprendre comment un équipement peut être utilisé, de s'entraîner à prendre des décisions cliniques pour un patient virtuel en fonction de l'ajustement de différentes variables, mais uniquement par l'intermédiaire de l'écran de l'ordinateur. La réalité augmentée désigne les systèmes informatiques qui rendent possible la superposition d'un modèle virtuel 3D ou 2D à la perception qu'un individu a naturellement de la réalité et cela en temps réel. Elle désigne les différentes méthodes qui permettent d'incruster de façon réaliste des objets virtuels dans une séquence d'images. Elle s'applique aussi bien à la perception visuelle (superposition d'images virtuelles aux images réelles) qu'aux

		perceptions proprioceptives comme les perceptions tactiles ou auditives.
	Environnement 3D et jeux sérieux (serious games)	*L'environnement 3D se rapproche par son réalisme des environnements de jeux vidéo les plus performants, même si le coût de création des environnements réalistes virtuels est très élevé. Ces techniques ne présentent pas en théorie de limite dans la diversité des situations qu'il est possible de créer, et permettent une immersion totale dans la situation mise en scène. Les jeux sérieux (de l'anglais serious games) sont des applications développées à partir des technologies avancées du jeu vidéo, faisant appel aux mêmes approches de design et savoir-faire que le jeu classique (3D temps réel, simulation d'objets, d'individus, d'environnements...), mais qui dépassent la seule dimension du divertissement. Ils combinent une intention*

		sérieuse, de type pédagogique, informative, communicationnelle, ou d'entraînement avec des ressorts ludiques. Ils sont en quelque sorte une déclinaison utile du jeu vidéo au service des professionnels.

1) Quelques outils pédagogiques du jeu de rôles

En principe, le jeu de simulation peut comporter une session ou deux ou bien plusieurs selon le niveau de l'état de santé des patients ou les objectifs envisagés. Dans une session de simulation, il y a plusieurs séances de simulations dont chacune se développe selon un schéma préétabli qui est réparti en trois phases : *« La première est le briefing, qui permet au formateur de préciser le cadre de la séance et ses objectifs précis ; la deuxième est le déroulement du scénario de simulation et enfin, la dernière phase est le débriefing pendant lequel le formateur fait part, en particulier, de son feedback à l'apprenant »*[93].

Ce même Guide[94] précise que chaque atelier de simulation doit absolument commencer par un briefing qui doit être préparé, structuré et orienté par formateur quand il s'agit de l'enseignement bien sûr, mais ici c'est le comédien qui doit assurer. C'est dans cette phase que l'image du déroulement de la scène se dévoile ou s'affiche ainsi que la préparation du débriefing.

Dans un atelier d'art dramatique expérimenté dans l'enseignement du jeu de rôles avec les patients et d'autres participants, *« le briefing est un temps indispensable de familiarisation des apprenants avec le matériel (possibilités et limites du mannequin, matériel à disposition, etc.), de*

93 *Ibid.*, p. 14.
94 *Ibid.*

présentation du contexte (ce qui a précédé la prise en charge simulée : passage aux urgences, sortie de bloc opératoire, etc.) ainsi que de l'environnement (locaux, présence de tiers ou de la famille, etc.). Le formateur explique aux apprenants, mais également aux observateurs, le déroulement de la séance de simulation et les consignes pour l'optimiser. Il précise avec les apprenants leurs attentes, de manière à éventuellement réduire le décalage entre celles-ci et les objectifs pédagogiques de la séance de simulation. Le formateur rappelle les principes de confidentialité et les règles déontologiques (en particulier concernant l'enregistrement vidéo) conformément à la charte établie par l'infrastructure. Il peut être demandé aux apprenants de ne pas diffuser et partager les scénarios des cas présentés afin de ne pas biaiser le déroulement des séances de simulation à venir pour les prochains apprenants. D'autres éléments psychologiquement importants sont aussi passés en revue, en particulier l'absence de jugement porté, de pièges intentionnels de la part des formateurs, et bien entendu de risque pour le "patient". D'une manière générale, le formateur met à l'aise les apprenants afin de créer un environnement propice à l'apprentissage »[95].

Cette phase est suivie par le déroulement du scénario après le passage obligatoire au briefing. Le déroulement du scénario est effectué en général par les apprenants, les patients et les comédiens, mais il est toujours guidé par le maître du jeu si c'est un atelier de socialisation ou le formateur lorsqu'il s'agit d'un enseignement médical. Ces deux professionnels ont l'obligation d'adapter le scénario en fonction de l'évolution de leurs interactions. Leurs rôles et leurs compétences sont indispensables non seulement pour la construction du scénario, mais aussi pour son adaptation. La Haute Autorité de Santé précise clairement dans ce Guide qu'il est nécessaire que celui qui gère l'atelier *« dispose d'une connaissance et d'une expérience solides de l'approche pédagogique par la simulation et de la thématique abordée. En effet, dans la conduite de la*

---

95 *Ibid.*

séance, le formateur procède par ajustements permanents du scénario, afin de maintenir les apprenants en situation de résolution de problème(s). Si nécessaire, il peut intervenir lui-même ou par le biais d'un facilitateur pour aider les apprenants, en particulier quand ceux-ci se trouvent bloqués dans une situation ou pour éviter d'évoluer vers une situation d'échec (par exemple, le "décès" du patient mannequin non prévu dans le scénario). Ces techniques permettent de favoriser la réalisation des objectifs pédagogiques. Une double contrainte s'impose au(x) formateur(s) : celle de faire évoluer le scénario et celle d'évaluer les apprenants. Elle peut être facilitée en partie grâce à une programmation complète des scénarios (dans le cas de la simulation haute fidélité) et à un enregistrement vidéo et/ou une indexation temps réel des événements. Ces éléments peuvent être alors utilisés lors du débriefing »[96].

L'HAS explique dans ce même document qu'après le déroulement du scénario, c'est le débriefing qui suit. C'est un temps d'analyse et de synthèse que les participants doivent partager tous ensemble avec le maître du jeu et/ou le formateur après la mise en situation simulée. Chaque étape est importante, mais celle-ci est le temps majeur d'apprentissage d'une part, et, d'autre part, de réflexion de la pièce simulée par groupe ou en individuel. Celui qui dirige la séance dramatique peut revenir sur le scénario soit sur une partie soit dans sa globalité, pour éclairer ou pour apporter des observations afin de dégager très rapidement avec les participants les points similaires aux objectifs escomptés par le projet dramatique. Ce feedback se centre généralement sur l'analyse d'évolutions et de performances durant le déroulement du scénario et il enrichit à la fois les participants et le professionnel exerçant. Ce dernier joue un rôle très important, car sa présence facilite tant le débriefing que la gestion de réflexions apportées par les participants – les apprenants. Il ne doit pas avoir un caractère strict.

---

[96] *Ibid.*, p. 15.

Selon le Guide[97] de la Haute Autorité de Santé, le débriefing est reparti en trois phases. Il y a la phase descriptive, la phase d'analyse ensuite, la dernière phase d'application ou de synthèse : « *1. La phase descriptive : elle débute par un rappel par le formateur des informations permettant de travailler et de s'exprimer en confiance, afin d'éliminer de nouveau l'idée de jugement et/ou de piège. Dans un premier temps, il est important d'aborder avec les apprenants la manière dont ils ont vécu la séance de simulation. Ainsi, chaque apprenant est invité à exprimer ses impressions et ce qu'il a ressenti (émotions/sentiments). Ensuite, le formateur pose des questions simples et ouvertes : que s'est-il passé ? Pouvez-vous décrire le scénario ? Les apprenants y répondent en verbalisant les faits, les raisons et les modalités des actions qu'ils ont entreprises, les motivations et les intentions (quand j'ai fait cela je pensais que... ; je voulais parvenir à... ; j'ai cru que X voulait ça, etc.).*

2. La phase d'analyse : elle est souvent la phase la plus longue. Elle permet d'explorer les raisons pour lesquelles les actions ont été réalisées ou au contraire non réalisées et d'interpréter le raisonnement qui sous-tendait les décisions prises. Tous les apprenants peuvent réagir et il est important que l'ensemble des personnes puisse s'exprimer dans un langage non agressif en dehors de tout jugement partisan. Cette phase doit être bien guidée par le formateur pour éviter d'éventuels conflits.

3. La phase d'application ou de synthèse : elle permet aux apprenants de faire une synthèse de ce qu'ils ont appris de la situation simulée. Il est habituel que le formateur leur demande s'ils auraient pu faire différemment et comment cette simulation pourrait faire évoluer leur façon de faire. Cette phase peut amener à identifier de nouveaux objectifs d'apprentissage. Enfin, le formateur donne un feedback aux apprenants sur la séance de simulation dans son ensemble. Deux autres éléments doivent être évoqués lors du débriefing :

---

97 *Ibid.*

La gestion du stress : un des éléments importants de la simulation est qu'elle permet aux apprenants de mieux se connaître et notamment de développer des méta-connaissances. Savoir parler de son stress et identifier la manière d'en abaisser le niveau permet ainsi de mieux y faire face ultérieurement en situation réelle. Il est donc important de l'aborder lors du débriefing.

La gestion de l'échec : l'investissement psychologique demandé aux apprenants lors des séances de simulation est important et peut conduire à des situations de débriefing difficiles en cas d'échec lors du déroulement du scénario de simulation (non prévu dans les objectifs pédagogiques).

La prise en compte de l'impact émotionnel fait partie de la gestion globale du débriefing par le formateur. Il n'existe pas de durée idéale de débriefing. Cependant, il est conseillé qu'elle soit au moins égale à celle du déroulement du scénario et elle peut se prolonger bien au-delà. Le temps consacré doit être suffisamment long pour permettre l'analyse de la situation, prendre en compte les questions des apprenants et formuler une synthèse avec les messages clés. L'enregistrement vidéo et/ou une indexation temps réel des événements peuvent être utilisés comme support de débriefing, mais ne doivent pas en constituer la majeure partie. En effet, il n'est pas nécessaire de revisionner entièrement le déroulement du scénario, mais plutôt, grâce au système d'indexation, d'en sélectionner rapidement les phases importantes pour appuyer au mieux les messages du formateur. Lorsque les séances de simulation se font en groupe, la vidéo permet aux apprenants "non participants" de pouvoir observer la retransmission du scénario et ainsi de pouvoir bénéficier au mieux du débriefing. Le bon déroulement d'un débriefing dépend bien entendu de facteurs importants tels que : le niveau de compétences des apprenants et des formateurs, la définition des objectifs pédagogiques, la crédibilité des scénarios et leur durée, etc. »[98].

[98] *Ibid.*, p. 15, s.

Ces trois phases encouragent davantage les apprenants de médecine, les participants membres des familles et les patients mêmes ainsi que le public qui peuvent tous ensemble y participer et y contribuer par leurs observations afin de faire évoluer le projet artistique, médical et scientifique. Les analyses doivent s'orienter uniquement du côté de l'analyste. Il faut savoir distinguer les observations « artistico-socio-médicales » et celles du domaine purement médical.

a) L'organisation : comité pédagogique et/ou scientifique

La Haute Autorité de Santé continue d'apporter son soutien à la pratique de l'art dramatique au sein de l'hôpital, particulièrement dans les séances de simulation avec les patients, en ouvrant la possibilité de mettre en place différentes infrastructures, mais leur organisation doit faire l'objet d'identification et leur mise en place doit répondre aux exigences générales prévues dans le chapitre intitulé *« Missions et gouvernances »*[99]. Sur la partie missions, il est recommandé que la structure ait les qualités suivantes : *« La ou les missions sont explicitées. Celles-ci peuvent viser la formation, l'analyse et l'amélioration des pratiques, ou la recherche. Les éléments qui y contribuent font l'objet d'une description détaillée :*

- *type de structure (association, groupement de coopération sanitaire (GCS), groupement d'intérêt scientifique (GIS), structure privée, etc.) ;*
- *type(s) de prestation(s) proposée(s) (simulation haute ou basse fidélité, simulations procédurales, consultations simulées, etc.) ;*
- *capacité d'accueil et type de public accueilli (spécialités médicales et/ou paramédicales) ;*
- *offres de formation et/ou de DPC ;*
- *couverture géographique (régionale ou locale, délocalisation des actions, etc.) ;*

[99] *Ibid.*

- *types de diplômes, certificats ou attestations délivrés »*[100].

Dans ce même chapitre, la partie gouvernance explique largement tout en précisant que dans chaque projet de simulation validé pour une organisation, il est impératif qu'il y ait *« une organisation qui assure que les missions peuvent être réalisées. Elle inclut des composantes administrative et décisionnelle. Les modalités de gouvernance sont décrites ; celles-ci doivent être en particulier représentatives des professionnels de santé qui ont recours aux programmes de simulation. La gouvernance doit être garantie par un temps de personnel dédié de manière formalisée, et facilitée par la présence d'un règlement intérieur défini et validé. Elle est décrite par un organigramme qui précise en particulier :*

- *le responsable de l'infrastructure (cf. 2.5.1) ;*
- *le responsable scientifique et/ou pédagogique (cf. 2.5.2) ;*
- *les relations avec les partenaires. Elles font l'objet de conventions. La gestion des conflits d'intérêts est assurée. Enfin, un rapport annuel d'activité est établi »*[101].

Dans ce schéma constructif et organisationnel mis en place par la Haute Autorité de Santé, il est imposé l'existence d'un Comité pédagogique et/ou scientifique qui veille à la qualité scientifique du projet ou des programmes de simulations artistiques fondés sur la pratique du jeu de rôles en atelier dramatique. Selon ce Guide, ce Comité pédagogique a comme rôle : *« D'établir une planification prévisionnelle, un rapport d'activité annuel, et de valider les actions entreprises :*

- *Programmes de simulation :*
  - *adaptation des matériels et technologies aux objectifs des programmes de simulation ;*
  - *évaluation de l'impact des programmes de simulation ;*
  - *communications (publications, congrès, etc.).*

---

[100] *Ibid.*, p. 19.
[101] *Ibid.*

- *Programmes de recherche : le comité pédagogique et/ou scientifique est composé de personnes ayant des expertises croisées en simulation, en pédagogie, et dans les thématiques enseignées »*[102].

Pour faire fonctionner l'activité dramatique au sein de l'établissement de santé, il y a plusieurs structures à mettre en place, mais les autres ne concernent pas directement ou concernent indirectement cette recherche. Il est difficile de passer outre, sans parler de l'organisation financière qui assure la gestion financière de l'activité de simulation artistique. Dans chaque projet annuel, un plan de financement est toujours établi et il comporte des éléments budgétaires expliquant les modalités d'investissement ainsi que le budget de fonctionnement. Il y a bien sûr des modalités de contrôle de gestion selon le budget accordé. Il y a toujours des comptes-rendus financiers. *« Les sources et modalités de financement sont également décrites (fonds publics et/ou privés, tarifs des prestations, fonds de recherche, subventions, etc.). Les partenaires financiers sont identifiés et leur contribution est contractualisée. Enfin, les processus décisionnels de répartition des fonds et d'utilisation des bénéfices doivent également être décrits »*[103].

b) La Charte de déontologie

Il est indiqué dans le Guide qu'une Charte de déontologie est rédigée pour garantir une approche respectueuse ainsi que la protection de l'ensemble des participants : apprenants, patients standardisés, proches des patients, formateurs et comédiens ou autres, dans le processus d'art thérapeutique entrant dans le cadre de la session de simulation. La Charte comporte en particulier certains éléments indispensables comme :

- *« Patient standardisé : s'il est fait appel à des "patients standardisés" (acteurs, patients volontaires ou représentants*

[102] *Ibid.*, p. 20.
[103] *Ibid.*

d'associations de patients), l'intégrité physique et le respect de ces personnes et de leur vécu psychologique sont garantis.

- *Droit à l'image : l'enregistrement vidéo ne doit jamais porter atteinte à la dignité des apprenants et doit être soumis à leur autorisation préalable. L'autorisation de la captation et de la diffusion de l'image d'une personne (quelle que soit la nature du support utilisé) doit être expresse (accord par écrit) et suffisamment précise quant aux modalités de son utilisation (pour quelle finalité l'autorisation a-t-elle été donnée, quelle sera la durée de l'utilisation de cette image ?).*
- *Confidentialité : les conditions de travail des formateurs et des apprenants sont garanties (compréhension, confidentialité, respect et sécurité).*
- *Textes et code de déontologie : les programmes de simulation sont établis en respectant les différents textes et codes de déontologie respectifs des types d'apprenants.*
- *Conflits d'intérêts : les éléments de contractualisation avec les partenaires privés (industriels, laboratoires pharmaceutiques, etc.) et la gestion des conflits d'intérêts sont prévus par la gouvernance de l'infrastructure »*[104].

Cette Charte déontologique[105] engage chaque participant et tous les membres. Elle constitue l'image du fondement éthique de cette pratique au sein des hôpitaux. Elle a comme principe les valeurs maintenues dans la Déclaration Universelle des Droits de l'Homme[106] et elle a comme but général d'établir un périmètre de protection des patients, des formateurs, des apprenants, des maîtres du jeu et des personnes associées facilitant l'expérimentation des rôles des patients standardisés ainsi que de différentes parties prenantes, que ce soit

---

[104] *Ibid.*, p. 23.

[105] *Ibid.*, p. 23. Selon : Agence nationale de la recherche. Charte de déontologie. Réf DIR-REG-090309-L- 01-01. Paris : ANR, 2009. http://www.agence-nationale-recherche.fr/fileadmin/user_upload/documents/uploaded/2009/Charte_deontologie_mars-2009.pdf

[106] *« La Déclaration Universelle des Droits de l'Homme »*, adoptée et proclamée par l'Assemblée générale des Nations Unies à Paris, le 10 décembre 1948.

directement ou indirectement, dans la relation enseignant/enseigné. Cette Charte est rédigée avec dix articles développés de façon complémentaire[107].

2) Les intentions pédagogiques de la pratique de simulation dans les établissements de santé

Les exercices de simulation effectués dans le style du jeu de rôles présentent des objectifs très importants puisqu'ils permettent non seulement aux apprenants de se mettre à la place du patient pour effectuer des gestes d'apprentissages, mais aussi aux participants de se mettre à la place du patient pour s'entraîner à des gestes préliminaires et apprendre à effectuer des animations d'insertions du patient. Ils sont surtout là comme un moyen de pouvoir se mettre en situation fictive et de résoudre des problèmes liés à la santé.

Les raisonnements ou les arguments avancés lors des entretiens sont susceptibles d'être retravaillés aux actions dramatiques lors des échanges de simulations. Les mêmes raisonnements ou les arguments avancés jouent un rôle, d'une part, chez les apprentis médecins, plus particulièrement lors du débriefing qui est *« une longue séquence pendant laquelle le formateur favorise les échanges entre participants afin de les préparer à transférer les apprentissages à leurs pratiques professionnelles. La performance attendue des apprenants est celle d'un investissement lors de la séance de simulation et d'une participation active et bienveillante pendant le débriefing. L'analyse concerne les actions réalisées pendant la séance de simulation et jamais les individus en tant que personnes. Le contrat pédagogique qui lie les apprenants entre eux, et avec les formateurs, est fort : tous s'engagent à*

[107] Ahamed Youssouf HASSANI MZE HAMADI, *« Théâtre à l'hôpital et politique publique – approches de sciences auxiliaires du droit »*, Thèse soutenue sous la *dir.*, Professeur Béatrice BOURDELOIS, Professeur Catherine PUIGELIER, Normandie Université – Université Le Havre Normandie, Tome II, 20 nov., 2020, p. 815, Annexe numéro 9 : charte de déontologie.

respecter l'autre et s'efforcent de favoriser les échanges de points de vue dans un climat de bienveillance propice à l'apprentissage »[108].

D'autre part, pendant la séance dramatique, chaque membre de chaque groupe est tenu de respecter les règles d'hygiène, de sécurité et le matériel mis à la disposition de toutes les démarches culturelles. La Haute Autorité de Santé dans le même Guide demande que l'ensemble des règles d'hygiène et de sécurité en vigueur dans la pratique de santé publique soient applicables dans l'expérimentation artistique de type jeu de rôles simulé. Il est impératif de respecter la tenue vestimentaire, de se laver les mains, de porter des gants et des chaussettes durant l'exercice, de veiller à sa sécurité personnelle et à celle des autres. Le respect des locaux et du matériel est un élément pédagogique important. Le comédien, tout comme le formateur de l'enseignement médical, est responsable du bon déroulement et de l'usage du matériel pédagogique laissé à la disposition de tous. *« Ne pas oublier de protéger les tables lors des ateliers techniques pour éviter la dégradation (rayures, colorants, etc.), ne pas manger dans les salles de simulation et de régie audiovisuelle, mettre les déchets (gobelets...) dans les poubelles prévues à cet effet »*[109].

a) La gestion des ressources humaines et de managements de qualité

Il y a toujours au début de l'année un entretien annuel comprenant tous les membres de l'équipe artistique et ceux de l'équipe médicale pour définir le plan d'intervention, tout en élaborant une fiche technique définissant les besoins structurels ainsi que les demandes individuelles sur lesquelles ils seront susceptibles de travailler dans la démarche.

Chaque demande est transmise au service chargé des affaires culturelles de l'établissement pour validation d'un commun

---

[108] Haute Autorité de Santé, *« Évaluation et amélioration des pratiques : Guide de bonnes pratiques en matière de simulation en santé »*, *op. cit.*, p. 15.
[109] *Ibid.*, p. 67.

accord avec la direction. C'est pourquoi chaque budget d'activité prend en considération les besoins définis pour les patients et les besoins pour améliorer la formation des apprentis médecins.

Les établissements de soins planifient chaque début d'année une évaluation des revues de conception et des revues d'évaluation et ils programment des réunions pédagogiques de responsables de projets et de secrétariat afin d'améliorer l'étude de la simulation, après concertation de chaque partenaire. Les résultats sont communiqués ou portés à la connaissance de tous. Le programme de simulation est planifié avec le responsable du programme et le chef représentant du groupe. Le projet est communiqué aux partenaires.

Pour renforcer une gestion de qualité, le conseil pédagogique donne un avis sur un règlement intérieur soumis par les responsables des projets et une fois validé, il est porté à la connaissance de tous : patients, apprenants en médecine, participants, proches de patients ou publics cibles. La Haute Autorité de Santé ajoute encore dans le même Guide une disposition[110] précisant que la Charte informatique, la fiche *« conduite à tenir en cas d'accident du travail »,* la fiche d'amélioration du système qualité doivent être annexées au règlement intérieur.

Les artistes encadrants et les étudiants en formation se réunissent avec les patients deux fois par an pour recadrer l'exercice de simulation à base de jeu de rôles. Le management de qualité trouve sa place dans les conventions entre partenaires qui fixent les objectifs et les règles de partenariat.

Au début de chaque année, des réunions annuelles rassemblent les intervenants extérieurs qui participent aux projets de simulation et qui ont un droit de regard et d'observation sur le programme et son évolution.

---

[110] *Ibid.*

b) Exemple de jeu de rôles

Voici quelques exemples de projets d'études de simulations, du Guide des bonnes pratiques en matière de simulation en santé, validés par la Haute Autorité de Santé. *« Le médecin : face à votre patient nécessitant une modification de comportement pour améliorer son état de santé et/ou la vie de son entourage, vous déclinez votre entretien motivationnel avec empathie selon un déroulement formalisé comme suit :*

- *écoute réflective ;*
- *questions pour objectiver le stade de changement ;*
- *accompagnement des résistances ;*
- *renforcement du sentiment de liberté ;*
- *renforcement du sentiment d'efficacité personnelle ;*
- *récapitulation ;*
- *adoption d'une attitude thérapeutique acceptée.*

Le patient n° 1 :

Votre femme qui vous a accompagné à la consultation demande au médecin de vous prescrire une prise de sang, car elle pense que vous consommez des bières avec excès.

Vous vous sentez piégé face au médecin, vous buvez vos bières en compagnie de vos amis, chacun paye sa tournée et c'est un moment agréable dans votre vie. Il est dommage que cela pose un problème à votre femme, mais c'est à votre liberté que l'on attente.

Le patient n° 2 :

Vous fumez depuis trente ans avec une première cigarette dès le matin après votre café. Le flash de la première bouffée est un régal. Vous ponctuez votre journée de travail de pauses cigarette qui vous aident à juguler le stress de votre profession. Bien sûr, votre budget tabac ampute quelque peu votre pouvoir d'achat sur des postes plus importants. L'initiation au club d'œnologie n'a pas été géniale et l'œnologue vous a conseillé de stopper le tabac pour mieux apprécier les vins fins. Enfin l'odeur de tabac froid de votre voiture vous écœure parfois et vous songez à diminuer ou interrompre votre tabagisme.

Le patient n° 3 :

Vous sortez de l'hôpital après une douleur de la poitrine suspecte qui est une première alarme sérieuse d'après le cardiologue. Votre médecin vous "rappelle à l'ordre" tous les trois mois sur la nécessité de diminuer les "sucreries" à cause de votre diabète qui n'est que rarement équilibré. Votre consommation quotidienne de chocolat semble être la cause de ce dérèglement et vous avez la ferme intention de la stopper. Vous avez 50 ans et un collègue est décédé dernièrement, ce qui vous amène également à réfléchir sur votre état de santé »[111].

PARAGRAPHE 2 - LES DIFFÉRENTES APPARENCES DU JEU DE RÔLES

Avant de commencer le jeu, plusieurs participants ne voulaient pas entrer dans le jeu et la majorité d'entre eux disaient qu'ils n'aimaient pas ce genre de jeu et plus particulièrement le jeu de rôles. Ce phénomène est fréquent dans la plupart des établissements de santé pratiquant l'art dramatique comme moyen de réinsertion et de socialisation, lors des premières rencontres avec les patients, mais ces derniers changent toujours d'avis une fois l'exercice commencé. Lors des enquêtes de recherches, les patients expliquaient ainsi dans une phase d'échanges avec Madame G. : *« Je ne pensais pas que ça allait être très intéressant comme ça. J'ai enfin pris goût aux jeux de rôles en fait. Loin de mon imagination, mais je trouve ça vraiment bien »*. Abdou Mboreha Yacoub, responsable des ateliers intitulés « *Maison bâtonnets* » à l'Association Les Jours heureux à Paris 13e, affirmait que ce problème est récurrent et que la majorité de ses résidents ne veulent pas débuter le jeu, mais une fois le jeu commencé, ils ne veulent surtout pas arrêter. Il affirme que ce phénomène est similaire à celui qui hante la pensée de résidents participants aux ateliers de ses collègues qui pratiquent d'autres moyens thérapeutiques fondés sur l'art ou la culture en général. Monsieur X. disait à son tour : *« Finalement, j'étais agréablement surpris par la*

[111] *Ibid.*, p. 55.

qualité du travail et le style du jeu mis en place par le comédien. Si on pouvait toujours apprendre, éduquer, informer, communiquer de cette façon-là, ce serait hallucinant ». Un autre résident disait : *« Pour moi, le jeu de rôles, ce n'est pas du tout mon truc et je ne pensais pas participer un jour à ces genres d'ateliers, mais finalement j'ai compris que je m'étais trompé. J'ai un ressenti positif du jeu de rôles et je conseille à ceux qui ne veulent pas y participer de venir le tenter. Il suffit de venir par plaisir au début, mais au fur et à mesure, leur conception changera. Ils auront un aspect ouvert et positif envers ce jeu »*. Dans sa thèse Chloé Cécile Delacour explique concrètement : *« L'une des participantes, qui appréciait déjà l'outil, a été renforcée dans son sentiment : "Je pensais que ça pouvait être bien, enfin que ça pouvait être intéressant, et j'ai trouvé que c'était encore plus intéressant que ce que je pensais." Malheureusement, pour certains, il persiste des craintes à participer en tant qu'acteurs, même s'ils reconnaissent l'intérêt du jeu de rôles : "Je serais observatrice avec grand plaisir, aucun problème, mais non j'aime toujours pas ça, mais c'est utile je pense" »*[112]. Cette difficulté à pouvoir accepter ce jeu n'était pas uniquement chez les patients, car certains étudiants en médecine ont cette difficulté et n'épousent pas facilement cette manière de travailler pour faire ressortir les ressentis, les émotions ou les stress des malades. Il est compréhensible qu'ils soient étonnés des bienfaits de cet art, puisqu'ils ne sont pas convaincus dès le départ ou au commencement du jeu. Certains d'entre eux pensent que seule la thérapie médicamenteuse peut changer la santé du patient ou son comportement. C'est un pressentiment, comme dit Abdou Mboreha Yacoub, mais la réalité prouve ouvertement que la pratique de l'art dramatique apporte une nouvelle stratégie pour se comprendre et se découvrir ainsi que pour assimiler le monde à travers l'apprentissage du métier de Molière.

---

[112] Chloé Cécile DELACOUR, *« Le jeu de rôles dans le cadre de la formation à la relation médecin-patient : quel vécu pour les internes de Médecine Générale ? »*, *op. cit.*, p. 57.

Comment le maître du jeu de rôles peut-il faire apparaître le vrai visage de ce jeu auprès des participants aux ateliers et même aux apprentis médecins habilités à faire usage de cette méthode de travail et de recherche en santé ? Pour comprendre l'image flatteuse du jeu de rôles dans les établissements de santé, il faut porter son regard vers les différentes branches de formations ainsi que vers les outils et les méthodes appliquées par le comédien, l'acteur responsable du déroulement de l'activité.

A] LES BRANCHES DE FORMATION

Cette partie peut aider la compréhension ou l'apparition du vrai visage ou du spectre du jeu de rôles au sein des établissements de santé, mais elle reste encore critique puisque le vrai comédien – art-thérapeute reste méconnu dans le Code de la santé publique[113].

Cette partie concerne plus particulièrement les apprentis du métier puisqu'ils sont les seuls à pouvoir donner ou redonner une belle image à cette activité dramatique. Dans cette partie, la recherche explorera le cadre de la formation des art-thérapeutes. Car le métier de la dramathérapie est menacé par des charlatans qui envahissent les établissements de santé pour exercer le métier à la place des comédiens thérapeutes spécialisés. La pratique de la création en art dramatique demande, comme tout exercice d'un métier, d'avoir des notions tant sur la pratique que sur la théorique et d'avoir un minimum de compétences techniques, ce que ne possèdent pas les soignants extérieurs au domaine ou disons non spécialisés. C'est pourquoi le FFAT dit que l'art-thérapie ne peut pas être exercée au hasard, il faut donc avoir une formation spécialisée comme le précise le Code de déontologie des art-thérapeutes en son article 1.1 qui dit que : *« L'art-thérapeute a une formation professionnelle approfondie, théorique et pratique, apte à lui donner une compétence de praticien en art-thérapie, et une solide pratique*

[113] Code de la santé publique, 30e édition, éd. Dalloz, 2016.

dans au moins une discipline artistique »[114]. Cette organisation ajoute dans le même Code une autre image ou un aspect caractérisant un vrai thérapeute en précisant qu'un art-thérapeute doit absolument avoir une formation en psychopathologie cohérente avec le type d'activité culturelle qu'il exerce. Il est précisé dans l'article 1.1.1 du même Code que : *« L'art-thérapeute a une solide formation en psychopathologie avec un volume suffisant de stages pratiques liés à l'art-thérapie »*[115].

En vertu de cet article, il est exigé du praticien qu'il ait un volume horaire, un temps bien précis de stage, une pratique de la discipline artistique choisie comme spécialité pour valider son diplôme. Cette obligation est loin de la réalité du terrain ou de ce qui se passe dans beaucoup d'institutions qui pensent que la pratique artistique comme le théâtre, la construction de maquettes de marionnettes, de maisons en carton, le modelage et/ou la peinture peuvent s'exercer sans formation préalable. C'est une activité spontanée qui demande ou qui nécessite des compétences particulières afin de pouvoir accompagner les malades en atelier d'expérimentation dans leurs créations. L'image du jeu de rôles en particulier ou du jeu théâtral plus généralement perd en renommée, en séduction, en qualité ou en efficacité, car la plupart des établissements de soins font appel à des non professionnels pour assurer la tâche des artistes spécialisés dans le but mesquin d'éviter ou de limiter les coûts financiers, matériels et humains inhérents à cette pratique professionnelle. En effet, la pratique de l'art dramatique en soin hospitalier demande un soutien budgétaire considérable et le recours à un praticien – une infirmière non spécialisée par exemple, sans formation et sans expérience pour animer et gérer seule l'atelier d'expressions artistiques diminue les coûts financiers. Cela implique que certains patients restent hésitants parce que le charlatan dissimule la puissance d'envoûtement du jeu de rôles. La puissance de l'accompagnement thérapeutique

114 Code de déontologie des art-thérapeutes, AFRATAPEM, loi 1901, créée en 1976.
115 *Ibid.*

reste réduite et elle devient moins efficace. L'expression théâtrale présente un aspect particulier qui fait disparaître toute forme de vision naïve et qui implique la nécessité d'une formation et d'une vraie pratique pour devenir un comédien thérapeute. C'est ainsi que l'usage de la pratique théâtrale prend des formes et des puissances qui séduisent d'un côté, les participants et, d'un autre, les apprentis médecins.

1) La formation théorique et formation pratique

Pour la thématique de la formation en dramathérapie, plusieurs institutions s'y intéressent pour assurer et pour donner une bonne formation afin d'avoir des personnes bien qualifiées en la matière. Tout au long du parcours de cette recherche, plusieurs types de formations ont attiré l'attention du chercheur, mais il a fallu faire un choix pour avancer et celle de l'Institut National pour la Formation des Infirmiers et du Personnel travaillant en Psychiatrie (INFIPP) a fortement touché la sensibilité du chercheur. En effet, c'est une formation continue enrichissante pour les personnels de santé et plus particulièrement pour ceux du secteur de la santé mentale. Cette institution n'a, depuis quarante ans, jamais cessé de progresser, d'évoluer et de s'adapter aux circonstances, mais aussi d'anticiper les changements éventuels pour répondre en urgence aux besoins existants ou émergents (*Organisation des établissements en GHT (Groupement Hospitalier de Territoire), Réforme de la formation professionnelle, CPF (compte personnel de formation), Certifications, DPC (développement professionnel continu).* Elle est encore certifiée par l'Office Professionnel de Qualification des Organismes de Formation, une institution de formation et de conseil pour les professionnels des établissements sanitaires, sociaux éducatifs et médico-sociaux. L'INFIPP est un organisme habilité de l'Agence Nationale du Développement Professionnel Continu par l'Organisme Gestionnaire du Développement Professionnel Continu facilitant des actions qui répondent aux mieux aux exigences des participants. C'est un organisme qui accompagne les établissements en mettant en place des actions de formations internes au sein des institutions regroupant des participants issus d'autres établissements. Il programme des formations en fonction des thématiques conçues selon des problématiques ou des modalités d'interventions particulières (formation de simulations, d'organisations, de conseils, d'actions dramatiques et culturelles, e-learning, ou autres).

Les formations de l'INFIPP sont sanctionnées par des Certificats Professionnels appelés FFP (Fédération de la Formation Professionnelle). C'est un système qui a pour but de permettre aux différentes institutions privées de formation de valider, sous un contrôle conforme aux règles de l'art, les compétences acquises par les personnels participants à une formation. La certification finale est intitulée Certificat d'Intervention en Art-Thérapie Qualifié en Techniques de Théâtre et Dramathérapie – Thérapie par la Danse et le Mouvement (CP-FFP). Par ce présent certificat et d'autres, les acteurs politiques du *« Programme Culture à l'hôpital »*[116] montrent leur volonté de cadrer cette activité culturelle d'une part, et, d'autre part, la profession elle-même. C'est pourquoi, il est précisé dans le but principal de la formation de l'INFIPP que : *« Dans les arts de la scène, le corps prend une place centrale, car il est à la fois la matière, l'instrument et l'œuvre. Les arts de la scène mettent aussi en mouvement les regards : le regard posé sur soi, le regard du partenaire de jeu, le regard du spectateur. La dramathérapie utilise les composantes du jeu dramatique et du théâtre pour aider la personne à expérimenter plusieurs positions dans la relation à l'autre, à intégrer son histoire pour devenir auteur et acteur de son avenir. En danse-thérapie, les composantes du mouvement et de la danse sont utilisées dans un processus de construction psychocorporelle du sujet. Les champs d'application sont aujourd'hui très diversifiés : en soins généraux (psychosomatique, centres antidouleur, pédiatrie, neurologie, cancérologie, soins de suite et médecine rééducative...), en soins psychiatriques, face au*

---

[116] Convention signée le 4 mai 1999, *op. cit.*

handicap, dans la prévention de la santé, en milieu scolaire et parascolaire, dans l'insertion sociale et professionnelle, etc. De par cette diversité, l'approche thérapeutique par les arts de la scène requiert des compétences solides et interdisciplinaires concernant le corps comme lieu d'expression : une formation et une pratique confirmée en théâtre et/ou en danse, des connaissances approfondies en médecine psychosomatique, psychopathologie et psychologie. Les différentes techniques abordées en théâtre et en danse seront précisées selon la composition et les besoins du groupe de formation »[117].

La formation est donc divisée en deux parties : théorique et pratique. La première consiste à acquérir toutes les connaissances possibles et la deuxième est fondée sur la mise en situation de l'ensemble des connaissances acquises lors de la formation théorique. Le Code de déontologie de l'art-thérapeute précise en son article 33 intitulé *« Validation des connaissances »*[118], que : *« La validation des connaissances acquises au cours de la formation se fait selon des modalités officielles combinant pratique et théorie qui, en fin de cursus, donnent lieu à la rédaction d'un mémoire de recherche de niveau II soutenu devant un jury professionnel. Le certificat ne peut être obtenu qu'après soutenance et validation du jury compétent »*[119].

a) La formation théorique

La formation théorique a comme objectif de donner le maximum d'informations, de connaissances et d'aider l'étudiant à acquérir les compétences requises pour concevoir et mettre en place un projet thérapeutique en art-thérapie basé sur les arts de

---

[117] Site : http://infipp.com/formation/certificat-dintervenant-en-art-th%C3%A9rapie-qualifi%C3%A9-en-techniques-de-th%C3%A9%C3%A2tre-et-dramath%C3%A9rapie , consulté, le 4 décembre 2018.

[118] Code de déontologie de l'art-thérapeute, édition de septembre 2012, article 33, *op. cit.*

[119] *Ibid.*

la scène, que ce soit en séance collective ou adaptée en séance individuelle.

L'étudiant apprend à conceptualiser et à théoriser lors de la phase pratique les connaissances acquises dans une articulation – clinique et artistique – au sein d'une équipe pluridisciplinaire.

Elle forme le futur professionnel à être capable de mettre en œuvre diverses théories, moyens de travail et méthodes d'intervention en utilisant des outils d'arts et à respecter les règles déontologiques et d'éthique mises en place par la Fédération Française des Art-thérapeutes.

À la base, cette formation a un public cible ou concerné. En principe, elle interpelle les professionnels des secteurs sanitaires, sociaux, médicosociaux et éducatifs.

Le contenu de la formation est reparti en plusieurs modules selon l'établissement qui dirige la formation[120].

b) La formation pratique

Lors de la mise en pratique des connaissances acquises pendant la formation théorique, l'étudiant en stage doit être capable de jouer le jeu de rôles en utilisant son savoir-faire. L'article 34 du Code de déontologie de l'art-thérapeute intitulé « Statut du stagiaire » précise clairement que : *« Dans le cas où l'art-thérapeute reçoit un stagiaire dans le cadre d'une formation professionnelle, il est tenu de demander au préalable le consentement du patient. Les stagiaires doivent avoir pris connaissance du présent Code et sont tenus de respecter les droits des malades, le secret professionnel et le présent Code. À ce titre, ils ne peuvent utiliser personnellement les informations*

[120] Ahamed Youssouf HASSANI MZE HAMADI, *« Théâtre à l'hôpital et politique publique – approches de sciences auxiliaires du droit »*, Thèse soutenue sous la *dir.*, Professeur Béatrice BOURDELOIS, Professeur Catherine PUIGELIER, Normandie Université – Université Le Havre Normandie, Tome II, 20 nov., 2020, p. 817. Un exemple du contenu de la formation en dramathérapie est mis en illustration en annexe numéro 10 de ladite thèse.

transmises »[121]. Dans cet article, il est bien précisé que le comédien en charge du déroulement du jeu de rôles doit informer ses patients ou ses résidents et demander leur consentement avant d'impliquer le futur thérapeute, c'est-à-dire le stagiaire dans l'activité psychodramatique ou de dramathérapie.

C'est effectivement, dans l'exercice d'un praticien bien formé que l'image du jeu de rôles peut s'insuffler dans les établissements de santé, et aussi attirer l'attention des participants ou des résidents. Ils reconnaîtront enfin l'intérêt de cet outil dans le processus de soins thérapeutiques.

Pour mettre en pratique cette formation, l'acteur qui dirige le jeu utilise plusieurs méthodes, parfois l'étudiant prend la place du patient et ce dernier la place du médecin ou de l'infirmier, parfois, il s'agit de deux ou plusieurs patients entre eux ou uniquement des apprentis entre eux. Dans ce dernier cas, les malades ou les résidents s'expriment en imaginant que leur activité sera bien faite puisqu'ils estiment que les apprentis ont plus de connaissances en la matière. Il était donc inévitable d'interroger quelques apprentis pour recueillir leur avis avant et après l'expérimentation. La plupart d'entre eux disaient qu'ils ignoraient ce qu'ils allaient faire puisqu'il ne s'agit pas d'un texte préétabli, mais d'une création en improvisation. L'interaction doit dominer le temps de jeu. *« C'est vraiment ça le jeu de rôles que j'ai compris »*, selon les propos retenus lors d'échanges avec Yacoub Abdou Mboreha[122].

D'autres étaient très contents de partager entre pairs surtout quand il s'agit de groupes présentant les mêmes pathologies. Le résident P. disait : *« Le jeu devient fluide, pas de moqueries, on se comprend même avec le regard. Des fois, mon coéquipier n'a pas besoin de parler, je comprends déjà ce qu'il a envie de dire.*

---

[121] Code de déontologie de l'art-thérapeute, édition de septembre 2012, article 34, *op. cit.*

[122] Un échange qui a eu lieu à l'Université de Paris 8 portant sur la pratique de l'art-thérapie pour les personnes âgées. Yacoub Abdou Mboreha est le responsable des ateliers intitulés « *Maison bâtonnets* » à l'Association Les Jours heureux à Paris 13e.

Si on me demande de faire un choix parmi tous les jeux que j'ai joués, le jeu de rôles de l'activité psychodramatique et de dramathérapie est le meilleur de tous »[123].

Chloé Cécile Delacour a encore développé dans sa thèse l'usage de la méthode entre pairs en appuyant sur la valeur et sur l'image de l'outil en jeu de rôles : *« "On est tous entre médecins avec un peu les mêmes difficultés donc les remarques étaient vraiment bien venues.", "On peut apprendre de l'expérience qu'a chacun d'entre nous." Parallèlement, la présence d'un expert en la personne de la directrice de cette thèse, maître de conférence au département de Médecine générale de la faculté de Strasbourg, a également été vécue positivement : "Et c'est bien aussi d'avoir quelqu'un de plus expérimenté pour nous apprendre du coup des trucs que forcément on va découvrir, mais qui feront peut-être plus mal en le découvrant tout seul." Le fait d'avoir réalisé un débriefing long et minutieux a permis aux internes d'échanger leur point de vue et leur expérience, enrichissant ainsi leur connaissance : "Tout ce qui s'est dit était hyper utile pour tout le monde, parce qu'on fabriquait la consultation idéale à la rencontre de tous nos points de vue, en sachant qu'elle existera jamais.", "C'est un petit groupe de pairs sur le moment quoi, on a échangé d'autres trucs, on a parlé de plein de choses et c'était agréable." Dans le cadre plus global de la formation des internes de Médecine générale, les participants pensent que la réalisation de jeu de rôles a vraiment sa place : "Je pense que si c'est effectivement mis sous cette forme en filmant, donc avec une caméra, et de revoir le film après, de débriefer avec tout le monde, je pense que ça peut apporter quelque chose.", "Après ces séances-là, moi j'aurais bien envie de continuer à faire des jeux de rôles de temps en temps parce que ça a un vrai intérêt pour la pratique." La question de la fréquence n'a, par contre, pas été réglée : pour certains, en faire de nombreux permettrait de s'y habituer et donc de moins craindre les jeux de rôles, tandis que pour d'autres la répétition ne s'impose pas*

---

[123] *Ibid.*

réellement : "Je pense que c'est vraiment très bénéfique de faire des jeux de rôles, et justement après c'est pas tellement la peine d'en faire trop, mais juste en avoir fait quelques-uns, ça te permet d'acquérir de nouvelles choses et ensuite de pouvoir les reproduire tout de suite en plus en consultation." La meilleure période pour pratiquer des jeux de rôles sur la relation médecin-patient semble être, pour nos participants, celle du stage chez le praticien : "Je pense que ça aurait été bien d'avoir, enfin d'être en stage pratique à ce moment-là, parce que ça permettrait d'ancrer encore plus de choses en les appliquant" »[124].

2) La valeur escomptée dans la séance de jeu de rôles

Le jeu de rôles dans la science dramatique prend aujourd'hui une forme particulière dans un espace d'expression singulière reconnu par sa stratégie, son éthique et sa manière de reconstruire ou de structurer le métier de l'art-thérapie au sein des établissements de soins hospitaliers. Actuellement, ce savoir-faire se réfère uniquement aux multiples codes de déontologie qui fixent les principes et les actions du métier d'art-thérapeute tout en tenant compte du respect du patient et de ses droits fondamentaux mais également au respect des droits qui ont un lien direct avec ses dimensions physiques et psychiques.

La valeur attendue du jeu de rôles dans les différents ateliers de théâtre est beaucoup plus éthique. C'est pourquoi la formation de l'art-thérapie est au centre des méthodes valorisant l'éthique du métier comme celles proposées par les institutions d'étude d'art-thérapie éclairées par les études de psychanalyse. Cette étude mettant l'inconscient de l'individu à fleur de langage est aussi une méthode d'apprentissage qui permet de faire un choix de mots parmi d'autres et d'en taire d'autres. La mise en place d'une formation d'art dramatique pour le

---

[124] Chloé Cécile DELACOUR, *« Le jeu de rôles dans le cadre de la formation à la relation médecin-patient : quel vécu pour les internes de Médecine générale ? », op. cit.*, p. 58., s.

personnel de l'hôpital ouvrira davantage des possibilités internes permettant d'atteindre le niveau d'éthique le plus élevé.

Quand la question des valeurs escomptées du jeu de rôles est posée chez les différents professionnels exerçant dans les institutions de soins, les réponses données sont parfois floues ou incompréhensibles. La question était posée de la manière suivante : *« Selon vous, quelles sont les valeurs attendues lorsque le jeu de rôles est mis en pratique sur la scène d'études du patient ? »*. Parfois elle était posée de cette manière : *« Que cherchez-vous chez le patient avant, pendant et après le jeu de rôles ? »* Les réponses données restent critiques même si, à vrai dire, elles ne sont pas très précises sur ce qu'ils veulent dire, quand ils disent : *« Nous ne recherchons rien de plus »*, ou bien : *« On ne recherche pas à obtenir un savoir de plus. »* D'autres spécialistes disaient qu'*« ils ne font pas grande chose, selon eux, ils accueillent l'autre dans sa généralité ou dans sa globalité sans distinction de valeurs »*.

En analysant ces réponses, il est remarquable que les professionnels soient un peu simplistes dans leurs réponses, pourtant le jeu de rôles demande non seulement beaucoup d'informations sur la santé du malade, mais aussi sur l'organisation de son après-maladie – de son après-soins. L'objectif de la formation d'art-thérapie est que cette formation invite le comédien ou l'art-thérapeute à être au service de son malade ou de tous les participants et/ou les résidents faisant l'objet de la recherche. C'est donc une étude qui met en question le physique et mental du patient, dans leur ensemble, dans un espace bien déterminé. Il est effectivement impossible de dire que rien n'est attendu dans leur pratique artistique. Ainsi le chercheur de cette thèse a encore posé une autre question : pourquoi investir tant de moyens dans des ateliers qui n'attendent pas beaucoup de retours chez les patients mis en étude ? Cette question n'a encore pas eu droit à une bonne réponse, car les praticiens disaient que, même si le travail demande plus que ce qu'ils en reçoivent, ils ne peuvent pas en dire plus et surtout ils ne veulent pas mettre plus de pression aux participants ou aux apprentis pour ne pas fausser le sens du jeu. C'est une des conditions qui favorisent la sécurité de l'espace d'échanges et la relation entre comédien et soigné. Pour mieux comprendre ce que demande le praticien lors du jeu de rôles, il faut juste analyser les échanges présents dans la discussion, les résultats et les suivis effectués pour le ou les patients. Le travail est fait en tenant compte de la maladie du patient, de son environnement social avec un accueil particulier et bienveillant. Les résultats viennent de séances éphémères, dans un espace qui fait naître des émotions réelles, issues d'une imagination ou d'une simulation et où le malade est invité à représenter ce qu'il a imaginé d'où la question de la créativité. Il est donc possible de dire que le jeu de rôles a une valeur intrinsèque ou inattendue basée sur l'échange. C'est pourquoi la suite de ce titre se consacre à l'émergence de la discussion en (a) et les résultats attendus en (b).

a) L'émergence de la discussion

La valeur escomptée est au centre de la discussion relative aux résultats. Ces derniers enrichissent cette recherche, mais peuvent aussi aider à l'évolution des méthodes et des analyses choisies ainsi qu'aux méthodes quantitatives de cette étude. Il y a plusieurs détours ou biais facilitant l'examen des résultats obtenus, c'est ainsi qu'il faut revoir une partie de l'enseignement du jeu de rôles prodigué aujourd'hui dans les écoles d'art-thérapie. Il est possible de proposer certaines pistes de travail qui auront des liens avec quelques données de la littérature. Les données, que ce soit de l'hôpital ou non, interrogées lors des enquêtes n'étaient pas assez nombreuses, mais elles sont suffisantes pour atteindre le niveau d'analyse ou d'étude quantitative nécessaire à cette recherche.

Ainsi, il est nécessaire de réorganiser le recrutement des acteurs responsables du ou des projets culturels dans les centres hospitaliers. La plupart du temps, les recrutés sont majoritairement des connaissances du ou des responsables chargés des affaires culturelles dans les établissements de santé ou quelquefois, issus des appels d'offres avec concours de projet psychodramatique et culturel. Dans sa thèse, Chloé Cécile Delacour, précise que : *« Les internes recrutés sont majoritairement des connaissances de l'investigateur principal. En effet, le recrutement s'est fait sur l'ensemble des internes de la faculté de Strasbourg, mais la simple évocation des jeux de rôles a provoqué le refus de participer d'un grand nombre de personnes. Ce biais de sélection traduit donc une réalité, celle du rejet du jeu de rôles par nombre d'internes. Pourtant ce biais a une contrepartie, il a garanti une atmosphère chaleureuse lors des entretiens, avec une grande liberté de paroles des différents intervenants. Par contre, puisqu'ils se connaissent entre eux et s'apprécient a priori, ces internes peuvent être considérés comme partageant des valeurs et des représentations communes. Il se peut donc que certaines idées n'aient pas émergé dans les entretiens puisqu'elles n'existaient pas dans notre groupe. La réalisation du jeu de rôles dans un cadre privé plutôt qu'universitaire est un biais important. Mais celui-ci est contre balancé par la présence d'un enseignant du département de Médecine générale lors des soirées. Cette personne ayant une expérience certaine dans l'encadrement des jeux de rôles, elle a été le garant du bon déroulement des séances. L'utilisation de la technique des entretiens semi-dirigés comporte des biais méthodologiques et l'inexpérience de la personne réalisant les entretiens ne permet pas de les amoindrir. Pour pallier les biais liés au codage, un double codage a été réalisé ainsi qu'une double relecture de l'analyse thématique. Mais là encore, l'inexpérience des deux codeurs induit une faible reproductibilité de l'analyse qualitative. La même étude réalisée par un psychologue, un sociologue ou un animateur de jeux de rôles expérimenté aurait probablement donné des résultats et une analyse différents »*[125].

Lors de la discussion, les responsables s'engagent à ne pas diffuser les vidéos des ateliers de jeux de rôles filmés durant l'expérimentation puisqu'il est possible que ceux-ci portent atteinte à la vie privée des participants, surtout si elles sont

[125] *Ibid.*, p. 60, s.

diffusées sans leur consentement. C'est une valeur d'éthique qui est recherchée. La majorité des apprentis, des résidents ou des patients acceptent que leurs images soient diffusées lors des représentations, des interventions et/ou des échanges avec le grand public, tout en respectant le maintien de leur anonymat. Les responsables de l'institution doivent faire un effort pour ne jamais évoquer leurs noms et prénoms. L'ensemble des étudiants apprentis, les patients, les artistes et les professeurs de la faculté de médecine de Strasbourg respectent tous les avis émis par le Comité d'éthique de cette faculté. C'est une bonne manière de promouvoir la valeur d'éthique que les patients et leurs familles attendent des ateliers d'échanges.

Comment le jeu de rôles est-il perçu dans la formation médicale ? Pour répondre à cette question, il est indispensable d'avoir recours à la littérature qui s'intéresse à l'étude du jeu de rôles dans l'enseignement fondé sur le processus de soins du patient. *« La grande majorité des études sur le jeu de rôles dans la formation médicale sont des études quantitatives. Celles-ci ont comme valeur première d'évaluer de façon précise l'impact de jeu de rôles en ciblant des points particuliers selon les formulaires utilisés : l'empathie, les techniques de communication, d'enseignement, etc. Dans de nombreux travaux, le rôle du patient est de plus tenu par un comédien. Une étude de D. Nestel réalisé en Grande-Bretagne et publiée en 2007 dans BMC Medical Education se rapproche de notre étude en traitant l'aspect quantitatif. Des étudiants d'un niveau d'étude inférieur à celui de notre étude ont été interrogés sur leur expérience du jeu de rôles. Si la grande majorité des étudiants avait déjà réalisé des jeux de rôles, 22 % n'avaient pas trouvé de bénéfice à cette participation. Dans le cas des expériences négatives, étaient reprochés le manque de réalisme de la scène ou un défaut d'organisation et de sérieux du jeu de rôles. Le fait d'avoir éprouvé de fortes émotions comme l'anxiété, l'embarras était aussi cité comme un blocage. Nous retrouvons donc dans notre étude des éléments similaires. Cependant, contrairement à notre étude, elle ne s'intéresse pas directement au contexte environnemental et émotionnel dans lequel est effectué le jeu de rôles. Ce contexte occupe pourtant une place importante comme nous venons de le montrer. L'autre différence majeure entre notre étude et celle de Debra Nestel réside dans le centrage du jeu de rôles chez Nestel sur l'acquisition d'aptitudes de communication alors que nous gardons une vision globale de la relation médecin-patient. Toutefois, le guide proposé en conclusion est un document extrêmement intéressant (Annexe 6). De même, les éléments jugés essentiels à la bonne réalisation d'un jeu de rôles que nous avons identifiés dans notre étude font largement écho à ces propositions »*[126].

Chloé Cécile Delacour affirme encore une fois dans sa thèse que de nombreux articles portant sur la formation médicale, rédigés par des enseignants canadiens, renforcent la pédagogie du jeu et de l'art-thérapie en général. *« L'article de Gilles Girard, Diane Clavet et Richard Boulé, "Planifier et animer des jeux de rôle profitables pour l'enseignement", publié en 2005 dans* Pédagogie Médicale, *fait partie des quelques articles que nous avons utilisés en amont de notre étude dans la brève bibliographie que nous avons faite, en dépit des règles habituelles de la grounded theory, comme nous l'avions précisé dans la partie Matériel et Méthodes. Cet article est selon nous fondamental et nous nous en sommes servis pour la planification de nos jeux de rôles. Les constatations faites lors de notre étude résonnent parfaitement avec les consignes et conseils donnés par les auteurs, qui insistent également sur la nécessité de former les animateurs de jeux de rôles »*[127].

Tout au long de la recherche, les résultats obtenus sont similaires à ceux des étudiants canadiens et anglais qui rejoignent les avancées des étudiants français. Par un constat élémentaire, le meilleur jeu de rôles réalisé dans le cadre de l'enseignement est celui qui est assisté par un comédien animateur spécialisé dans l'outil psychodramatique et/ou sociodramatique. Sa présence est aussi un élément nécessaire puisqu'avant de commencer la séance de recherches

---

[126] *Ibid.*, p. 70

[127] *Ibid.*, p. 71.

émotionnelles ou de resocialisation et comme il a été bien expliqué dans les titres précédents, dans son travail d'orientations, il doit préparer au préalable les séquences *« de mise en scène et choisira la forme du jeu de rôles qui sera réalisée, afin de définir des objectifs précis et adaptés au niveau des étudiants. Ces objectifs seront clairement explicités et expliqués aux participants. Pendant le jeu, l'animateur jouera son rôle de garant du bon déroulement de la séquence dans un environnement sécurisant pour les acteurs. Après le jeu, il permettra à tous de disposer de suffisamment de temps de parole pour que chaque idée soit exprimée, et veillera à ce que le débat se fasse dans un climat de bienveillance et de neutralité constructive. En définitive, réaliser un jeu de rôles demande une réelle implication de la part de l'animateur qui est la clé d'un vécu positif lors d'une telle expérience »*[128].

b) Résultats du jeu de rôles

Quels sont les résultats obtenus lors des analyses faites dans les expérimentations du jeu de rôles dans l'enseignement médical et pédagogique ?

Il est possible de parler des expériences négatives retenues dans la pratique du jeu de rôles surtout dans quelques manifestations de participants, lors des enquêtes menées sur cette problématique. Les retours concernant les étudiants étaient partagés en plusieurs parties. Certains d'entre eux avaient une vision négative de l'expérience de la pratique du jeu tandis que d'autres avançaient l'avantage que représente ce savoir-faire dans l'enrichissement des connaissances et dans l'amélioration de leur formation professionnelle. Cependant, dans une seconde partie d'entretiens, la mise en pratique du jeu présente des effets très importants puisque le vécu des actions de simulations dans les scènes paraît très positif même si pour un début, il est toujours nuancé chez certains apprentis. *« Cette ambivalence s'explique en partie par le fait que le concept de critique ne soit*

[128] *Ibid.*

perçu que de façon négative par les étudiants que nous avons interrogés. Cela semble traduire un mode de pensée forgé par une formation où la sanction et la réprimande représentent une forme de pédagogie usuelle, devant les encouragements et les remarques positives. Par ailleurs, l'extrême compétitivité des études médicales pousse les étudiants à se voir comme des rivaux, même lorsqu'il n'y pas d'enjeu sélectif, comme dans le cas d'une formation à la relation médecin-patient. Habitué à être critiqué de façon négative, l'étudiant n'arrive pas à envisager le débriefing du jeu de rôles comme un moment d'évaluation neutre, où réflexions positives et négatives doivent être exposées. Ainsi, lorsqu'il est acteur, il projette sur les observateurs ce mode de pensée. A posteriori des jeux de rôles que nous avons réalisés, de nombreuses personnes reconnaissent avoir présupposé l'émission de critiques négatives, lesquelles n'ont jamais été formulées.

Or paradoxalement, l'analyse du discours des personnes ayant été observatrices montre une crainte d'émettre des critiques envers les acteurs. Il y a donc une empathie des observateurs pour les acteurs, qui, se mettant à la place de ces derniers, refusent de donner leur avis. Rappeler aux acteurs ce phénomène de miroir, avant le début du jeu, pourrait peut-être permettre à ces derniers de se détendre un peu. Lors des jeux de rôles que nous avons effectués en petit comité, cette crainte persistait chez les observateurs. Mais la parole fut libérée par la confiance que les participants avaient les uns pour les autres, notamment parce qu'ils se connaissaient déjà ce qui prédisposait à une certaine bienveillance »[129].

Il était possible d'être surpris par le fait que certains étudiants en médecine hésitaient à participer aux enquêtes d'observation alors qu'ils n'avançaient pas de raisons à ce blocage. Pourtant, la ou les questions étaient simples : quelles sont les difficultés rencontrées lors du déroulement du jeu de rôles aux ateliers psychodramatiques et sociodramatiques ? Leurs participations auraient permis ou facilité l'évolution de la

---

[129] *Ibid.*, p. 61, s.

recherche, mais leurs rejets ont impacté l'amélioration de l'étude. Chloé Cécile Delacour soulignait aussi dans sa thèse : *« La difficulté, voire même le refus qu'ils avaient d'émettre des remarques et de partager leurs idées sur le jeu auquel ils avaient assisté dans leur formation. Il est probable que l'observateur soit également inhibé par la crainte que ses idées soient jugées de façon négative. L'acteur semblerait donc placer l'observateur sur un piédestal d'où ce dernier a peur de tomber. Il y a donc un double dynamique dont le modérateur du jeu de rôles doit absolument tenir compte : celle du groupe et celle de l'individu. Au sein du groupe d'observateurs, l'individu apparaît puissant, c'est pourquoi le participant cherche souvent à rejoindre cet ensemble qui lui garantit la protection de l'anonymat. Mais extrait du groupe, que ce soit l'acteur dans sa scène ou l'observateur auquel est demandé son avis, l'étudiant se sent en insécurité. Il risque donc de mettre en œuvre des mécanismes de défense qui ne seront pas propices à l'apprentissage : refus de participation, opposition aux suggestions, absence d'écoute...*

La réalisation d'un jeu de rôles intervient toujours dans un contexte émotionnel fort, souvent dominé par l'inquiétude voire même la peur. Il est donc ardu pour les intervenants de se détacher de leurs affects, et d'émettre comme d'écouter des commentaires, en restant neutre. Il est important de faire comprendre aux observateurs comme aux acteurs que le but du débriefing n'est pas d'imposer un mode de pensée ou de fonctionnement, mais de discuter afin d'établir si l'attitude, le comportement adopté, sont adaptés et peuvent procurer aux deux protagonistes, médecin et patient, un bénéfice relationnel maximal. Préférer l'emploi de noms d'emprunt fictifs pour désigner le médecin et le patient à la place des véritables noms des acteurs est un moyen de faciliter l'expression de commentaires qui paraîtront de fait plus neutres lors du débriefing et protégeront la personnalité de l'acteur. Ainsi les critiques porteraient sur le comportement du Docteur X et non sur l'étudiant qui l'aura incarné pour cette scène »[130].

Toutefois, les résidents considèrent comme des propos mensongers le fait que les artistes thérapeutes ou les médecins participant au projet artistique disent qu'ils ne cherchent pas à en savoir plus ni à juger les comportements et les attitudes des résidents. En effet, il est logique et positif qu'il y ait un jugement constructif dans la démarche du travail, car il fait partie intégrante de l'analyse du jeu. Cette étape fait partie des objectifs principaux de la mise en situation impliquant tous les participants, quel que soit leur niveau ou degré d'intégration. Il est un élément ou un outil constructif et indispensable dont l'importance demande à tout un chacun, tant du côté des participants que des organisateurs, de reconnaître ouvertement la valeur du jeu. Le jugement doit être considéré comme un moyen d'évaluation d'une situation, d'un scénario d'improvisation ou d'une situation donnée et non comme une manière de dénigrer les participants ou comme un moyen d'avancer et de dicter des règles absolues à mettre en œuvre dans des cas semblables.

C'est encore le cas chez plusieurs résidents qui craignent d'être jugés ce qui *« semble également résulter d'un sentiment de déséquilibre entre les différents participants. Ce sentiment d'inégalité entre acteurs et observateurs pourrait venir de ce que les règles du jeu ne sont pas connues, comprises ou acceptées par les participants. Si les codes ne sont pas donnés au départ, si les acteurs ne savent pas ce que l'on attend d'eux, ils ne pourront pas être dans une position confortable. Il est donc primordial de préciser avant le jeu de rôles ce qui sera observé et débattu par la suite. Parallèlement, les acteurs ne semblent pas considérer les observateurs comme des participants à part entière, mais plutôt comme des entités extérieures et supérieures. Une des personnes interrogées soulignait le soulagement que lui avait procuré le fait de savoir que tous les observateurs seraient à un moment acteur, lors*

[130] *Ibid.*, p. 62, s.

d'un jeu de rôles auquel elle avait participé. Elle éprouvait ainsi un sentiment d'égalité qui facilitait sa relation au groupe et son acceptation du regard des autres sur son travail. Pouvoir changer les rôles, être acteur puis observateur d'une autre mise en scène pourrait permettre de renforcer la compréhension des règles comme des remarques »[131].

La peur du jugement ne touche pas uniquement les étudiants en médecine, elle est aussi présente chez les patients. Il est très difficile de porter des jugements sur les patients qui acceptent de participer à l'exercice d'expérimentation, car ils peuvent être un élément perturbateur qui peut aussi aggraver l'état de santé des patients. L'usage des vidéoscopies après l'exercice peut apporter un avantage dans l'évolution des changements de comportements puisque les malades et les étudiants peuvent se voir jouer et procéder à une autocritique comme ils peuvent aussi demander de changer de rôle pour en expérimenter un autre. Mais il n'est pas facile de travailler sur l'audiovisuel puisque la plupart d'entre eux ne sont pas formés sur l'observation de vidéos critiques. C'est-à-dire comprendre comment s'est déroulé le jeu grâce à des techniques d'observation intitulées : observateur de soi-même – observateur de son propre jeu.

Néanmoins, *« le fait de l'expérimenter lors de notre intervention a été vécu positivement par tous les participants, malgré les appréhensions initiales. La formation par vidéoscopie, si elle est fréquente dans certains cursus, ne l'est pas du tout en médecine. Les étudiants n'ont donc pas l'habitude de manier cet outil et la première confrontation peut parfois être un choc. Se revoir en action offre au sujet la possibilité de se juger lui-même, ce qui peut représenter pour certains un stress et une difficulté. Prendre conscience de l'image que l'on donne, de son attitude, de sa manière d'être n'est pas implicite, car on touche à la personnalité même, au narcissisme. L'outil caméra est donc à manier avec précaution. C'est pourquoi nous avions pris soin de prévenir les*

[131] *Ibid.*, p. 63, s.

participants que le jeu serait filmé, avant même que les acteurs ne soient choisis. De même, il a été convenu avec les participants que les images enregistrées lors des soirées ne seraient jamais diffusées en dehors du groupe dans lequel elles avaient été filmées, afin de garantir leur anonymat. Le problème de la conservation des images et de leur utilisation représente le frein principal au développement de cette technique dans l'enseignement universitaire. Mais l'expérience qu'ont les autres pays et les autres filières de l'utilisation de cet outil devrait permettre de faciliter son développement pour le bénéfice des étudiants »[132].

Le fait d'expliquer tout cela dans le débriefing permet d'ouvrir un débat et d'échanger les différentes expériences personnelles et de groupe, mais c'est aussi un moyen de faire disparaître toute forme de sentiment d'inégalité chez les uns et les autres. Travailler entre pairs les aide à supprimer très rapidement le sentiment de jugement inégal, puisqu'ils ont le même parcours d'enseignement et les mêmes lacunes en vidéoscopie. Selon Yacoub[133], chargé des ateliers de construction des maisons bâtonniers, les résidents ne constatent ou n'avancent pas assez vers des situations gênantes puisqu'ils présentent les mêmes pathologies et qu'ils cherchent les mêmes objectifs de santé et d'insertion ou de resocialisation. Il faut donc accorder un temps bien déterminé, pour pouvoir enlever les barrières empêchant la manifestation des idées critiques et évolutives dans un environnement équilibré.

Cette étude a aussi connu du succès lorsqu'elle a été réalisée dans des milieux hors du cadre universitaire. Le jeu de rôles touchait la sensibilité des participants du fait qu'ici, il n'y avait pas l'enjeu de la réussite des études à la fin de la pratique. Il était juste question de jouer pour manifester des émotions et des sentiments accessibles que par l'action dramatique. Les acteurs avaient une forme de sécurité et de liberté et la présence des enseignants accompagnateurs des comédiens n'a pas été un obstacle ni un problème pour les participants. *« Une*

---

[132] *Ibid.*, p. 64, s.

[133] Un échange qui a eu lieu à l'Université de Paris 8, *op. cit.*

participante disait avoir ressenti plus de sérieux, plus d'implication de la part des internes présents que lors d'une séance réalisée à la faculté. Cette différence d'implication inhérente au lieu de réalisation pourrait trouver son origine dans le choix de l'étudiant de participer à l'expérience, lequel choix est physiquement matérialisé par un déplacement "géographique" démontrant ainsi un réel intérêt. En se plaçant dans le champ du positivisme logique du Cercle de Vienne, groupe de philosophes du vingtième siècle, les "jugements de faits" (il pleut par exemple) se distinguent des "jugements de valeur" (tel que le jeu de rôles est le meilleur outil de formation). Il est acquis que ce sont les derniers qui sont craints par les participants d'un jeu de rôles. En effet, ils impliquent souvent une notion de morale lorsqu'ils concernent des comportements : d'un côté, les bonnes attitudes et, de l'autre, les mauvaises. Or l'idéal dans le cadre d'un jeu de rôles serait de convaincre acteurs et observateurs de se rapprocher d'une attitude telle que celle de neutralité axiologique, prônée par Max Weber. Celle-ci permettrait d'observer des faits sans émettre de jugement normatif, mais sans toutefois nier complètement l'existence d'un avis personnel. Idéalement donc, le jugement devrait être le plus objectif possible. Mais si nous envisageons le concept d'objectivité comme le font les philosophes relativistes comme Richard Rorty, nous devons admettre qu'il est impossible de s'abstraire totalement de notre culture et de nos croyances pour envisager le monde tel qu'il est. Or, notre culture place le médecin dans la position de celui qui détient le Savoir, qui va émettre un diagnostic et donc un jugement sur le problème qui lui est présenté. Le patient va donc par "habitus" mettre son médecin dans une situation de supériorité, que celui-ci accepte d'ailleurs, puisqu'il partage la même culture que son patient et que cet état de fait lui a aussi été inculqué durant sa formation. Se retrouver dans la position de celui qui présente l'élément à étudier, donc de celui qui va être jugé, n'est pas familier aux étudiants, d'où la présence d'une inquiétude palpable »[134].

En revanche, d'autres participants expliquent que le fait d'être observé, tant dans leurs attitudes que dans leurs modes de communications et d'échanges, est désagréable ou plutôt qu'il n'est pas agréable de le savoir au préalable. Pertinemment, celui qui joue sait déjà qu'il incarne un personnage dont le rôle reste fictif, créatif et imaginaire. Il incarne un rôle hors de lui-même ou autre que lui. Il est nécessaire qu'il ait un jugement sur le rôle joué, point par point, afin d'envisager une phase d'amélioration à la fin de l'expérimentation. C'est pourquoi il est suggéré d'utiliser des pseudos pendant le jeu de rôles et lors des jugements pour éviter de heurter la personnalité du patient ou des participants en utilisant leurs propres prénoms. Ceci maintient la neutralité des acteurs et permet en permanence la préservation de leur image. C'est aussi un moyen de pouvoir faciliter la communication verbale sans crainte de se manifester ouvertement.

Il y a des étudiants qui se disent heureux d'avoir joué le rôle du médecin qui est leur future profession et qui acceptent d'être corrigés positivement dans le but de mieux incarner leur vie professionnelle. La vidéo leur a permis de revoir eux-mêmes leurs attitudes et leurs gestuelles et de comprendre que le corps a un langage non maîtrisable par la seule communication verbale. *« Savoir reconnaître des signes émotionnels dans les gestes de son patient comme identifier ses propres attitudes traduisant certains sentiments tels que l'irritation, la nervosité, peut être utile au médecin. Or la communication non verbale n'est pas un sujet très souvent abordé durant les études de médecine. Contrairement aux pays anglo-saxons, la communication professionnelle en santé en général n'occupe pas de réelle place dans la formation des médecins en France, alors que c'est justement un métier de dialogue et de relation humaine. Mais cette constatation ne devrait bientôt plus être de*

[134] Chloé Cécile DELACOUR, *« Le jeu de rôles dans le cadre de la formation à la relation médecin-patient : quel vécu pour les internes de Médecine générale ? », op. cit.*, p.65, s.

rigueur. On note en effet un intérêt croissant pour la relation médecin/malade »[135].

L'élément positif à retenir dans le jeu de rôles est que les apprentis en médecine générale et les patients ainsi que le public voyeur ont tous compris que l'usage ou la pratique de cet outil pédagogique est très utile dans la formation des futurs médecins, mais aussi pour stimuler les émotions des patients. Malgré les difficultés attachées à cette pratique, certains étudiants demandaient que la pratique du jeu de rôles soit mieux organisée, puisque la plupart de temps les scènes sont *« peu préparées, débriefing trop court, pas forcément constructif. Il y a donc nécessité de développer également l'intérêt des formateurs pour le jeu de rôles et de leur offrir la possibilité de se former eux-mêmes à la technique »*[136].

Cette étude encourage donc la pratique du jeu de rôles dans la formation médicale pour préparer bien en amont les futurs médecins généralistes à lire les émotions et les sentiments des patients, afin de bien comprendre leurs douleurs et les assimiler à une pathologie. Il est compréhensible qu'ils soient stressés d'être jugés sur leur pratique et leur attitude ou sur leur souffrance pour certains. Raison pour laquelle il faut toujours tenir compte de tous ces éléments dès le début de l'organisation et de la réalisation du jeu de rôles pédagogique au sein des établissements de santé.

B] LE MATÉRIEL ET LES MÉTHODES APPLIQUÉES

Il n'était pas évident dans ce travail de pouvoir placer une méthode de recherche quantitative, mais il était aussi indispensable de faire un choix et d'associer enfin plusieurs moyens et perspectives théoriques pour répondre aux exigences de cette thématique. Lors des exercices, quelques questionnaires de méthode et d'éthique ont été soumis aux participants. Ces derniers devaient se prononcer sur la pratique artistique de la

[135] *Ibid.*, p. 67.
[136] *Ibid.*, p. 68.

dramathérapie ou du psychodrame et du sociodrame d'une part, et, d'autre part, sur tout ce qui concerne les différentes méthodes d'art-thérapies chez le praticien en formation de médecine générale. La question du matériel et des méthodes appliquées soulève d'autres thématiques d'éthiques propres aux techniques artistiques.

Dans la dramathérapie, le comédien maître du jeu de rôles utilise des techniques théâtrales dans un cadre de recherche clinique et/ou éducative portant sur différentes interventions avec des objectifs différents. Leurs interventions ont de façon générale des préoccupations qui se concentrent sur le toucher, la voix, la gestuelle, le comportement, le mental, le corporel et le milieu social en relation avec autrui. Toutes ces notions se situent entre le passage par l'acte vers le passage à l'acte tout en sachant que la magie s'effectue à la fois par le corps, la langue, la maladie, l'émotion et le jeu. Cette même pratique est similaire à celle de la danse-thérapie qui met en évidence la langue, le corps, les mouvements, langue des mouvements, mais cette pratique s'interroge aussi sur le statut de la parole lors des ateliers.

Par le matériel de la dramathérapie, quelle est la méthode appliquée pour témoigner verbalement ou corporellement les ressentis, les émotions ou les douleurs restituées pendant une séance de jeu dramatique soit en groupe ou en individuel dirigée par des comédiens art-thérapeutes ou d'autres disciplines ? Le théâtre, comme la danse, utilise des éléments sonores, de la musique pour réactiver l'organe des sens – l'oreille –, dans une forme de travail d'écoute active et beaucoup plus réceptive. Ici, la question de l'élément sonore porte sur la durée de l'usage pour éviter qu'il domine l'exercice et le transforme en un cours de danse pure. C'est encore le cas lorsque le patient est appelé à évaluer l'influence de l'instrument de musique et la compétence instrumentale de l'art dramatique, car l'élément sonore peut aussi influencer le choix de l'instrumentarium[137] du malade. Lorsqu'il s'agit de la

[137] En art-thérapie, l'instrumentarium est défini comme l'ensemble des instruments utilisés pour une œuvre précise.

musicothérapie l'instrument sonore est soumis aussi à la critique puisqu'il peut définir le goût de la musique du patient sans pouvoir définir la pathologie dont souffre le malade. Le niveau de la régulation sonore est aussi important par rapport aux cris demandés par le comédien comme réponse attendue à une expression spontanée.

1) La recherche quantitative

Le choix de la recherche quantitative est plus important puisque la majorité des artistes le considèrent comme une forme d'approche directe des comportements humains. Tout d'abord, la recherche quantitative a été initiée et développée depuis les débuts du XXe siècle dans les expérimentations des sciences humaines et sociales. Cette méthode a pour but de compléter la carence des méthodes déjà utilisées dans la même étude et qui n'ont pas pu aboutir à l'objectif visé par exemple sur les comportements, sur les douleurs, sur les émotions des patients ou sur les modalités d'insertion ou de réinsertion. C'est pourquoi les professionnels du domaine de la santé se sont très vite intéressés à cette manière de recherche quantitative qui vient pallier les méthodes existantes et apporter un nouvel angle d'observation.

La recherche quantitative est liée bien sûr à un certain nombre d'étapes associées aujourd'hui à la finalité du travail de recherche, mais aussi à l'ensemble des méthodologies envisagées. Toutefois, elles sont confrontées à de multiples amalgames, mais elles contribuent d'une part, à la mise en œuvre des théories et, d'autre part, à la mise à l'épreuve des hypothèses de recherche. Certains comédiens mettent ce cadre de recherche méthodologique dans l'ensemble des opérations, des démarches et des moyens déployés afin de parvenir avec succès aux objectifs définis.

Il n'est pas éthique de parler de recherche quantitative sans parler de recherche qualitative. Ces deux notions employées de façon complémentaire peuvent *« désigner plusieurs choses, en particulier des données ou encore des techniques de collecte et de traitement de ces données. Par exemple, dans l'étude de cas, les données recueillies sont majoritairement qualitatives (discours, textes, vidéos, photos), mais elles peuvent aussi être quantitatives (fréquences de mots, mesures). Les modes de collecte de ces matériaux sont diversifiés : entretiens/entrevues semi ou non directifs, conversations ordinaires, observation, étude de documents écrits ou visuels, etc. Le questionnaire est parfois employé lors d'une étude de cas, mais il n'occupe alors qu'une place secondaire »*[138].

Dans ce même article, il est clairement expliqué que la majorité des chercheurs dans ce domaine indiquent que la recherche quantitative désigne l'ensemble des études qui portent des analyses tirées de gros échantillons déjà sélectionnés tandis que la recherche qualitative porte sur un cas ou quelques cas bien définis ou précis. *« Une dernière précision s'impose. Le travail qualitatif a fréquemment été assimilé à une phase antérieure (exploratoire) d'une recherche quantitative (Evrard, Pras et Roux, 1997). Dans cet échange, nous parlerons de recherche qualitative en tant que stratégie en soi et non en tant que prélude à une approche confirmatoire ultérieure »*[139].

Alain Jolibert explique dans ce même article pourquoi son choix s'est orienté vers la méthode de recherche quantitative. Ses explications démontrent que cette manière de recherche domine très nettement l'espace des sciences sociales comme la psychologie cognitive, la sociologie, l'économie, le marketing, le social, l'éducation et plus particulièrement la médecine. Il était bien reconnu qu'auparavant, *« il était difficile de publier les résultats de recherches qualitatives sauf, peut-être, quand elles étaient l'œuvre de chercheurs reconnus. [...] Ce n'est que lors de ces vingt dernières années que l'intérêt pour le qualitatif s'est fortement accru. Dès lors, le quantitatif a pu apparaître comme une solution de facilité, alors que c'est loin d'être le cas, une solide formation étant indispensable pour entreprendre*

[138] Yvonne GIORDANO, Alain JOLIBERT, *« Pourquoi je préfère la recherche quantitative. Pourquoi je préfère la recherche qualitative »*, Revue Internationale PME, Éditions EMS, 2016, 29 (2). p. 1.
[139] *Ibid.*, p. 2.

sérieusement une recherche quantitative. Par ailleurs, le parcours du chercheur lui-même le prédétermine dans le choix des méthodes d'analyse. Celles-ci ne s'inventant pas, celui qui n'est pas formé à ces méthodes ne peut les utiliser »[140].

Il est enfin temps d'affirmer que la recherche quantitative utilisée avec la mise en place des analyses variées et des observations sur le jeu de rôles dirigées par des comédiens, des chercheurs, ainsi que par des médecins et l'ensemble du corps médical est un élément encourageant le goût de la technique du travail. Elle aide également en permanence le milieu d'insertion, de réinsertion et de socialisation ou de resocialisation du patient ou du résident en stimulant leurs émotions ou leurs sentiments.

La place de la recherche quantitative dans le jeu de rôles se trouve au centre d'une théorie déjà existante et bien connue dans la littérature qui consiste à tester ces théories par des hypothèses comparatives et à proposer des combinaisons qui respectent le ou les courants dominant la recherche.

Par exemple : le chercheur doit en principe maîtriser les résultats antérieurs afin de mieux analyser étroitement les vides théoriques, les carences ou les incohérences constatés lors de sa démarche et au final, avancer son observation sur l'ensemble du processus. Les analyses doivent s'intégrer aux résultats construits par un autre chercheur qui doit les mettre en problématique dans le but d'obtenir de nouveaux résultats concernant un cadre bien défini.

Cette méthode *« fournit donc une analyse plus rigoureuse qu'une simple discussion classique des travaux déjà effectués sur le sujet, car elle utilise des procédures statistiques sur la collecte de résultats empiriques provenant de chaque étude afin de les intégrer, synthétiser ou de leur donner du sens. L'analyse quantitative n'est pas une fin en soi. Comme le précise Kerlinger (1977), le chercheur déduit les conséquences de ses hypothèses. Pour ce faire, il fait appel à son expérience, son savoir et sa perspicacité. Il se peut alors que le problème sur*

[140] *Ibid.*, p. 3.

lequel il débouche soit différent de celui qu'il avait envisagé ou, parfois, soit beaucoup plus compliqué que celui qu'il envisageait au départ. Le chercheur qui possède ce goût se plaira dans ce genre d'exercice. Si le goût pour la déduction peut être naturel chez l'individu, il peut aussi être appris dans les programmes doctoraux »[141].

Lors des enquêtes menées pour ce travail, il a été constaté que cette démarche est très ancienne, mais elle a été beaucoup expérimentée comme source d'informations sur le mode de vie et le fonctionnement de la personne humaine par rapport aux interactions des individus avec leur environnement ou leur milieu social. En art-thérapie comme en médecine générale, les enquêteurs ou les chercheurs, quel que soit leur niveau d'étude ou leur cadre professionnel utilisent principalement les méthodes qualitatives, essentiellement de façon inductive pour remettre en question les relations médecin-patient, patient-comédien et les phénomènes socioprofessionnels et environnementaux. Il n'est pas évident d'employer les méthodes qualitatives dans les études sur les comportements humains puisqu'elles se déroulent très rigoureusement comme les méthodes quantitatives, mais avec des principes et des objets différents ainsi qu'avec des méthodes employées et des techniques d'analyse différentes également.

Le patient examiné doit aussi être disponible pour répondre aux exigences de la recherche, mais la question de l'étude doit effectivement être définie clairement dès le départ de l'analyse. Chloé Cécile Delacour précise dans sa thèse que la question avancée pour le départ de la recherche *« n'est pas qualifiée d'"hypothèse", au sens scientifique et statistique du terme. En effet, le but n'est pas de démontrer sa véracité et sa validité, mais de définir les concepts en jeu. Cette question de recherche détermine la perspective théorique (théorisation ancrée, phénoménologie...) de l'étude et la méthode de recueil des données indiquée (observations, entretiens individuels ou en groupe dit focus group). Le plus souvent une revue de la*

[141] *Ibid.*, p. 4.

littérature est réalisée pour délimiter le champ d'investigation, sauf dans la théorisation ancrée. En effet, dans cette démarche purement interprétative, la connaissance préalable d'éléments issus de travaux antérieurs peut être considérée comme une gêne. Ces éléments deviennent des préjugés qui modifient la vision de l'investigateur et l'empêchent de développer sa propre interprétation à partir de l'analyse des données recueillies »[142].

En suivant cette philosophie d'observation, cette recherche confirme l'idée avancée puisque dans toutes démarches, il n'y a pas d'hypothèses énoncées au préalable, mais plutôt une façon de mieux créer un cadre de travail positif à la recherche. Cette question ouvre le champ de travail et d'analyse pour mieux appréhender les comportements humains dans leur généralité. La même thèse explique en apportant plus de précisions que : *« L'analyse et l'interprétation des propos ou des comportements des sujets étudiés génèrent les questions. Aussi de nombreuses études qualitatives débouchent sur une étude quantitative : les hypothèses issues de la première étude servent de base à la seconde. Pour une étude qualitative, l'échantillon de population nécessaire s'avère souvent moins important que celui d'une étude quantitative. Il suffit d'avoir une variété suffisante de sujets permettant d'obtenir l'ensemble des idées et représentations conceptuelles exprimables au sein de la communauté étudiée. Communauté est ici entendue dans le sens d'un ensemble de personnes partageant des caractères en commun (la communauté des patients, des internes de médecine par exemple). Le nombre de participants ne s'établit donc pas au préalable, mais se définit spontanément lorsque la "saturation des données" est acquise, c'est-à-dire qu'il n'apparaît plus de concepts nouveaux au cours des entretiens ou des observations réalisées »*[143].

Il est donc important de préciser ici que le comédien en charge des ateliers psychodramatiques et sociodramatiques a

---

[142] Chloé Cécile DELACOUR, « *Le jeu de rôles dans le cadre de la formation à la relation médecin-patient : quel vécu pour les internes de Médecine générale ?* », *op. cit.*, p. 34.

[143] *Ibid.*, p. 35.

l'obligation de mettre en question le vécu du patient ou des résidents, de chercher à comprendre le pourquoi de la présence des troubles psychiques et des douleurs intenses pour mieux envisager l'intégration, l'insertion ou la socialisation du malade après son hospitalisation. Le choix des outils dépend du constat fait suite aux analyses effectuées en posant toutes les questions possibles aux patients, aux proches, aux familles, aux participants ainsi qu'aux différentes hypothèses précédentes, avant de commencer la séance du jeu de rôles. Ces questions peuvent par exemple mettre en cause les comportements humains du malade en analysant non seulement son environnement, son entourage, sa profession, mais aussi sa maladie et son projet de vie – son avenir.

a) Le choix de méthodes de recherche quantitative

Le problème lié au choix de la méthode de recherche quantitative est que ses fondements sont au centre des exercices fondés sur des méthodes expérimentales qui restent jusqu'à présent critiquables sur le fait que la plupart des institutions spécialisées dans l'expérimentation l'exploitent autrement, elles en font une vraie industrie et elles perdent de leur efficacité, d'autant que les institutions en question ne publient pas toutes leurs recherches. Elles ne publient que les expérimentations réussies. Pourtant, ces expérimentations déjà réussies n'apportent pas assez d'avantages à celui qui prendra le relais pour développer l'observation. Il y a une deuxième critique empêchant le choix de la méthode, elle concerne bien sûr les conditions mises en place pour l'expérimentation. *« Afin d'éviter la contamination de la relation causale entre variables explicatives et expliquées, les chercheurs multiplient les conditions permettant de neutraliser les variables dites "de contrôle", c'est-à-dire les variables qui pourraient affecter les résultats en dehors des variables manipulées. Ce faisant, ils accroissent la validité interne de l'expérimentation aux dépens de sa validité externe, c'est-à-dire, de la capacité de généralisation. Il existe de très nombreux biais concernant les validités interne ou externe des expérimentations, ce qui rend périlleuse leur mise en œuvre »*[144].

Cette méthode connaît aussi de nombreux biais qui empêchent la réussite de la recherche quantitative. Par exemple : une réponse donnée par le patient ou le participant en répondant à une question qui lui a été posée, mais le répondant interagit en fonction de ce qu'il perçoit d'une part, et, d'autre part, de ce qu'il a interprété ou de ce qu'il croit attendu ou bien savoir, mais aussi de ce qu'il pense être ce que le demandeur de l'information souhaite. C'est pourquoi il faut toujours éviter que le répondant ait des idées sur le sens de la recherche ou de l'objet de l'enquête. S'il est influencé par l'outil utilisé, par l'enquêtant ou par le jeu mis en place, cela peut encourager sa volonté de participer positivement à l'étude ou à l'enquête et cela peut tout fausser. La valeur du questionnement est soumise aux conditions de validation de l'enquête. Il ne faut pas qu'il y ait des menaces potentielles empêchant la validité interne ou externe des données constituant les résultats obtenus. Cette influence peut aussi se trouver dans la recherche qualitative et ça peut annuler toute la procédure engagée.

b) Est-il possible de dire que l'analyse quantitative repose sur une fausse analyse ou sur une fausse causalité ?

Dans leur très grande majorité, les analyses quantitatives reposent sur des fondements ou des matrices de témoignages incertains où l'influence de l'outil, de l'enquête ou de l'enquêteur fausse les données collectées par le chercheur.

Il est indispensable de parler du niveau de compréhension de la personne ciblée par la recherche, son état de discernement, le langage utilisé, les signes de communication, le temps accordé, ainsi que son état de santé. Car les états indiqués peuvent aussi influencer ou mal orienter les résultats à l'insu du malade ou sans se rendre compte qu'il est hors jeu.

---

144 Yvonne GIORDANO, Alain JOLIBERT, *« Pourquoi je préfère la recherche quantitative. Pourquoi je préfère la recherche qualitative »*, *op. cit.*, p. 4.

Il faut absolument qu'il y ait un lien de causalité entre l'information demandée par le chercheur et les données avancées par le patient ou les résidents. C'est ici que le comédien en charge des soins est obligé de bien analyser les données avant de donner ses résultats finaux. Il doit être en mesure de bien cadrer sa théorie d'analyse pour mieux comprendre les phénomènes entourant le patient et qui peuvent influencer son avis, ainsi que d'intégrer très rapidement l'ensemble des variables l'expliquant.

C'est la cas par exemple d'un patient qui souffre de troubles psychologiques dus à un choc, un débat ou un événement familial qu'il n'a pas pu maîtriser tel qu'un accident de voiture à la sortie d'un concert ou d'autres. La plupart des gens ne supportent pas ce genre d'événement. Le directeur de l'atelier du jeu de rôles doit, en utilisant son outil de recherche quantitative, prendre en compte les troubles dont souffre son patient, mais aussi son passé – ses antécédents. La question posée lors de l'atelier de recherche est accompagnée par un instrument de musique du même artiste qui jouait dans le concert qui a précédé l'accident le même jour. Il est évident que la personne interrogée sera sous le choc si elle n'est pas assez forte pour maîtriser ses émotions, ses sentiments et ses angoisses. Elle peut donc donner comme réponse de fausses analyses comme elle peut aussi tout gérer et donner des hypothèses très correctes sans aucune influence de son passé. Ce qui est très rare puisque la majorité des malades se laisse emporter par leurs sentiments sous l'état d'émotions, de pleurs et de larmes.

C'est encore le cas des réponses faites lorsque les questions posées touchent un niveau de vie sociale. La personne qui est à l'abri du froid n'aura pas les mêmes sentiments que la personne exposée dans le froid de l'hiver par exemple ou la personne exposée à une situation vulnérable puisqu'elle est fragilisée.

Tous ces biais peuvent fausser le sens de la recherche et *« seule l'expérimentation permet de mettre en évidence un lien de causalité puisque, lorsque celle-ci est bien réalisée, seules les manipulations des variables explicatives sont à l'origine de la(les) variation(s) de la (les) variable(s) expliquée(s). [...] Dans de nombreuses situations de gestion, le chercheur devrait tester des relations non linéaires de forme U ou U inversées ou encore curvilinéaires croissantes ou décroissantes. Si la détection de formes non linéaires est connue depuis fort longtemps (Aitken et West, 1991), l'utilisation de tests de non-linéarité s'est particulièrement accrue en sciences sociales ainsi que dans certains domaines de la gestion. Une illustration de forme curvilinéaire concerne le lien entre les traits de personnalité et la performance (Le et al., 2011) qui, pendant longtemps, a été considéré comme linéaire »*[145].

Ce cadre de recherche ou d'étude de la relation entre comédien et patient dans l'action dramatique découle de la rencontre de l'ensemble des usagers du système et du problème auquel se heurtent ses derniers d'une part, et, d'autre part, du besoin d'améliorer les connaissances de la recherche fondamentale. C'est encore le cas dans la recherche de la relation entre médecin et patient dans la médecine générale considérée aujourd'hui insuffisante dans l'accompagnement du patient, raison pour laquelle elle constitue le sujet ou le centre de la problématique de cette recherche.

Dans cette démarche, les informations ont été obtenues auprès des résidents, des patients et participants lors de trois entretiens distincts. Le premier a eu lieu avant la réalisation de l'atelier du jeu de rôles, le deuxième pendant l'exercice et le troisième a eu lieu dans un délai d'un mois après les séances. En principe, tous ces entretiens ont été enregistrés avec l'autorisation des participants et ces bandes sonores ont été retranscrites ensuite mot à mot, en analysant les propos et en effaçant les noms propres cités dans les passages sonores. Le travail s'est effectué dans un esprit de confiance, en rendant anonymes tous les participants.

Les mêmes observations se retrouvent dans la recherche quantitative du jeu de rôles exercé dans l'enseignement de médecine générale, surtout dans la phase de la pratique, comme

---

[145] *Ibid.*, p. 5, s.

Chloé Cécile Delacour l'explique bien dans sa thèse : *« L'ensemble des écrits est conservé sous forme de documents Word. (Ces documents sont disponibles auprès de l'investigateur sur simple demande.) Les entretiens réalisés avant les jeux de rôles avaient pour but d'explorer le vécu des participants avant l'intervention. Ces entretiens étaient collectifs, on parle de focus group. Dans notre étude, chaque groupe était constitué des internes de médecine générale volontaires. L'investigateur de l'étude a exercé le rôle d'animateur de la discussion pour chaque focus group. Un observateur a assisté à trois des quatre entretiens. Concernant les entretiens qui ont eu lieu dans un deuxième temps, trois ont été réalisés en groupe et deux par entretien individuel. Notre intention avec cette deuxième rencontre était de connaître l'impact de la séance de jeu de rôles sur le comportement professionnel des internes volontaires et le vécu du jeu de rôles que nous avons effectué dans le cadre de ce travail. Tous les entretiens ont été menés de façon semi-dirigée, à l'aide d'une grille d'entretien comprenant un certain nombre de questions. Ce type de grille fournit une aide pour guider les discussions des participants, les relancer en cas de silence. L'ensemble des questions doit être abordé durant la discussion, mais sans forcément suivre le plan de rédaction de la grille. La spontanéité de la discussion doit être préservée. Lors des entretiens préalables aux jeux de rôles, les questions permettaient de savoir si les participants avaient déjà réalisé des jeux de rôles durant leur formation antérieure et si c'était le cas, quel avait été le vécu de ces jeux de rôles »*[146].

2) Peut-on parler de genre textuel dans l'improvisation ?

Dans l'outil pédagogique de la recherche sur le jeu de rôles de l'activité dramatique, à base d'improvisations et de création pour l'acteur, le genre textuel peut jouer un rôle dans

[146] Chloé Cécile DELACOUR, *« Le jeu de rôles dans le cadre de la formation à la relation médecin-patient : quel vécu pour les internes de Médecine Générale ? »*, *op. cit.*, p. 37.

l'improvisation de la personne mise en étude ou du groupe mis en exercice, seulement si le texte laisse une marge de manœuvre pour l'acteur dans les didascalies soit du côté du renforcement du texte, soit pour les mouvements et les gestes.

Une autre observation est avancée par Roxane Gagnon qui répond à cette question en disant que : « *Outil de recherche et de création pour l'acteur professionnel, discipline dans le cursus des écoles de théâtre, match théâtral, technique de communication, activité d'initiation à l'art dramatique, ces différentes formes improvisées recoupent certes des parentés multiples, mais contrairement au genre textuel ne s'inscrivent pas dans un horizon d'attente générique.*

Si nous prenons les trois dimensions essentielles du genre, à savoir des contenus dicibles, une structure communicative particulière des textes et des configurations spécifiques d'unités langagières (Schneuwly & Dolz, 1997), nous voyons bien qu'il n'y a dans l'improvisation théâtrale ni constantes ni conventions. Lieu de toutes les possibilités, l'improvisation se joue à la manière d'un film de cinéma muet, d'une comédie musicale, d'un péplum, d'un polar, d'un roman de Jules Verne, d'une pièce d'Ionesco, d'un film de Fellini et de tout ce qu'en décident les joueurs impliqués. La multiplicité des contenus et des formes est donc l'une de ses spécificités. Le jeu de l'improvisation est régi par des règles (l'écoute, le jeu d'équipe et le respect de la trame narrative), mais aussi par leur oubli. Il se joue seul ou à plusieurs, avec ou sans directives de départ ; sa structure communicative est donc monologuée ou dialoguée et se planifie parfois au préalable, mais toujours in media res (au sens latin, signifie littéralement : au milieu des choses)[147].

Cette structure se module en fonction des joueurs, de la catégorie imposée, s'il y a lieu, et en fonction du temps imparti et des réactions du public. Cette variété, ce réservoir de possibles se rapportent aussi à la textualisation. La contrainte

---

147 *In media res :* est une méthode ou procédé littéraire qui consiste ou qui admet à placer sans une préméditation ou au préalable le public, le spectateur ou le lecteur entre une action ou au milieu d'une action et les événements qui préviennent n'étant pas relatés qu'après coup.

donnée peut imposer aux joueurs de faire rimer chacune de leurs répliques ou, dans le cas d'une improvisation à la manière d'une tragédie grecque, qu'un chœur soit intégré à l'improvisation et chante et danse en accord avec l'action. Dans le vif de l'action, les rires du public vont parfois (souvent !) orienter les pistes d'action empruntées par les joueurs. L'improvisation se distingue donc du théâtre par cette création simultanée qui permet une écriture qui intègre directement les réactions du public, mais elle ne saurait présenter des formes stabilisées. Il s'agit donc d'un type d'activité orale qui implique une diversité de genres textuels. Pour nous, elle est une forme d'activités plurielles »[148].

Toutefois, si le jeu de rôles à base d'improvisations est centré sur un texte défini, le comédien responsable du déroulement de la séance ne cherche pas uniquement une performance sur la motivation orale, mais aussi sur la manière dont le sujet assimile son texte à ses gestes, ses émotions, ses douleurs ou ses angoisses.

Pour mieux comprendre cette observation, il est indispensable de parler de l'improvisation comme moyen de développement des capacités orales et écrites de l'enfant (par exemple dans l'enseignement).

a) L'improvisation du patient développe ses capacités orales et écrites

L'improvisation théâtrale est devenue aujourd'hui une des matières indispensables dans l'enseignement, pour aider les enfants – les élèves –, à structurer leur langage, à soigner leurs écrits et à développer leur niveau d'écoute. À l'école, la méthode de l'improvisation est attachée directement à l'usage et aux ateliers du théâtre thérapeutique et psycho-socio-dramatique. Elle a une place prépondérante parmi les outils pédagogiques du théâtre. Certes, dans les premières séances,

---

148 Roxane GAGNON, *« L'improvisation théâtrale au service de l'expression orale et écrite et de son enseignement »*, Revue suisse des sciences de l'éducation, Academic Press Fribourg, p. 5.

l'outil dramatique était associé au style traditionnel du théâtre. Celui du respect de l'usage des répertoires des textes des grands auteurs reconnus dans ce jeu dramatique. Après les deux grandes guerres, le jeu de Molière a encore eu de l'influence et son évolution s'est développée grâce à la démocratie participative des participants aux différentes séances du jeu de rôles. Par le respect des participants, des résidents, des élèves, ainsi que des parents et des enseignants qui participent à la démarche de l'improvisation, les comédiens tout comme les enseignants ont donné aux élèves une possibilité ou une marge de contribution aux jeux en acceptant un travail d'échange par la méthode de l'improvisation. C'est donc une nouvelle façon de représenter le théâtre, tournée vers les jeunes ou le jeune public, en choisissant les trois nouveaux modes de pédagogie du théâtre suivants. Il s'agit de développer : *« L'expérience pratique de grands textes en vue de renouveler la culture des participants, l'introduction de questionnement esthétique liée aux nouvelles façons de représenter le théâtre, les transformations dans le jeu de l'acteur où la recherche d'adéquation au rôle questionne la formation personnelle et culturelle du sujet jouant »*[149].

Pour renforcer cet angle d'observation, Roxane Gagnon expliquait que cette observation montre la présence de moyens allant dans le sens de la démocratisation des pratiques artistiques et culturelles dans l'enseignement, en mettant l'accent sur le déplacement de la pratique théâtrale fondée sur le texte écrit du répertoire qui sous-tend l'activité du comédien comme une nouvelle manière de faire l'activité libérée de l'acteur qui joue sur la scène. *« Le jeu n'est pas seulement la reproduction d'un modèle et l'apprentissage d'un comportement ; c'est l'expérience, la découverte, voire la restructuration d'un modèle, à travers des situations fictives, de l'individu dans son rapport à soi, aux autres et au monde (Klotz & Voltz, 1998, p. 579). C'est ce nouveau cadre qui permet l'usage de l'improvisation à l'école. Traitant des apports du jeu*

[149] *Ibid.*, p. 5.

de rôle dans l'enseignement des langues étrangères, Tabensky (1997) insiste sur l'importance de distinguer la spontanéité du spontanéisme.

La spontanéité-créativité n'est pas l'apanage du locuteur naïf, et elle peut se développer comme résultat d'une formation spécifique s'inscrivant dans le cadre d'une approche interactive de l'enseignement [...] [elle] présuppose une activité mentale organisée et intense dont elle se charge d'assumer l'aboutissement (Tabensky, 1997, pp. 6 et 23) »[150].

La notion de spontanéité est définie ici comme l'ensemble des méthodes ou des moyens caractérisant une nouvelle réponse originale à une situation ancienne ou une réponse adaptée à une situation nouvelle. Dans le jeu de rôles à base d'improvisations, le spontanéisme est considéré comme l'ensemble des paroles ou des mouvements ou de toute activité irréfléchie, libre, impulsive, instinctive et incontrôlable. *« C'est d'ailleurs la confusion entre ces deux termes qui explique la rareté d'activités axées sur l'improvisation ou le jeu de rôle dans l'enseignement des langues. Pourtant, il a été prouvé que de telles activités instituent un rapport non paralysant à l'erreur linguistique (Lacoste, 1980) et reconnaissent le lien entre le corps et l'esprit. Ce nouveau rapport à la langue est généré par une implication profonde dans la tâche qui, d'une part, minimise la crainte de la censure collective, et, d'autre part, conduit l'apprenti locuteur à s'assumer complètement en train de parler la langue cible. Ce travail de la spontanéité mène à une transformation du rapport au langage en le rendant conscient et volontaire. Le contrat d'apprentissage que pose plus particulièrement l'improvisation théâtrale implique la négociation de la signification d'une action ou d'un objet, mais aussi son acceptation par le partenaire de l'échange (Buysse, 2007). Fondée sur l'écoute de soi et des autres, l'improvisation donne accès aux élèves à une "analyse de la réalité à partir d'un discours donné dans un langage artistique original", elle est un "moyen d'interrogation et de vérification de la*

[150] *Ibid.*, p. 5, s.

communicabilité du discours tenu" ; elle est aussi un "comportement ludiquement élaboré à l'intérieur d'une situation." (Ryngaert, 1996, pp. 8-9). Elle profite du pouvoir d'attraction du jeu, en ayant comme caractéristique fondamentale de se fonder sur un va-et-vient entre la conscience des règles du jeu et l'oubli de ces règles dans une démarche simultanée (Ryngaert, 1996). L'improvisation théâtrale autorise les essais, les reprises et les retours en arrière ; et [...], elle rend possibles les allers-retours entre oral et écrit nécessaires, par exemple, à la création collective »[151].

En bref, il est admis par plusieurs professionnels de théâtre, ainsi que par des spécialistes de l'éducation et de l'enseignement, que l'improvisation favorise vraisemblablement l'évolution, le développement des capacités orales par des initiations au langage et les expressions orales. Il favorise le développement des prononciations tout en mettant en relief les mouvements du corps compatibles avec les textes improvisés. *« Cette forme d'activité invite, entre autres, à réagir en développant le sens de la répartie, à prendre sa place, à être présent et disponible, à entrer en relation avec l'autre et avec l'espace, à s'exprimer par le corps, à s'adapter à la situation de communication, à s'accepter et à accepter l'autre, à se décentrer, à s'engager et à engager l'autre »*[152].

Prenons par exemple un des sujets les plus travaillés dans les écoles françaises : parler de la fin de la Première ou de la Seconde Guerre mondiale. Ici, les élèves sont appelés à improviser des textes en restant dans ce contexte d'une part, et, la pratique d'improvisation théâtrale leur permet de se familiariser directement avec le travail d'écriture dramatique, d'autre part. Ils doivent écrire tout ce qu'ils disent à la fin de l'improvisation. Parfois, le groupe de travail est partagé en deux : il y a ceux qui jouent d'un côté, et, ceux qui écrivent les paroles improvisées en même temps que les acteurs les prononcent, de l'autre. Il y a une spontanéité entre les paroles improvisées et les écritures remaniées. Les élèves se trouvent en

---

[151] *Ibid.*, p. 6.
[152] *Ibid.*

situation d'apprentissage de l'écriture dramatique. Cette activité impose de traduire aussi sur le papier les expressions corporelles, faciales et les émotions manifestées lors de l'improvisation. *« Dans le travail d'écriture d'une saynète, l'improvisation et le canevas agissent comme des genres d'oraux et d'écrits intermédiaires à la disposition des élèves. Ces outils, d'une part, mettent en œuvre le dialogisme présent dans tout texte, soit la prise en charge et la hiérarchisation des différentes voix dans le discours. Les élèves doivent choisir parmi l'ensemble des propositions faites au moment du jeu spontané celles qui resteront sur papier. D'autre part, ils donnent à voir la manière dont se réorganisent les compétences internes, ce que Alcorta (2001) en traitant du brouillon appelle la "construction de l'architecture mentale du scripteur." (p. 131). Comment représenter à l'écrit, par exemple, ce qui aura été exprimé par le corps ? Comment inscrire sur papier les variations de tons qui ont tant fait rire l'auditoire au moment de l'improvisation ? L'articulation entre les scènes improvisées et les saynètes écrites structure le processus d'écriture. Par des occurrences fréquentes, l'apprenti scripteur fait progressivement bouger ses postures d'écriture. L'écrit et l'oral intermédiaires sont donc conçus comme des outils de construction de texte, des moyens de gérer la production (Alcorta, 2001) »*[153].

En principe, l'enseignant qui veut faire apprendre à ses élèves l'écriture dramatique les initie tout d'abord à l'improvisation, que ce soit en individuel ou en groupe, sur la base de thèmes répondant aux valeurs de la thématique recherchée. Après l'activité, les groupes écrivent chaque idée qui leur paraît importante et intéressante pour améliorer la pièce écrite. Lors de l'improvisation, les élèves échangent à l'oral sur un sujet fictif et ils retiennent des éléments importants, des gestes inattendus et des émotions ou des sentiments indispensables pour l'évolution du scénario. Ce jeu sert bien sûr d'élément de base à la reconstruction de la saynète. C'est

[153] *Ibid.*, p. 7.

pourquoi l'enseignant qui est le maître du jeu peut intervenir à tout moment pour recadrer et pour restructurer, soit la mise en place du groupe, soit l'évolution du jeu. Il est le guide principal de l'activité.

Il peut aussi participer à l'étape suivante qui *« consiste en la rédaction du canevas par les élèves, soit le squelette de la saynète, ses grandes lignes. Pour l'enseignant, il s'agit de faire travailler l'élève sur la mise en intrigue, c'est-à-dire la sélection et l'agencement des événements de manière à ce qu'ils forment un tout, une histoire, une action complète (Bronckart, 1996). À partir des notes qu'ils auront prises des premières improvisations, à partir aussi de leurs échanges rétrospectifs, chaque équipe doit rédiger le canevas de la saynète. Des improvisations plus ciblées peuvent être faites en vue de débloquer certains "nœuds" dans l'élaboration de la trame. Une fois le canevas rédigé, il peut être intéressant de travailler la mise en texte en regardant les transformations nécessaires des dialogues, de manière à passer d'une production orale spontanée à un écrit oralisé. Ici, l'utilisation des transcriptions de passages d'improvisation s'avère fort pertinente. La compréhension et la rédaction des indications scéniques, les didascalies internes (intégrées aux dialogues, elles caractérisent la situation d'énonciation) et externes (les indications données en marge du dialogue) pourraient faire l'objet d'un atelier en classe. Il y a aussi, tout au long de la séquence d'enseignement, à donner à lire des saynètes pour favoriser la reconnaissance de la structure du genre, laquelle, nous l'avons dit, est extrêmement variable »*[154].

La dernière étape est le moment de la rédaction du scénario, le directeur du jeu doit s'assurer que les élèves maîtrisent bien les étapes précédentes puisqu'elles sont intermédiaires. Elles devraient aider les équipes à mettre en mots toutes les répliques de l'improvisation théâtrale qui faisaient partie de l'échange, du dialogue et qui sont les fruits d'une création collective.

---

[154] *Ibid.*

b) Est-il possible d'improviser pour enseigner à travers le jeu de rôles ?

De prime abord, il faut chercher à savoir quels sont les points communs qui existent entre le jeu psychodramatique de l'art théâtral et l'enseignement.

Le ou les points communs se trouvent dans l'axe principal qui demande à l'acteur qui interprète un personnage, tout comme à l'enseignement, d'être proactif, d'être dynamique et d'assurer un niveau relationnel orienté autour de deux ou trois branches : développer le rapport à son personnage incarné, garder un lien avec son public voyeur, mais aussi avec les autres. *« Il est ainsi possible de tenter des rapprochements entre le métier de comédien et celui d'enseignant. C'est le pari d'ailleurs que tiennent Buysse (2007), Pelletier et Jutras (2008) et Runtz-Christan (2000). La pédagogue Runtz-Christan s'intéresse plus particulièrement aux savoir-être communs aux deux professions. Pour elle, les savoir-être de l'enseignant sont ce qui le rend capable de communiquer avec sa classe, de susciter l'envie d'apprendre, ce qui lui permet "de valoriser sans juger, de réguler sans régulariser, d'anticiper sans antécéder." (Runtz-Christan, 2000, p. 15). Parmi les savoir-être partagés par le comédien et l'enseignant, elle s'intéresse notamment à la présence, qu'elle définit comme le résultat d'un savant mélange entre séduction, regard, écoute, voix, aisance, attitude corporelle, rôle, imagination, concentration, professionnalisme et personnalité. Elle considère la prise de conscience de la présence – et de sa contrepartie nécessaire, la distance ! – comme le fruit d'un travail de réflexion dans l'action nécessaire à l'analyse de la pratique. La pédagogue insiste sur la valeur de la théâtralité dans l'enseignement : La théâtralité n'est pas un style pédagogique propre à certains enseignants doués pour le théâtre, elle relève bien plus essentiellement de la nécessité. Elle structure la relation professeur/élève, elle assoit l'autorité, elle donne à voir et à entendre le savoir (Runtz-Christan, 2000, pp. 110-111) »*[155].

Edmée Runtz-Christan, pédagogue passionnée par le théâtre, pose les questions suivantes : *« Enseigner ne serait-il pas un art de la scène ? L'enseignant ne serait-il pas un comédien ? Le texte – le savoir – n'est-il pas reçu en fonction de la "présence" de celui qui le transmet »*[156]. Selon ses recherches, la formation des enseignants tient compte de ces savoir-être et implique directement, dans leur métier, un travail sur la théâtralité. C'est une grande activité qui apporte un changement dans les comportements des élèves ; leur capacité d'écoute et leur niveau de motivation ont totalement changé. Pour retenir les élèves et pour garder et attirer leur attention, le corps des enseignants juge nécessaire de prendre l'outil théâtral à base d'improvisation du jeu de rôles comme une valeur ajoutée, un moyen nouveau ou un nouveau regard pour améliorer la qualité de l'enseignement. *« Une approche de l'enseignement fondée sur la théâtralité pourrait-elle jouer un rôle dans une amélioration de la relation pédagogique ? »*[157]. Pour répondre à cette interrogation, l'auteur met en question ces deux métiers et les compare en démontrant que le métier de professeur et celui de comédien ont en commun des éléments qui les réunissent, en dépit des quelques éléments qui les différencient – ce sont des fondamentaux. Parmi les éléments qui les réunissent, il y a la présence – mais celle-ci n'est pas un symbole de la séduction. Elle n'est pas non plus la gesticulation pour capter l'attention de l'élève, elle n'est ni la démagogie ni la méthode de nouer la relation entre enseignant et élève. Elle est tout simplement une forme d'exigence nécessaire et indispensable pour assurer la transmission du contenu des savoirs. C'est pourquoi plusieurs chercheurs acceptent l'idée selon laquelle le développement du savoir-être du professeur peut aujourd'hui faire l'objet de

---

155 *Ibid.*, p. 10.

156 Edmée RUNTZ-CHRISTAN, *« Enseignant et comédien, un même métier »*, ESF Éditeur, octobre 2000. (Résumé du livre).

157 *Ibid.*

discussions ou d'une formation animée par le travail artistique du comédien.

Sur ces principes *« Buysse (2007) est du même avis. Selon lui, les dispositifs des formations théâtrales et ceux de la formation des enseignants partagent plusieurs caractéristiques, notamment le fait de reposer sur des interactions sociales et une situation d'apprentissage engendrant à la fois compréhension, réflexion sur l'objet transmis et développement d'une réflexivité dépassant en cela cet objet. Il argue donc en faveur de l'emprunt d'éléments de la formation théâtrale pour les intégrer à la formation des enseignants. De cette manière, on participe au développement de capacités interactionnelles ou de savoir-être qui ont un impact positif sur le travail de l'enseignant et, généralement, sur l'apprentissage des élèves. De leur côté, Pelletier et Jutras (2008) montrent que l'entraînement à l'improvisation théâtrale peut développer la vigilance et la rapidité d'exécution devant une situation non planifiée. Ils s'appuient sur les bases de l'improvisation, telles qu'elles ont été formulées par Gravel et Lavergne (1987), afin d'établir des ponts entre l'improvisation et la gestion de classe. Le contexte interactif de l'improvisation s'apparente en effet à celui de la classe, car il demande coopération, écoute et attention soutenue. La gestion de classe se verrait donc facilitée par la maîtrise de capacités à improviser. Les deux chercheurs québécois en appellent également au concept de réflexion en action de Schön (1983) qu'ils traduisent par la faculté d'improviser dans le contexte interactif de la classe. Sur scène, les acteurs du théâtre d'improvisation jouent sans scénario ou texte ; leur performance s'appuie sur l'imprévisible. L'enseignant connaît à l'avance ce qu'il va enseigner ; toutefois, en fonction des réactions des élèves, il arrive fréquemment que la programmation prévue ne soit pas réalisée et que certains contenus viennent remplacer les contenus prédéterminés. Une formation à l'improvisation aiderait l'enseignant à faire face aux imprévus et à élaborer des solutions de manière créative »*[158].

Le théâtre dramatique de type improvisation contribue massivement à l'enseignement par le biais du jeu de rôles cherchant l'interaction entre l'enseignant et ses élèves. Cette étude montre que l'élève développe non seulement tous ces organes de sens, mais aussi ces capacités d'apprentissages.

Conclusion du Chapitre I

Tout au long de ce chapitre, l'étude démontre que la pratique du jeu de rôle comme instrument pédagogique dans le processus du soin du malade aide à réfléchir sur le lien développé, au fur et mesure, entre le malade et le groupe thérapeutique avec le psychodrame et le sociodrame. C'est pourquoi cette étude a interrogé les spécificités de cet outil en commençant par l'activité du jeu de rôles dans plusieurs institutions sociales et professionnelles.

Il était possible de constater lors des enquêtes de cette étude qu'avant de commencer le jeu, la plupart des participants hésitaient à entrer dans le jeu et surtout que certains d'entre eux osaient dire qu'ils n'aimaient pas ce genre de jeu et encore moins le jeu de rôles. Or, une fois qu'ils commençaient l'exercice, le jeu devenait fascinant et les patients ne voulaient surtout pas arrêter.

Toutefois, notre étude a encore remarqué que l'artiste participe dans le jeu en tant que praticien du sociodrame et du psychodrame d'un côté, et, de l'autre, en tant que maître du jeu et animateur artistico-thérapeutique. Ainsi, il est par conséquent logique de préciser que le comédien a toujours besoin de trois règles pour accompagner ses patients et les équipes participantes : le respect de l'anonymat, le respect des témoignages et l'interdiction de s'approprier une histoire mise en scène quelque soit sa valeur.

---

[158] Roxane GAGNON, *« L'improvisation théâtrale au service de l'expression orale et écrite et de son enseignement », op. cit.*, p. 10, s

Quant à la réflexion centrale de ce chapitre, il était question de savoir si la pratique du jeu de rôles dans les hôpitaux psychiatriques permet de trouver un bon niveau de socialisation ou resocialisation de la personne soignée.

La réponse est positive dans cette étude car elle démontre qu'actuellement l'exercice du jeu de rôles est considéré comme une activité absolument indispensable à la socialisation, à l'intégration et à la motivation de l'individu non seulement pour l'aider à changer ses comportements mais aussi pour l'aider à comprendre les facteurs d'interactions humaines.

Il est également possible de voir que le jeu de rôles a plusieurs méthodes à choisir selon le thème de l'exercice. Il est possible de suivre le choix du maître du jeu ou de choisir librement le thème à suivre entre participants. Seulement, personne ou aucun patient n'est autorisé à s'approprier un personnage ni à juger bon ou mauvais un tel ou tel personnage. Il est attentif de dire que l'essence du jeu est de savoir si les participants ont compris la règle dramatique et s'ils ont pu la mettre en pratique.

Afin de bien développer et de bien comprendre ce sujet d'étude, il est nécessaire de passer au second Chapitre II, portant sur *« La réalisation du théâtre dans les établissements de santé ».*

CHAPITRE II – LA RÉALISATION DE L'ACTIVITÉ THÉÂTRALE DANS LES ÉTABLISSEMENTS DE SANTÉ

« En tant que médecins, nous ne savons pas lire le langage des patients. Mais vous, les artistes qui travaillent avec le vécu des gens, vous pourriez nous aider »[159].

Ce chapitre est consacré à l'ensemble des étapes et des démarches facilitant l'implantation de l'activité théâtrale dans les établissements de soins. Cette activité se définit par la représentation en public des travaux réalisés pendant des mois et des mois ou de semaines en semaines.

Il est donc indispensable de parler ou d'évoquer plusieurs démarches artistiques des compagnies théâtrales et/ou des groupes afin de donner plusieurs éclairages à chaque élément nécessaire pour la réalisation d'une création dramatique.

Par exemple le Théâtre du Menteur qui intervient à l'Hôpital de Bligny à Briis-sous-Forges (Essonne) : son domaine d'intervention se concentre particulièrement dans les services de pédiatrie, dans les services psychiatriques et davantage chez les patients atteints du sida et/ou d'un cancer. François Chaffin affirme que les professionnels artistiques qui fréquentaient les hôpitaux n'avaient pas accès aux personnes adultes. L'intervention des artistes dans cet établissement date du début des années vingt. Le directeur de cet hôpital estimait qu'une activité culturelle comme l'art dramatique pouvait améliorer le traitement de ses patients atteints par exemple de tuberculose. C'est la raison pour laquelle le Théâtre de Bligny est inauguré très rapidement le 19 septembre 1934. Plusieurs artistes comme Michel Serrault, Madeleine Renaud, Louis de Funès, Jean-

[159] Professeur Jean-Philippe ASSAL, médecin diabétologue, un des pionniers de l'éducation thérapeutique, parlait à Marcos Malavia, metteur en scène et acteur de théâtre le 29/06/2015 consulté sur le site internet de l'Institut 3M : Maladies, Métaboliques et Médecine interne, le 27 décembre 2018 : http://institut-e3m.aphp.fr/du-theatre-par-pour-les-patients-au-coeur-de-lhopital-lexperience-du-theatre-du-vecu-en-diabetologie/

Louis Barrault et Bourvil vont prendre l'initiative de se produire dans ce théâtre. Tous ces comédiens jugeaient que ce public était très exigeant, mais aussi très approprié à leur savoir-faire, c'est pourquoi ils souhaitaient toujours représenter leur œuvre dans ce théâtre avant de les présenter à Paris. Ces sortes d'avant-premières continuent toujours aujourd'hui non seulement pour l'intérêt des patients, mais aussi pour celui des personnels et des proches des patients. Dans les années quatre-vingt-dix, le *« Programme Culture à l'Hôpital »*[160] présentait un intérêt particulier pour le directeur de l'établissement et son équipe technique. Ils vont donc accorder des moyens pour construire un autre théâtre, au sein même de l'hôpital, avec un plateau de six mètres par quatre et une salle de soixante-dix places. C'est ainsi que l'activité des ateliers théâtre est née à l'Hôpital de Bligny, dirigée par Valérie Dassonville et François Chaffin. En 1996, ils ont proposé une série d'actions culturelles au public de l'hôpital, avec comme cibles les patients, le personnel, le public de proximité et le public rural du canton de Limours.

Le coût de la réalisation – ou plus largement l'aspect financier des différentes actions mises en place, ne fait pas partie de cette recherche ; mais il est néanmoins important de dire, pour information, que l'hôpital et ses partenaires, le Département et/ou la Région, doivent accorder tous ensemble des financements pour permettre à ces projets théâtraux d'être réalisé. Les hôpitaux qui pratiquent le théâtre comme moyen thérapeutique ont besoin d'aides financières[161] pour assurer la survie des différents projets dramatiques et culturels.

Le Théâtre de Bligny fixe un tarif forfaitaire pour avoir accès à la représentation en public. Le spectateur a une spécificité attendue par les acteurs, c'est d'être captif et d'être dans le besoin comme le spectateur qui se trouve dans une situation de souffrance, quelle que soit sa pathologie. Quand le patient décide de se rendre au théâtre, il s'endimanche et en

[160] Convention signée le 4 mai 1999, *op. cit*

[161] Toutefois, cette étude n'abordera pas la question financière, laissant à un autre chercheur le soin de creuser cette thématique.

général, il vient accompagner de sa famille, de ses parents, de ses enfants ou de ses proches pour qu'il se sente à l'aise. Les habitants de proximité viennent aussi profiter de ce moment idéal qu'est la représentation. François Chaffin explique que ce moment de métissage, d'échange entre bien-portants et patients constitue certainement, pour les comédiens, une motivation supplémentaire dans la réalisation de leur travail. C'est pour cela qu'ils ont décidé de faire de ce projet un projet de théâtre permanent au sein de l'établissement, avec la présence d'une équipe culturelle et des équipements culturels de proximité et avec un objectif central destiné à tous les résidents de l'hôpital. Il est également prévu pour le personnel de l'institution et pour le public de proximité. Ils invitent aussi différentes compagnies à venir participer massivement à ce projet pour répondre aux besoins des malades. François Chaffin et son équipe mettent à la disposition des compagnies et des associations participantes une infrastructure de spectacle tout à fait opérationnelle et qui est disponible à tout moment avec des moyens techniques et des équipements scéniques complets et adéquats.

Dans les principaux fondements du projet, il y a un principe selon lequel le théâtre ne doit pas être subi, il doit absolument faire l'objet d'une démarche libre, volontaire et/ou recommandée par un service de soins.

Ce chapitre pose des questions qui reviennent souvent, autrefois comme aujourd'hui, non seulement dans les hôpitaux psychiatriques, mais aussi dans les services de pédiatrie. Comment est-il possible de réaliser une activité dramatique dans les centres de santé ? Quelles sont les étapes artistiques à suivre pour mener à bien l'expérimentation théâtrale devant un grand public ? Pourquoi l'hôpital français veut-il séduire ses patients ? La crise financière qui touche les établissements de santé conduit-elle ces derniers à développer une forme de tourisme médical ?

Pour mieux cerner largement ces questions, il est proposé d'aborder tout d'abord : *« Le programme et l'activité théâtrale au sein de l'établissement de santé »* en Section I et *« Les grands moments de la séance de formation »* en Section II.

SECTION I - LE PROGRAMME ET LA RÉALISATION DE L'ACTIVITÉ THÉÂTRALE AU SEIN DE L'ÉTABLISSEMENT DE SANTÉ

La plupart des artistes et des professionnels médicaux répondent à ces interrogations en précisant que le programme initiant des actions culturelles et théâtrales dramatiques dans les établissements de santé n'est pas en principe destiné à élever l'économie de l'hôpital ni un moyen de lutter contre la crise financière qui gangrène les établissements de soins sur le territoire français.

Le concept général repose sur une philosophie qui amène tous les patients à bénéficier d'un moyen d'expression pour exprimer leur vécu émotionnel de la maladie, mais aussi pour les aider aux soins, pour faciliter leur engagement dans la prise en charge de soins et accepter le traitement prescrit par le médecin. En revanche, cette expression n'a de sens qu'en la présence et l'assistance d'un artiste qualifié du domaine.

Il est clair que des mécanismes de défense psychologique peuvent se manifester lors de l'annonce d'un diagnostic, quelle que soit la pathologie chronique dont souffre le malade. Ces mécanismes sont capables de protéger le patient en évitant son effondrement psychique au moment de l'annonce de sa maladie. Le malade est alors conscient de son état de santé, bien informé de sa maladie et positif vis-à-vis de toute information donnée lors du diagnostic. En fonction de sa force mentale, ces mécanismes peuvent l'aider à reconstruire sa vie en mettant en cause la qualité de sa vie précédente et à envisager un nouveau comportement adapté à la prise en charge des soins.

Au contraire, si le patient n'est pas informé ou mal informé, il est fort probable qu'il renonce soit à des étapes de soins soit au traitement tout entier, comme c'est le cas pour certains patients diabétiques. Ils mettent leur vie en danger en renonçant verbalement à appliquer intégralement leur traitement que ce soit du côté d'une alimentation adaptée ou de certaines mesures régulières de glycémies ou encore sur le fait de bien respecter les doses d'insuline lors des repas. Il en est de même pour ceux qui luttent contre le stress, le trouble psychique induit par les antécédents du diabète ou encore les mauvaises expériences de cette pathologie capable de développer des addictions, des dépendances ou des comportements à risque.

Il est constaté encore que des patients qui sont informés de leur état de santé, de leur maladie, de leur trouble psychologique n'osent pas entreprendre un projet de soins et se séparer de la maladie qui les étouffe. Le problème est dans ce cas chez le médecin, qui sera obligé de répéter à tout moment les mêmes conseils et de faire des prescriptions judicieuses, approuvées par des expérimentations scientifiques, tandis que le malade restera dans son coin, enfermé dans ses souffrances faute de recevoir l'information adéquate ou de pouvoir le communiquer convenablement. *« Il est alors essentiel que le patient puisse analyser les raisons de ses difficultés en exprimant son vécu émotionnel de la maladie, afin d'avancer et parfois de débloquer certaines situations. Le Théâtre du Vécu s'inscrit dans cette volonté de permettre à la personne d'exprimer sa relation intime avec la maladie. Comme le suggère Marcos Malavia, "la souffrance est un brouillard, un nuage sans forme. Si les patients parviennent à raconter ce nuage qui les habite, il prend alors forme avec la mise en scène et cette mise à distance rend la souffrance plus facile à apprivoiser" »*[162].

Ces arguments avancés montrent que la réalisation de l'activité dramatique au cœur de l'hôpital est loin d'être un moyen destiné à rehausser l'économie de celui-ci en attirant des malades riches comme pour des activités touristiques.

Le développement du théâtre au cœur des institutions de santé demande impérativement la mise en place d'une démarche de réalisation et de répétitions.

---

162 *Ibid.*

PARAGRAPHE 1 - LA DÉMARCHE DE LA RÉALISATION

Tout d'abord, l'arrivée pour la première fois dans les ateliers de théâtre n'avait pas pour but principal de se mettre à la place du spectateur ou d'un participant et/ou d'un meneur de jeu de rôles dramatiques. Le but central était tout simplement d'observer le déroulement de la réalisation de l'action dramatique en qualité de chercheur, c'est-à-dire de se placer en retrait, loin d'être un patient ni même un spectateur, mais plutôt celui qui garde un œil d'observateur, comme il sied à un futur spécialiste du domaine capable d'élaborer des doctrines dans les années à venir.

Pour mieux comprendre les différentes méthodes de réalisation, il fallut donc commencer par rencontrer les comédiens qui dirigeaient les ateliers pour échanger avec eux et c'est ainsi qu'est apparu l'objectif premier de la pratique théâtrale à l'hôpital. C'était donc un moyen d'analyse d'une part, et, d'autre part, un moyen thérapeutique.

Au fur et à mesure, les analyses se sont accumulées et ont fait comprendre qu'il n'était pas encore temps de demander une application absolue des théories ou des pratiques des différents courants des professionnels réputés dans ce domaine, mais plutôt de partir dans un premier temps de l'observation de ce qui se passe dans la pratique, sur le terrain, et dans un second temps, de se concentrer sur une analyse des revues de la littérature qui diffusent des méthodes pratiques facilitant la réalisation de l'exercice. C'est justement le moment idéal pour confronter les écrits avec tout ce qui se fait sur le terrain. Le premier constat suggère que la partie pratique soit après la partie théorique, ce qui est difficile à comprendre pour ceux qui se confrontent d'abord au terrain, à la pratique avant la théorie.

A] LE THÉÂTRE OU THÉÂTROTHÉRAPIE

Il est admis que le théâtre est un genre littéraire qui consiste à représenter publiquement sur une scène ou un espace bien adapté un texte joué et dialogué par des comédiens – acteurs. Si l'analyse se penche sur le savoir-faire de la littérature grecque, théâtre ou *« thatron »* en grec est le *« lieu d'où l'on regarde »*.

C'est pourquoi la plus grande partie des artistes pratiquant l'art dramatique disent que l'œuvre théâtrale n'est pas comme les autres genres littéraires parce que celle-ci ne prend son véritable pouvoir ou sa véritable dimension que lorsqu'elle est représentée devant un public sur une scène. En principe, un atelier théâtre à l'hôpital se donne de façon implicite un objectif artistique qui prendra effet lors d'une représentation sur une scène, puisque le maître du jeu de rôles cherche des répercussions psychologiques auprès de son public.

Ici, le théâtre pratiqué en qualité de thérapie a des principes beaucoup plus centrés sur le malade en tant qu'acteur. Les objectifs sont donc axés sur le travail du jeu de rôles, mais un autre angle d'observation est possible dans ce même travail comme celui d'un individu souffrant particulièrement sur son personnage selon les exercices choisis par le maître du jeu, en fonction des buts thérapeutiques recherchés.

C'est dans l'axe principal du jeu de rôles qu'existe la différence entre l'objectif central du comédien-metteur en scène et le but principal de l'ergothérapeute. Ils n'ont pas les mêmes priorités et il en découle donc des caractéristiques différentes qui marquent la particularité du jeu de chacun comme le cas de la présence des comédiens, jouant sur une scène, avec des décors précis, mais aussi portant la voix du texte tout en répondant aux exigences du metteur en scène devant un public, un spectateur. Dans le théâtre thérapeutique, une autre mesure d'observation s'ajoute à l'acteur sur scène : non seulement il répond à un texte et aux exigences d'un metteur en scène, mais il répond aussi à lui-même en exprimant des valeurs escomptées en tant qu'homme. C'est donc à ce niveau qu'intervient le comédien qui exerce en milieu hospitalier dans la mesure où sa participation entre dans le sens du processus de soin thérapeutique du malade.

En parlant de la théâtrothérapie, il est indispensable de parler de la réunion de tous ces éléments qui donne une impression de réalité lors de la représentation d'une pièce de théâtre. À un moment donné, le spectateur peut être frappé par les événements inattendus qui accompagnent une telle représentation. Tout cela dépend de la troupe qui joue, du texte abordé, du temps, du décor, de la mise en scène, du maquillage, du son adapté, de la lumière ou de tout autre élément. Cet ensemble d'éléments répond encore à un autre besoin qui entre dans le cadre thérapeutique comme l'expression corporelle.

Le théâtre est reconnu pour sa capacité à divertir ou à convaincre tout comme pour sa façon de plaire, d'éduquer ou d'informer. Il représente la réalité dans une autre forme, avec des cohérences qui le font accéder au rang d'œuvre d'art. Ses valeurs sont uniques et pour parvenir à ses buts, il dispose non seulement d'un langage textuel qui lui est propre, mais aussi du corps humain, de la gestuelle et de signes adaptés.

1) L'activité des coulisses

Lors des recherches, la notion de coulisse est apparue deux fois. Il y a la coulisse derrière la scène, un espace de préparation finale avant d'entrée sur scène et la coulisse englobant toutes activités exercées en dehors du public ou des personnes ne faisant partie du groupe de travail. Ce qui intéresse plus cette étude est la deuxième coulisse.

Les coulisses des ateliers théâtre visent à mettre en activité le corps des comédiens, leur voix en mettant en place des jeux fondés sur le plaisir, le vécu, les valeurs esthétiques et symboliques. Les patients sont encouragés à rester dans le projet en leur expliquant qu'ils sont perçus comme tels, pas comme des acteurs professionnels, mais au même niveau que le personnel soignant qui y participe. Leur investissement est attendu tant du côté personnel que collectif.

Ils apprennent à développer largement leurs capacités créatives et leur imaginaire par le biais d'exercices d'improvisation tout en séparant l'espace de jeu en deux : celui de l'imaginaire d'un côté, et, celui du réel de l'autre.

C'est dans les coulisses qu'ils apprennent également à conjurer les états émotionnels tout en développant les fonctions cognitives telles que la concentration, l'écoute, le silence et la mémorisation à travers la prononciation du texte et l'écoute des répliques des autres. C'est dans le travail de coulisse que le patient est formé à la valorisation du public, de l'individu ou du participant afin de manifester un sentiment de confiance en soi et de maîtrise de l'autre.

C'est ici que se déroulent les échanges interpersonnels avec le metteur en scène ou avec le public ou bien même avec les membres du groupe eux-mêmes. Dans cette partie, les membres des familles des patients ou leurs proches peuvent être invités à y contribuer, complètent leur information et mobilisent certaines ressources indispensables à la réussite des soins de leurs proches.

Le comédien Bacar Nourdine affirme que c'est dans ces travaux de coulisses qu'il rappelle à ses patients le lien qui existe entre eux et le public, via l'échange textuel et gestuel. Le décor et les costumes sont des outils favorisant la captation du public, mais le plus important, selon lui, est ce que le corps exprime et ce que le texte véhicule. Il y a impérativement un ensemble d'instruments du théâtre qui accompagnent l'accomplissement de ce jeu.

La particularité du travail des coulisses est que celui-ci est exercé à l'hôpital et il ouvre une possibilité d'intégrer l'extérieur – le public – dans les répétitions puisque celles-ci peuvent à un moment ou à un autre s'effectuer en dehors de l'établissement de santé. C'est pourquoi les acteurs disent que les répétitions donnent absolument lieu à une représentation finale sous les yeux d'un public.

a) Les instruments du théâtre comme dans les grandes représentations

L'activité dramatique à l'hôpital est comme celle des grands théâtres. Le jeu dramatique reste le même et il conserve ses instruments, même s'il s'agit d'art-thérapie.

Il y a donc le comédien, l'espace investi, la représentation de l'œuvre finale et le spectateur qui évalue le produit. Tous ces éléments seront développés dans les titres qui suivent à l'exception de l'acteur qui est déjà bien défini dans l'introduction.

Toutefois, il est indispensable de présenter quelques critères qui le définissent. Il est comme le chanteur puisqu'il s'exprime avec sa voix et il a l'aspect d'un danseur parce qu'il investit son corps pour occuper l'espace scénique grâce à ses mouvements, ses gestes et ses déplacements. Ces trois éléments constituent ses moyens d'expression et de manifestation. Dans l'ensemble de ces éléments, le texte reste en retrait puisque pour la plupart il s'agit de textes improvisés par les patients. Il n'y a donc pas d'auteur principal comme dans les grands théâtres.

b) Schéma représentatif de l'espace théâtral

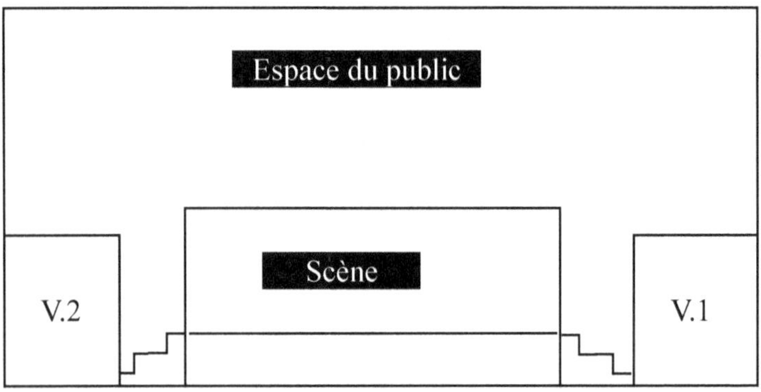

Explication de l'espace du jeu théâtral :

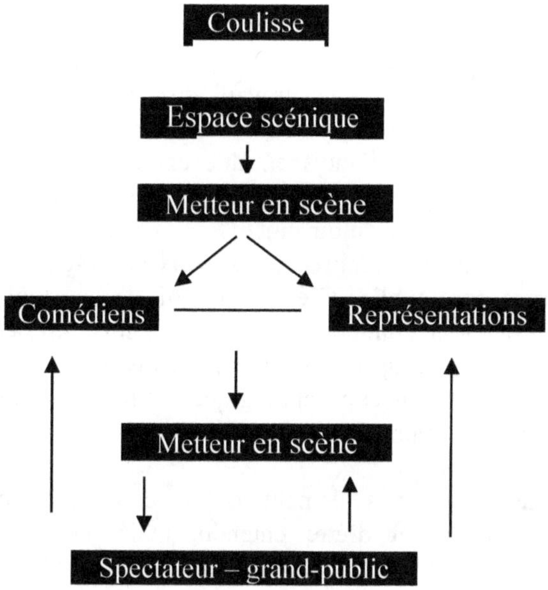

2) Le travail des acteurs en coulisse

L'espace des coulisses peut aussi se représenter comme un espace entre fiction et réalité ou entre le ludique et le réel. Il se représente comme celui de la préparation, de l'initiative, de la concentration et de l'attachement avant de se présenter sur la scène du jeu. Il est l'espace qui permet au comédien de basculer entre personne et rôle ou entre personne et personnage.

Comme il a été bien expliqué précédemment, dans les coulisses, plusieurs travaux s'effectuent comme ceux de l'habilleur, du costumier, de l'administration, du directeur du théâtre, du régisseur, de l'éclairagiste, du metteur en scène et des comédiens. Il est intéressant de creuser un peu plus le travail de ces derniers pour voir comment ils travaillent pour améliorer l'état de leur santé. Ce travail passe par deux phases indispensables : l'amélioration de la qualité de la voix et les mouvements du corps.

a) Travailler la voix

Tout d'abord, il y a le travail sur les différentes caractéristiques de la voix. Il est important de souligner que la voix de l'acteur tient un rôle indispensable, car elle véhicule des informations comme son corps, son visage et ses mots. Si le comédien maîtrise bien ses mouvements – ses déplacements et ses gestes –, mais qu'il ne maîtrise pas sa voix, il ne sera jamais crédible devant son public. C'est pourquoi il faut toujours travailler sa voix tout comme son texte et sa mise en scène. Dans ce cas, il y a deux aspects essentiels à retravailler :

- l'aspect technique et psychologique stabilisant la voix ;
- l'aspect émotionnel lié au texte et l'information véhiculée.

Il est question non seulement d'être capable d'attirer l'attention du public et d'être entendu, mais aussi d'être compris, c'est-à-dire de bien articuler ses mots. Le comédien va donc contrôler sa voix de différentes façons :

- la hauteur de la voix qui lui permet de faire un choix sur les tonalités, graves – la voix de la séduction – médiums et aigus, à retenir pour passer son message ;
- le timbre de la voix qui est la qualité sonore à définir ;
- le volume à définir dépend effectivement de la puissance et de la capacité de souffle du patient, tout en tenant compte de la taille de la salle et de sa résonance ;
- les cordes vocales ;
- la mélodie ;
- l'intonation qui dépend fortement de la qualité du message et du contenu du discours ;
- la déclamation des mots qui est la manière personnelle de prononcer et d'articuler les mots ;
- la diction qui est le rythme à tenir dans les répliques : rapide, lent, pause ou autres ;

- le rire ou les cris qui sont à définir avec l'accord du metteur en scène pour éviter de sortir du contexte.

Dans l'aspect technique, les grands acteurs disent que la gestion du souffle permet d'être entendu. Certes, il y a de beaux textes et de beaux gestes très émouvants et riches d'expressions, mais qui ont peu de sens et d'impact lorsque le spectateur entend mal. Maîtriser la respiration diaphragmatique est aussi un moyen de se faire entendre.

Il y a le travail d'articulation qui ne sert pas uniquement à se faire entendre, mais aussi à se faire comprendre. Dans les grandes représentations, le public est parfois attristé lorsqu'il n'arrive pas à décortiquer les mots de l'acteur, car ce dernier mange ses mots. Le patient apprend donc la gymnastique de la langue tout comme celle de la mâchoire et des lèvres.

Exemples de textes d'articulations des mots :

- *« Un chasseur sachant chasser doit savoir chasser sans son chien »*[163].
- *« Les chaussettes de l'archiduchesse sont-elles sèches, archisèches »*[164].
- *« Si six saucisses sont six sous, six cents saucisses sont six cents sous »*[165].
- *« Cinq capucins portaient sur leur sein le seing du Saint-Père »*[166].
- *« Sage chasseur âgé aux yeux chassieux, sachez chasser sans chien chose aisée, ce chat chauve caché sous ces six chiches souches de sauge sèche »*[167].

Dans l'exercice de la voix, le comédien peut aussi retravailler sur le relief vocal, c'est-à-dire chercher à savoir comment transmettre une émotion à travers sa voix. Cette méthode est appelée une voix expressive. Il est demandé au

[163] www.articuler.com, consulté le 22 janvier 2019.
[164] *Ibid.*
[165] *Ibid.*
[166] *Ibid.*
[167] *Ibid.*

comédien jouant sur scène de présenter un certain niveau de relief. Il doit apporter à ses paroles une variation de hauteur, un rythme, une pause et un silence qui vont donner du vivant et de l'expression aux mots prononcés. Le patient doit absolument éviter de parler sur un ton monocorde, car cela fera dormir le spectateur.

Il est possible qu'un patient souffrant de schizophrénie ou de troubles psychologiques récite un texte de façon pathétique sans pourtant dénaturer ou modifier le texte initial. Comme il a été prouvé par Didier Plassard dans un article : *« C'est cependant autour des questions liées à l'interprétation des textes du répertoire, plutôt que de celles de leur réécriture ou de leur actualisation, que la mise en scène moderne suscite les débats les plus vifs. L'obligation dans laquelle se trouve le metteur en scène, pour asseoir sa réputation d'artiste, d'affirmer l'originalité des productions qu'il dirige, le conduit en effet presque mécaniquement à s'écarter des horizons d'attente créés par les traditions de lecture des textes, multipliant les axes interprétatifs jusqu'au risque assumé du contresens. Dès 1929, Gaston Baty, portant à la scène Le Malade imaginaire, entreprend de "déplacer le projecteur" en faisant d'Argan un véritable malade, incompris de sa famille, et souffrant de ce qu'on le prend pour un simulateur. Jouant à la fois le texte de Molière et le souvenir de la mort de ce dernier à l'issue d'une des représentations, il fait de la comédie un cauchemar expressionniste, et de ses ballets les visions nées de la fièvre du protagoniste. Les arguments par lesquels il justifie son choix pourraient être repris par bien des metteurs en scène du XXe siècle »*[168].

Sur l'aspect émotionnel, la voix peut parfois être incontrôlable car elle est indépendante de la volonté. La mise en pratique du relief touche aux émotions et aux sentiments et prend en otage les racines du corps. C'est ainsi qu'apparaît le

---

[168] Didier PLASSARD, *« L'auteur et le metteur en scène : aperçus d'un combat »*, publié sur le site SFLGC (Société française de littérature générale et comparée), consulté le 1er janvier 2019.
http://www.vox-poetica.org/sflgc/biblio/plassard.html

lien entre le corps et la voix. Plusieurs patients pensaient avant de participer à ce genre d'exercices que le travail de la voix se limitait principalement à la gorge, au visage et/ou au cou, mais après les exercices, ils ont fini par réaliser que le corps tout entier participe à la production de la voix – du son. Il est demandé au patient d'être physiquement en accord avec son texte et d'adopter une gestuelle définissant son état émotionnel interne.

b) Travail du corps

Jusqu'à aujourd'hui, les gestes du corps humain constituent l'élément complémentaire du message véhiculé par la voix et ils sont les moyens de manifestation des émotions et des expressions les plus importants du joueur – de l'acteur sur scène. Un bon acteur qui maîtrise bien son corps est celui qui arrive à répéter les gestes qui sont induits par les effets de son texte et qui ne sont pas naturels. Ce sont des gestes qui naissent des circonstances de la pièce. C'est justement par cela que le jeu de l'improvisation prend une place prépondérante dans le psychodrame.

Par exemple : le comédien, en voulant dire : *« Ça suffit »,* a en plus levé la main droite et tourné la tête vers le côté gauche. Ces gestes donnent plus de crédibilité à ses paroles, en complétant son refus d'entendre par les gestes du corps.

Par la maîtrise de la gestion du corps, le comédien peut aussi donner une vie à son rôle ou plutôt à son personnage, en utilisant deux méthodes possibles :

- la première phase appelée imitation, elle est fondée sur des observations ;
- la deuxième phase appelée imagination, elle aide l'acteur à attribuer des mouvements et des gestes au personnage joué. Il perfectionne ses mouvements et ses déplacements en occupant l'espace scénique. Chaque pas doit être contrôlé et lié aux gestes du corps de l'acteur. Il doit comprendre que le temps de la pièce à jouer contrôle non seulement les répliques de chaque acteur, mais aussi ses déplacements, ses mouvements et

ses gestes. Il y a aussi la manière de le faire dans le temps : lents, moyen, rapides, saccadés ainsi que la manière d'occuper l'espace scénique. Ici, le comédien doit gérer son espace de travail en effectuant des mouvements en fonction du texte et du décor de la pièce.

Il n'y a des jeux de rôles sans réel comédien, car ce dernier incarne un personnage, (en latin *persona* signifie *masque*) le comédien met de côté sa propre vie et incarne la vie d'une autre personne imaginaire et donc ses gestes doivent absolument évoluer selon le sujet de la fiction. Il travaille sur son personnage en lui associant des émotions généralement inspirées de son histoire, de son vécu ou bien même d'une situation imaginaire inspirée par à la pièce.

Lors des différentes analyses de cette recherche, il est apparu que dans le jeu de rôles à base d'improvisations, la présence du *« je »* mérite une observation particulière, car un même personnage peut être joué par deux acteurs de façon différente. Il y a certainement un peu de sa personnalité si ce n'est pas totalement lui. Il joue et se sert de ce qu'il est. Chacun joue selon ses émotions, ses douleurs, ses sentiments liés au personnage et au texte et par conséquent, il produit des effets du corps non identiques à l'autre : des gestes, des déplacements ou des mouvements totalement différents chez l'un et chez l'autre. Toutefois, il y a une partie identique susceptible de se retrouver chez les deux comédiens. C'est celle qui est imposée par le metteur en scène ou par le texte lorsqu'il s'agit d'un texte interprété. Dans les gestes du corps de l'acteur, il y a deux temps à retenir : d'une part, il y a la partie conduite par le jeu de l'improvisation du comédien et, d'autre part, la mise en scène orientée et dirigée par le metteur en scène. La particularité de cette première partie est que le comédien ou le patient qui incarne le personnage doit se laisser aller, faire plus de performances, s'exprimer librement, véhiculer des émotions, mais aussi être authentique.

L'avantage de travailler son corps avant de faire une représentation est que le comédien doit faire preuve d'imagination et produire quelque chose pour le personnage qu'il incarne, même si l'histoire mise en problématique n'a rien avoir avec son vécu. En revanche, dans son imagination, la réalité doit toujours avoir une place et elle est même le support de son œuvre finale.

Maintenant, la question se pose lorsque le malade n'a rien ressenti lorsqu'il a joué son personnage. Que doit-il donc faire ? C'est justement dans ce sens-là qu'il doit encore travailler et retravailler en impliquant non seulement son corps dans le jeu, mais aussi son mental. Laisser ces deux corps travailler et faire de la recherche sur soi. La plupart des patients confondent imagination et invention. Il ne leur est pas demandé d'inventer, mais d'imaginer. Il est toutefois difficile de décrire ou de retranscrire littéralement le ressenti du patient lors de l'atelier. Pour aider le patient à faire ressortir ses émotions dans le personnage en question, il y a deux possibilités :

Soit le patient opte pour une phase d'imitation, en observant et en reproduisant les mêmes comportements, mais dans ce cas, le patient ne ressent pas d'affect et il n'y a pas d'authenticité dans son jeu. C'est un acteur copieur.

Soit il opte pour un engagement impliquant son corps et sa psyché dans l'exercice. Il s'investit étroitement dans son rôle en faisant ressortir son vécu personnel.

Il est demandé à chaque comédien de faire preuve de partage avec ses pairs, de communication au sein du groupe que ce soit verbalement ou gestuellement. Il est très difficile pour les premiers patients qui n'ont jamais travaillé sur le jeu psychodramatique de pouvoir communiquer facilement avec leur corps, d'en prendre conscience et d'en faire usage pour incarner leur personnage. Mettre le corps dans la pratique théâtrale n'est pas un jeu facile. Lorsque le patient est débutant, il a tendance à tomber dans le piège du personnage qui en fait trop s'il est bien motivé, ou qui n'en fait pas assez lorsqu'il a peur de s'investir. C'est ce que les professionnels du jeu appellent tomber dans la caricature de l'art.

Patricia Attigui ajoute un autre élément permettant au patient de retravailler son corps et de pouvoir exprimer des sentiments attachés à son rôle. Il s'agit de la disponibilité. Il doit avoir accordé du temps au jeu pour améliorer son corps. « *L'acteur, pour servir le sentiment dramatique, se doit d'être disponible. Cela s'exerce à plusieurs niveaux. En offrant son corps et son âme, il fait l'expérience de la vacuité. Ainsi, il apprend d'une certaine façon à se déposséder de lui-même et c'est dans ce parcours vertigineux qu'il peut enfin entendre le sens aigu des propos que son personnage lui fait tenir* »[169].

Pour en finir sur le travail du corps, le patient est appelé à développer plusieurs dimensions dans le cadre de la communication verbale et non verbale : des voix, des gestes, des mouvements, des attitudes et des émotions personnelles. Il doit chercher aussi des limites à sa gestion du corps, mais il doit s'identifier dans l'espace du jeu, manifester une volonté de créer et de prise d'initiatives.

B] LE THÉÂTRE À L'HÔPITAL DEMANDE-T-IL UN DÉCOR SPÉCIFIQUE ?

Pour que l'œuvre créée soit accomplie dans de bonnes conditions lors de la représentation, elle doit se détacher non seulement par des signes visibles, mais elle doit aussi respecter le lieu de la réalisation – la représentation –, par la présence d'un décor. Celui-ci prend en compte l'époque de l'histoire, la classe sociale du ou des personnages et le public ciblé.

Effectivement, la présence d'un décor spécifique est nécessaire. Néanmoins, ce dernier dépendra du texte en question, comme dans toutes les représentations.

Dans la mise en scène de chaque pièce de théâtre, sauf cas exceptionnel, le décor représente une valeur ajoutée pour la réussite de la mise en scène. Le metteur en scène doit respecter les didascalies puisqu'elles représentent un facteur indicatif, mais le dirigeant de l'atelier peut réajuster quelques éléments lors de la représentation concrète.

[169] Patricia ATTIGUI, *« Quand le jeu théâtral ouvre l'espace thérapeutique »*, *Rev., Art et Thérapie, L'Art questionne la psychanalyse*, n° 64-65, août 1998, pp. 74-87.

Depuis toujours, le décor est une forme de style représentatif et non négligeable dans les grands événements de l'art dramatique. Les grands hommes du métier choisissent un décor qui corresponde à leur travail et qui séduise leur public. Un théâtre sans décor est comme un arbre sans branche.

Aujourd'hui, dans chaque pièce jouée ou mise en scène dans les établissements de soins, la chaise est incontournable quel que soit son type, elle retient l'attention du metteur en scène. Parfois, elle est complétée par une table. Au-delà de ceux-ci, d'autres outils peuvent s'ajouter à l'œuvre lors de la mise en scène, tels que les costumes, la lumière et le décor. Une même pièce peut être représentée plusieurs fois avec des décors différents selon le choix du metteur en scène et les messages transmis par l'œuvre. Quelquefois, il y a un journal posé sur la table. Si la pièce ne possède que ces trois éléments comme décor, la pièce est considérée comme simple.

Pourquoi un décor est-il nécessaire dans une représentation ? Le spectacle du théâtre psychodramatique, sociodramatique et thérapeutique est considéré à la fois comme une représentation, mais aussi comme une recréation. Ces deux considérations permettent de découvrir l'œuvre première ou originale.

Nonobstant, il y a certainement des convergences ou des réajustements par rapport à la pièce telle qu'elle a été écrite. Il aura toujours des modifications entre de la première interprétation de la pièce et la seconde représentation. À chaque étape, le décor peut être révisé et réorienté d'une autre façon.

1) Les éléments indispensables

Le décor connaît d'autres éléments nécessaires. Il y a par exemple les ajouts à apporter dans le décor. Le respect du texte et du contexte de la création originale ne constitue pas un obstacle empêchant le metteur en scène de prévoir une façon différente de représenter le spectacle.

Dans chaque expérimentation, le public prend toujours plaisir à critiquer la taille des acteurs par exemple : *« Oui, j'ai bien aimé même si l'autre comédien était trop grand que les autres ». « C'était extraordinaire, une représentation accompagnée d'un décor fracassant, mais le petit était invisible par les autres ».*

Le public oubliait qu'ici il n'était pas vraiment question de jouer pour séduire un public, mais plutôt pour laisser exprimer les émotions cachées et aider les patients à se reconstruire. La taille de l'acteur peut aussi faire ressortir la spécificité de la représentation.

Il y a un détail que chaque metteur en scène ne peut jamais oublier : la couleur du décor. Par exemple : le rouge éclatant est très apprécié du public et surtout la vitesse de l'action n'est pas la même que si la couleur choisie est le gris ou le beige ou toute autre couleur neutre. C'est justement en cette matière que les metteurs en scène ont une marge de manœuvre pour apporter leur vision personnelle du texte intégral.

Le décor est un sujet très sensible à chaque représentation, surtout à l'hôpital, car les participants sont parfois exigeants. C'est normal parce qu'ils ignorent le métier de metteur en scène. Chacun veut à tout prix garder un outil sur lui ou s'habiller de telle ou telle façon non validée par le metteur en scène. Ce dernier, bien que contrarié, cherche toujours des solutions pour ne pas offenser son patient. Toutefois, il est encore libre d'épanouir sur sa réalisation tout en ne respectant pas soit le texte initial soit les représentations précédentes. Il peut transposer le sujet dans une époque différente tout en gardant bien le texte original. Dans ce cas, il essaie de moderniser et de chercher un sens nouveau et il peut même décider de faire jouer un rôle de femme par un homme ou inversement.

a) Le fond de la scène théâtrale

Chaque metteur en scène étudie très attentivement le fond de la scène lors de la représentation. Il cherche à avoir un paysage qui donnera une illusion parfaite du contexte du sujet. Parfois, le fond choisi est noir ou rouge, mais rarement blanc. Il est également possible de choisir un décor associé à plusieurs choses pour faire ressortir une image particulière. La décoration du mur permet au public de se projeter dans l'ambiance et de pouvoir délimiter la zone de la représentation.

Cette délimitation par le décor peut être faite soit en tissu ou en bois, soit par un mur de béton, en carton et/ou d'une autre matière et ornée par des lumières de toutes sortes de couleurs.

b) Une présentation du lieu de la représentation

Il est indispensable de faire une présentation du lieu de la représentation, car durant la période des répétitions, les patients n'ont jamais fréquenté la scène où aura lieu l'œuvre finale. Ils passaient leur répétition en dehors de la scène, et ce n'est qu'aux trois ou quatre dernières répétitions qu'ils auront l'occasion de monter sur la scène pour la première fois.

Le fait de venir voir le lieu de la représentation finale permet à tous les patients, aux participants et au personnel médical qui vont jouer de se familiariser avec la scène, de connaître et de repérer les emplacements, d'identifier les entrées et les sorties et également de comprendre comment travailler avec le régisseur son et lumière.

C'est également dans ces dernières répétitions que les acteurs vont apprendre les derniers éléments de mise en scène ; ce sont pour eux les premières répétitions avec le décor installé, avec les costumes et les maquillages.

Lors de la visite du lieu, le metteur en scène va essayer de canaliser son travail en sélectionnant les acteurs qui vont jouer, les doublures et rythmer son travail en chronométrant les interventions de chaque comédien. La présentation du lieu de la réalisation est considérée comme des mini-spectacles dans lesquels les comédiens qui ne jouent pas ou qui ne font pas partie de la scène jouée forment le premier public.

Cette phase est également importante parce que les acteurs se mettent à l'épreuve pour éradiquer leur stress avant le vrai spectacle.

2) La présentation de la scène du spectacle

Ce qui a marqué cette enquête, lors de la présentation de la salle du spectacle, c'est le moment de l'apprentissage du déplacement et de l'occupation de l'espace scénique. Comment repérer son côté gauche et le droit ? À ce moment-là, les patients prenaient connaissance de l'origine de l'expression « côté cour » et « côté jardin » de la scène dans l'histoire du théâtre. Pourquoi dans les grands théâtres, y a-t-il le « côté cour » et le « côté jardin » ? Quel est le sens propre à ces deux termes ?

Les maîtres du jeu théâtral vont inventer un moyen mnémotechnique pour aider les acteurs à pouvoir se repérer sur l'espace scénique.

Une fois sur scène, il n'y a plus de droite ni de gauche pour se déplacer ou s'orienter dans l'espace de la représentation, il y a uniquement un « côté cour » et un « côté jardin ».

a) La mnémotechnique

Les hommes de théâtre utilisent la mnémotechnique comme l'art d'aider la mémoire des acteurs à maîtriser la scène par des méthodes spéciales. Pendant les répétitions, le maître du jeu est souvent à la place du spectateur et pour diriger un comédien, il est donc appelé à s'interroger sur la gauche ou la droite de l'acteur puisqu'il est en face de lui. Parfois, il ne sait pas s'il faut dire à la gauche du comédien ou à sa gauche à lui. C'est encore le cas lorsqu'il est confus de dire à gauche du comédien ou à droite du metteur en scène – c'est-à-dire à sa droite.

Ces deux termes ont une histoire particulière, car avant la Révolution française, à partir de 1770, la Comédie-Française était à l'époque installée dans la salle des Machines du Palais des Tuileries. Cette salle donnait effectivement d'un côté, une belle vue, sur la cour du Louvre et, de l'autre, sur le jardin du Palais des Tuileries. Le côté cour était appelé autrement, côté du Roi, et le côté jardin était le côté de la Reine. C'est donc ainsi qu'est née l'histoire des expressions « côté cour » et « côté jardin ». Toutefois, ces désignations ont été abandonnées petit à petit au profit des nouveaux termes, suite à la Révolution française. Les moyens mnémotechniques connus aujourd'hui par la majorité des acteurs pour désigner le côté où se situent le jardin et la cour consistent à se référer aux initiales de Jésus-Christ – le Roi – ou plutôt à celles de Jules César – le Romain. Les initiales de ces deux noms sont *« J »* et *« C »,* comme jardin et cour, en regardant la scène depuis le public. En revanche, pour les comédiens c'est absolument l'inverse en regardant le spectateur. Leur formule est que le côté cour est le côté cœur en prenant comme formule le *« C »* du cœur, c'est-à-dire, en regardant le public le cœur est à gauche et le côté jardin se situe à droite en prenant le *« D »* de jarDin comme repère puisque cour n'en comporte pas. Pour rajouter d'autres signes, les machinistes qui étaient du côté du jardin sont appelés les jardiniers et ceux du côté de la cour étaient les *« couriers ».*

Cette partie du cours de maîtrise de la scène de la représentation du spectacle présente un grand intérêt pour les hommes du théâtre, mais aussi pour les patients qui ont appris l'histoire de ces deux termes, ce qui les aide à se situer lorsqu'ils sont dans l'œuvre. Les patients qui sortent de leurs soins thérapeutiques et qui adoptent l'art théâtral comme moyen de réinsertion professionnelle, ont au moins déjà compris ces termes et ils peuvent les utiliser en cas de besoin. Ils peuvent mettre en pratique cette formation en dehors de la représentation du spectacle au sein de l'hôpital.

b) Les dimensions de la scène

Cette partie n'est pas obligatoire, mais parfois il y a des patients qui sont intéressés et qui cherchent à connaître les dimensions de la scène sur laquelle ils vont jouer. Cela a encore permis d'élargir un peu la recherche d'une scène à l'autre. Tout d'abord, les dimensions ne sont pas toujours les mêmes. Elles varient selon la taille de la salle de spectacle. Les dimensions évoquées ici ne concernent que les représentations effectuées en dehors de l'hôpital, c'est-à-dire qui s'effectuent dans les grandes salles de théâtre.

Un exemple de dimensions données comme source d'information :

« - Plateau : Ouverture : 9 m ;

- *profondeur : 8,35 m ;*
- *hauteur du grill : 5,50 m ;*
- *trois rideaux de fond de scène en velours noir (H : 5,50 m) ignifugé M1 ;*
- *quatre pendrillons noirs à l'italienne (L : 3 m, H : 5,50 m) ignifugé M1 ;*
- *une frise noire ignifugée M1 »*[170].

Au-delà de ces dimensions, il est encore possible de leur parler de la régie lumière. Surtout de leur dire comment sont gérées plusieurs lumières à la fois, principalement les poursuites ou les projecteurs de poursuites, pourquoi il faut utiliser des lumières colorées et comment mélanger le son et la lumière. Parfois, dans de rares cas, ils peuvent bénéficier d'informations concernant la régie son et le matériel audiovisuel.

PARAGRAPHE 2 - LA RÉPÉTITION

Ce paragraphe 2 intitulé *« La répétition »* suit le paragraphe 1 intitulé *« La démarche de la réalisation »* et non pas l'inverse parce que le *« Programme Culture à l'Hôpital »*[171] ne précise pas expressément que chaque atelier culturel doit absolument faire l'objet d'une représentation de spectacle à la fin des séances. Ce qui veut dire que la partie répétition est plus importante que la représentation elle-même. Tout simplement parce que c'est dans les répétions que les actions culturelles continuent en permanence à servir les différents départements de psychiatrie, mais également de pédiatrie. Le temps de la répétition concerne tout monde et n'épargne aucun service, ni

---

[170] Fiche technique du Théâtre de l'Université Paris 8– Salle Amphi 4, 2 rue de la liberté, 93210 Saint Denis – Université.

[171] Convention signée le 4 mai 1999, *op. cit.*

partenaire, ni compagnie. C'est ici que tout le monde apparaît avec sa propre valeur et sa contribution.

Dans la répétition, les différents ateliers sont assurés par des professionnels de l'art théâtral en présence des médecins assistants, des infirmiers et des thérapeutes dans le but d'améliorer les soins du patient.

C'est ainsi que le malade volontaire pour participer à l'exercice, que ce soit en hospitalisation ou en dehors de l'hôpital, bénéficie des répétitions des créations, des récréations, des productions et des apprentissages. Dans ces différents chantiers, les patients découvrent peu à peu l'envers du décor, la manière de travailler sur les émotions, les sentiments, les douleurs, le stress, les angoisses et l'anxiété. Ils en profitent pour partager avec les spécialistes, que ce soit de l'art ou de la médecine. Ils font encore des retours sur ce qu'ils ont ressenti et également sur ce qu'ils ont vu.

La représentation publique apporte une valeur finale même si elle n'est obligatoire ni pour le comédien qui gère les ateliers ni pour l'établissement qui dirige les soins. La répétition constitue les préliminaires de la représentation officielle.

A] LES PRÉLIMINAIRES DE LA REPRÉSENTATION

Avant de passer à la représentation théâtrale elle-même, il faut procéder à des préliminaires tels que la répartition des groupes du travail et la sélection des participants. Il y a deux sortes de groupes d'intervention possibles pour la représentation de l'action dramatique à l'hôpital. Il s'agit de la composition d'intragroupe et celle d'extragroupe.

Ces deux termes sont composés par des personnes de l'hôpital, celles qui ont déjà quitté l'établissement de soins, mais aussi par des personnes venant de divers services psychiatriques ou par des proches, des familles ou des participants et par la population de proximité. Comme cela a été le cas dans la composition de la troupe du Guéret à l'hôpital du jour, de la Plateforme DELTA 7 à l'Hôpital Paul-Brousse à Villejuif, et dans d'autres différentes institutions psychiatriques.

Ces deux formes de groupe ont l'avantage de permettre à des professionnels des centres de services psychiatriques de participer ouvertement aux ateliers de répétitions, mais aussi aux représentations. Cette ouverture incite ces professionnels à faire venir leurs patients soit pour assister soit pour participer à l'œuvre culturelle et dramatique. Le Théâtre du Guéret a ainsi fait preuve de volonté en accueillant des patients d'autres établissements de soins afin de les initier au savoir du théâtre dramatique afin de stimuler leurs émotions et leur sentiment ainsi que leur douleur. Toutefois, il faut préciser que le patient participe toujours à l'activité avec son consentement et est assisté par son propre chef de soins médicaux ou de soins artistiques.

Quant à la répartition des groupes, des patients demandent parfois à rester entre eux, c'est-à-dire qu'ils ne veulent pas de mélange avec d'autres personnes. Ils veulent rester entre eux puisqu'ils se connaissent déjà et qu'ils ont un style de travail à eux qu'ils ne souhaitent pas changer ou mélanger. Certes, ces cas sont difficiles à gérer, car il n'y aura pas de possibilité de les séparer s'ils insistent toujours. Là, le jeu de rôles perd ses valeurs d'improvisation puisque le groupe préformé ne bénéficiera plus d'échanges entre acteurs. Ces groupes sont considérés dans la pratique comme des groupes sensibles. Il est difficile, quasiment interdit, d'imposer une modification ou un changement aux membres du groupe. Le respect de leur choix s'impose traditionnellement, comme dans tout acte médical.

Comment sont composés ces deux groupes dans l'ensemble du déroulement des répétitions ? Qui a le droit de composer ou de former ces groupes de travail ?

1) La composition d'intragroupes au sein de l'établissement de santé

Le plus important ici est de retenir que peu importe l'acteur qui va jouer, il ne sera pas observé comme une personne malade ou un praticien médical, c'est-à-dire qu'il n'y aura pas de soignant ou de soigné sur la scène lors des répétitions. Ils vont tous jouer sans chercher qui est qui, puisque ce n'est absolument pas cela le but de l'exercice. Ils sont tous des comédiens même s'il y a des particularités de regard sur certains acteurs. Ils sont tous sous la direction et la responsabilité du metteur en scène et non du thérapeute. Ce dernier reste dans le rôle d'un accompagnateur durant l'exercice.

Ainsi dans les répétitions de la troupe de l'hôpital de jour de Guéret (Corrèze) qui se déroulent deux fois par semaine, le nombre de participants augmente de jour en jour notamment quelques jours avant la première représentation, ainsi qu'après chaque représentation. Dans cet hôpital, les ateliers sont animés par des comédiens artistes et non par des thérapeutes. Ces comédiens ne se focalisent pas sur le fait que ces acteurs souffrent de telle ou telle pathologie psychique. En effet, les ateliers menés ici n'ont pas cherché à faire usage du psychodrame ou de toute forme similaire de théâtre dramatique dans le but de stimuler ou de provoquer la catharsis. Le metteur en scène n'appliquait ici que ce qu'il connaissait comme dans le grand théâtre.

La composition des groupes de travail sous forme d'intragroupes est la forme traditionnelle des ateliers d'arts et d'activités culturelles dans les établissements de santé. C'est justement à partir de la Convention de 1999 intitulée *« Programme Culture à l'Hôpital »*[172] que l'établissement de santé a commencé à contribuer à son tour par ses apports à la culture en donnant une possibilité de travailler en groupe mixte sous forme d'extragroupe.

Avant ce programme, les établissements de santé avaient déjà des activités culturelles qui étaient menées en amont, dans le cadre thérapeutique, sous plusieurs formes, telles que la peinture, la musique, la danse, la lecture et le théâtre et par la suite il y a eu l'invasion organisée par cette convention.

En intragroupes, ces ateliers thérapeutiques sont organisés et menés par des infirmiers diplômés en art-thérapie et ils

[172] Convention signée le 4 mai 1999, *op. cit.*

s'adressent directement à l'ensemble des malades ayant une prescription médicale les sollicitant pour suivre une action culturelle à but thérapeutique. En principe, tous les malades sont appelés à participer à l'atelier de leur choix en fonction de leur pathologie en lien direct avec la demande du praticien médical – le médecin traitant – et cela fait partie intégrante du processus de soins envisagés. Avant l'arrivée de cette convention, les patients qui n'avaient pas reçu une prescription médicale ne pouvaient pas être admis aux ateliers. Lorsque le patient avait terminé son hospitalisation, il ne pouvait plus accéder aux démarches culturelles de l'hôpital, car il n'avait plus l'autorisation de poursuivre les séances d'art. Il ne faisait plus partie des patients de l'établissement.

En intragroupe, avant même ce projet de 1999, il y avait le patient hospitalisé ayant reçu une prescription médicale, le médecin traitant et son équipe de soins. Il n'y avait pas de possibilité d'intégrer le public, les proches, les parents et les enfants des patients. Dans ces activités culturelles, aucun artiste n'intervenait, sauf sur autorisation exceptionnelle du praticien médical. Elles étaient orientées par le soignant. Aucun membre de l'équipe médicale n'avait le droit ou n'était autorisé à participer ou à assister à l'exercice artistique. Seuls les ergothérapeutes et les étudiants stagiaires avaient l'autorisation d'être présents. Chaque patient savait qu'il était donc soumis au regard et au jugement du professionnel médical. Ce dernier avait la même fonction que celle qu'il occupait dans son service initial de travail. Le patient gardait lui aussi sa place de malade qui attendait des soins et que l'infirmier thérapeute était là en qualité de soignant chargé d'assurer, de donner ou de garantir une prise en charge à ses patients. Il était certainement difficile au patient d'oublier sa situation de malade pendant les ateliers, car la présence du professionnel médical – médecin et infirmier vêtu de sa blouse blanche – lui rappelait en permanence son état de santé et le cadre de soins. Le rapport soignant/soigné existait encore dans les ateliers. Depuis la mise en place du programme, le cadre est un peu plus souple qu'avant puisqu'il intègre ou mobilise dans l'intragroupe toutes les institutions et/ou les structures qui sont à l'intérieur de l'hôpital et dans l'extragroupe les structures qui ne sont pas à l'intérieur de l'établissement de soins, comme les hôpitaux de jour.

a) Les professionnels de santé et les ergothérapeutes

L'intragroupe, qui est la forme traditionnelle de la composition des groupes de travail, se caractérisait auparavant par la présence du personnel médical autorisé à prendre part et celle des ergothérapeutes de l'établissement de soins et chacun d'eux jouait son rôle professionnel, comme dans les soins médicaux. L'ergothérapeute dominait le travail et le dirigeait à sa manière, sans la présence d'un artiste spécialisé. Pourquoi le système ancien ne permettait-il pas aux artistes de participer à la démarche culturelle de soins du patient ? Les ergothérapeutes avaient-ils peur de perdre leur place face aux artistes spécialisés ? Se sentaient-ils menacés par le savoir-faire des artistes et des comédiens spécialisés ou était-ce juste une question d'ignorance ? En tout cas, cette pratique ne présentait pas dans ce sens une différence entre les soins médicaux et les exercices artistiques des ergothérapeutes. Toutefois, ils prenaient part à l'exercice, tantôt en qualité de comédiens tantôt en tant que professionnels de soins médicaux et d'autres en tant qu'ergothérapeutes. Cette façon de pratiquer la culture d'une manière générale et, en particulier, le théâtre dramatique, dans le processus de soins du patient, n'était certainement pas la bonne, car elle ne donnait pas au patient la possibilité de s'éloigner de sa maladie, d'oublier ses douleurs et d'éviter ou d'éradiquer ses souffrances permanentes. C'est pourquoi la convention donne la possibilité de travailler en extragroupe dans l'ensemble des actions culturelles menées dans les établissements de soins.

Certes, il est nécessaire que l'exercice soit encadré et que le patient se sente accompagné puisque, dans ses premiers pas artistiques, il ne pourra réellement engager tout seul son corps et mettre à profit ses angoisses, ses émotions, ses douleurs, ses sentiments et ses stress qu'après un long travail de recherche sur son corps. Le rôle que joue l'ergothérapeute ici est de prévenir le patient des étapes qui l'attendent et qui sont un peu difficiles ou très risquées à engager quand il incarnera un personnage sur scène. Il prévoit surtout des limites à ne pas franchir dans le jeu de rôles de l'acteur. Si par exemple l'ergothérapeute constate qu'en mettant en scène l'histoire du comédien et celle du personnage qu'il doit incarner, cela risque d'aggraver l'état de santé du patient, de faire revenir des émotions non oubliées, non cicatrisées, l'ergothérapeute responsable du déroulement de la séance peut décider de stopper la mise en scène du jeu et de passer à une autre histoire. Il doit absolument éviter de mettre en lumière le théâtre au détriment de la santé du patient, c'est-à-dire qu'il ne doit pas mettre en danger le patient, car cela fait perdre la dimension ludique du jeu dramatique et cela devient une souffrance pour l'acteur. S'il force la mise en place du jeu de rôles, cela va à l'encontre des objectifs envisagés par la thérapie artistique. Ce genre d'actes aura pour conséquences, d'une part, le refus manifeste des patients de venir participer à l'action dramatique et, d'autre part, le risque d'empirer les angoisses des malades et des participants.

Ici, l'ergothérapeute doit informer le professionnel médical de chaque étape marquant l'évolution du patient et interpréter sa manière d'agir ou la présence d'un geste de recul lors d'une scène engagée. C'est pourquoi la plupart des ergothérapeutes essaient d'engager une phase d'échange avec le malade à la fin de l'exercice et avant qu'il rentre chez lui, dans le but d'améliorer son implication dans le jeu. Toutefois, une fois que l'ergothérapeute joue dans la pièce, son rôle d'ergothérapeute diminue de plus en plus et le personnage qu'il incarne exprime ses agissements et ses interventions en tant que comédien. Dans l'action théâtrale, il peut parfois jouer la place du médecin et engager un dialogue avec le patient pour savoir comment il vit son passage au théâtre psychodramatique. L'objectif est de savoir si le théâtre reste toujours un moment de plaisir et de jouissance pour le patient. Ensuite, plus le patient se maîtrisera dans les répétitions, plus il sera prêt pour la ou les représentations surtout d'un point de vue technique.

b) Le rôle ou la qualité du patient dans l'intragroupe

Ici, le patient a une double casquette même s'il ignore lui-même la problématique du double rôle qu'il joue dans chaque exercice. Parfois il est comédien et parfois il est patient dans la même scène ou pièce. D'une part, sa qualité de comédien apparaît lorsqu'il joue un personnage dans l'action dramatique et, d'autre part, il est patient puisqu'il est observé par l'art-thérapeute dans l'ensemble de l'exercice. C'est dans ce sens que l'ergothérapeute est coordonnateur de projet Culture-Santé à l'EPSM (Établissement Public de Santé Mentale) à Lille Metropole. *Astrid Lieven affirmait la présence de la double problématique dans un exemple pratique que la troupe du Guéret expérimentait avec des patients souffrants de troubles alcooliques.* Selon son travail de recherche, *« la troupe du Guéret a travaillé avec des personnes alcooliques qui n'ont pas été régulières et ont donc failli faire échouer un travail, mais surtout le travail des autres. En conséquence, M. Volral a compris que l'atelier d'improvisation est plus approprié aux patients souffrant d'alcoolisme. Ainsi, M. Volral ne voit pas la personne sous l'angle de sa pathologie, mais bien sous l'angle d'une personne humaine. De son expérience, il tire les indications.*

Remarque : c'est peut-être aussi dans de telles situations que l'ergothérapeute a sa place, car il n'aurait pas mis un patient en souffrance, en situation d'échec. Peut-être est-ce là aussi la nécessité d'une collaboration entre artiste et ergothérapeute ? »[173] Dans cette collaboration, l'ergothérapeute se pose aussi une question qui paraît évidente dans la pratique artistique : n'y a-t-il pas un danger à mettre en exercice tel ou tel vécu du patient pour stimuler des émotions qui peuvent être

[173] Astrid LIEVEN, *« Théâtre, psychiatrie, Ergothérapie »*, HEPHO *(Haute Ecole Provinciale du Hainaut Occidentale Ecole d'ergothérapie)*, Année scolaire 2000-2001, p. 44.

parfois reçues de façon douloureuse chez le patient surtout lorsque c'est une personne fragilisée ? Cette question souligne justement la nécessité de faire participer un artiste spécialisé à la pratique de l'art dramatique dans l'ensemble du jeu de rôles et de l'improvisation à l'hôpital.

2) La composition d'extragroupe de l'établissement de santé

Contrairement à l'intragroupe qui constitue un modèle traditionnel, la composition d'extragroupe est une forme moderne répondant aux objectifs de la Convention de 1999 qui veut donner à la culture une définition élargie lui permettant de s'exercer et de se développer au sein de l'hôpital avec l'accompagnement de partenaires tels que : associations, groupements, groupes, troupes, compagnies, théâtres ou particuliers, familles, proches et publics ou d'autres partenaires.

Leur présence dans cette démarche marque les empreintes d'extragroupe, c'est-à-dire de former différents groupes de travail impliquant des personnes non hospitalisées et/ou qui ne font pas partie de l'équipe soignante. Toutefois, cette démarche existait de façon différente auparavant : les établissements de soins ou les hôpitaux de jour initiaient des ateliers culturels, mais les animateurs n'étaient pas du tout des artistes, ni des diplômés en art-thérapie, ni des éducateurs spécialisés, ils s'étaient tout simplement d'aides-soignants qui avaient ou présentaient des intérêts particuliers pour les activités culturelles et artistiques. Même si le côté artistique était très peu représenté dans ces ateliers, le rapport entretenu entre le soignant et le soigné restait toujours le premier angle d'observation cité dans l'intragroupe. Parallèlement à ces ateliers, certains hôpitaux de jour ont eu l'idée d'organiser des visites de musées ou de différents centres d'arts contemporains en faisant participer leurs patients. La participation à ces événements dépendait effectivement de la volonté expresse du patient et nécessitait la présence ou l'accompagnement d'un ou plusieurs soignants selon le nombre de patients. Un groupe de six patients nécessitait au minimum deux soignants.

En revanche, depuis l'arrivée de ladite convention a émergé le projet culturel à but thérapeutique destiné aux patients. La philosophie principale se fonde sur la volonté de permettre aux malades de garder une continuité de vie avec le monde extérieur d'une part, et, d'autre part, avec la culture et leur famille, quelle que soit leur hospitalisation. Le modèle extragroupe est encore expérimenté dans la thèse du Docteur Mylène Costes qui prend comme exemple *« un partenariat qui a été réalisé avec une association locale Stop Art. Créée en 1997, cette association de mécènes propose deux fois par mois des "divertissements" culturels et artistiques dans les hôpitaux tarnais avec des artistes issus du département et qui interviennent dans toutes les disciplines artistiques. Elle se présente comme une association dérivée de Rires Médecins, l'une des plus anciennes structures intervenant en milieu hospitalier. Ce partenariat a permis de développer sur un programme annuel toute une série de représentations assurées par des artistes locaux (essentiellement conteurs et musiciens), dans certaines unités de l'établissement. En plus de ce partenariat local, la Fondation Bon Sauveur d'Alby participe depuis de nombreuses années aux manifestations culturelles nationales (ponctuelles donc ne nécessitant par un budget trop important) telles que Le Printemps des Poètes, Lire en Fête ou la Fête de la musique. L'ensemble des manifestations culturelles organisées par l'établissement avant sa participation au programme national est caractérisée par une absence de lieu défini. Le côté ponctuel de l'action a certainement contribué à ce manque de réflexion et de désignation d'un espace consacré. Néanmoins, la Fondation dispose d'un auditorium qui a permis d'accueillir deux compagnies théâtrales en résidence.*

D'octobre 2003 à septembre 2004, c'est la compagnie tarnaise l'Astrolabe. Le travail en résidence a consacré le montage d'une création : Jour d'été. *Quelques répétitions, à hauteur d'une fois par mois, ont été ouvertes au public de l'hôpital, patient comme personnel. Elles ont permis de donner suite à des échanges autour de l'œuvre et du théâtre entre les différents groupes, cinq rencontres de ce type ont été organisées. La création produite par la compagnie a fait l'objet de quatre représentations à destination du public de l'hôpital et du public extérieur. Parallèlement, un travail réflexif autour de la place de la culture à l'hôpital a été mené par les comédiens et l'institution. Il s'est concrétisé à travers l'organisation en décembre 2004 d'une projection-débat intitulée : "De la Culture dans un lieu de soins ? Lieu de soins, lieu citoyen". La qualité des retours suite à ce partenariat théâtral a incité la Fondation Bon Sauveur d'Alby à renouveler l'expérience quelques années plus tard. La deuxième compagnie accueillie en résidence par la Fondation l'a été de novembre à décembre 2006. À ce moment, l'établissement participait déjà au programme « Culture à l'hôpital », néanmoins ce projet a été mené hors convention. Un partenariat avec l'Athanor (Scène nationale d'Albi) a été passé. La compagnie Flagrants Désirs a réalisé les répétitions de sa pièce,* Mademoiselle Julie, *dans l'auditorium mis à disposition par l'hôpital. De prime abord, on pourrait penser que la convention « Culture à l'hôpital » a permis de multiplier les projets culturels et n'a pas porté préjudice à d'autres. Toutefois, ce constat apparaît simpliste et nous verrons qu'il est loin d'être avéré. Cette résidence d'artistes a été très réduite en comparaison à la première (de onze mois on passe à deux mois) ; cette réduction est en lien direct avec le manque de financement »*[174].

Enfin, il y a plusieurs choix à faire entre les troupes intervenant dans le cadre ou dans la forme d'extragroupe puisqu'en principe, toutes les activités culturelles effectuées ou qui se déroulent actuellement dans les centres hospitaliers sont encadrées par la convention précitée. Les groupes qui participent actuellement à la démarche de soins des patients sur le territoire français sont très nombreux comme il a été dit tout au long de cette recherche. Au-delà des associations, des groupes et des compagnies, il y a aussi les participants et le

[174] Mylène COSTES, *« Atelier culturel et hôpital psychiatrique : enjeux et retombées d'un dispositif de médiation culturelle au sein du programme "Culture à l'hôpital" »,* Sociologie. Université d'Avignon, en France, 2010, p. 80, s.

public qui composent aujourd'hui les différentes parties indispensables à chaque atelier. Ces participants peuvent être des particuliers ou des proches des malades, comme ils peuvent aussi être des artistes bénévoles individuels souhaitant participer sans aucune condition. La création, en 1989, de la Fédération intersectorielle des ateliers de psychothérapie à médiation créatrice (FIAPMC) peut aussi être considérée comme un modèle de référence facilitant la mise en place de l'extragroupe. Elle rassemble dans ces activités plus de sept formes d'ateliers. Selon le Docteur Mylène Costes, les ateliers de cette institution sont les suivants : Papiers de soi, Marie Laurencin, Emouvance, Théâtre de l'Autre Scène, Il était une voix, Lumière et Peau d'âme.

L'extragroupe apparaît comme le modèle le plus efficace et c'est le plus utilisé dans les différents centres des soins.

Dans ce cadre du savoir-faire dramatique naissent d'autres interrogations, telles que la question du financement des troupes, des groupes ou des associations intervenant dans la démarche du projet culturel au sein de l'hôpital. Quels sont les modèles de financements accordés par les hôpitaux pour les activités culturelles et dramatiques à but de soins thérapeutiques ? Tous les participants à ces activités méritent-ils d'être indemnisés ? Quel est leur statut dans les ateliers théâtres au sein des établissements de soins ?

Cette série de questions peut trouver une réponse dans l'article L.7122-19 du Code du travail qui précise clairement que : *« Peuvent exercer occasionnellement l'activité d'entrepreneur de spectacles, sans être titulaires d'une licence, dans la limite d'un plafond annuel de représentations :*

1° toute personne qui n'a pas pour activité principale ou pour objet l'exploitation de lieux de spectacles, la production ou la diffusion de spectacles ;

2° les groupements d'artistes amateurs bénévoles faisant occasionnellement appel à un ou plusieurs artistes du spectacle percevant une rémunération »[175].

[175] Légifrance, Code du travail français, version en vigueur au 25 mars 2019, consulté le 25 mars 2019.

Il est encore possible de trouver de façon très développée des arguments explicites dans le décret[176] du 19 décembre 1953 portant organisation des spectacles amateur et leurs rapports avec les entreprises de spectacles professionnelles. Il est également clair dans le rapport[177] du Sénat sous les questions écrites de Madame Françoise Féret du 23 février 2006.

Pour éviter de sortir de l'axe central de ce travail, ces trois dernières références ne seront pas très développées puisqu'elles concernent directement le domaine financier ou budgétaire de l'activité dramatique et culturelle et le modèle de rémunération, par conséquent elles n'entrent pas dans le cadre de cette étude. Elles ne sont citées que comme sources et comme références pour faciliter la compréhension du lecteur.

a) Des patients non hospitalisés au sein de l'établissement de santé

Dans le modèle extragroupe, les patients non hospitalisés et ceux qui ne sont pas du centre de santé promoteur de l'activité en question sont nombreux à vouloir participer aux actions dramatiques de proximité à but thérapeutique. Cet engouement ne se limite pas à la seule participation, mais il va bien au-delà : il s'applique à la mise en place de projets culturels soutenus par cette convention pour exposer des œuvres artistiques produites dans les différents ateliers d'art-thérapie ou bien même pour accueillir des patients issus d'autres groupes de soins appartenant à d'autres établissements de soins psychiatriques. *« Arrêtons-nous un instant sur ce projet. Il a permis d'accueillir onze patients, quatre soignants du service de jour de*

---

[176] Décret du 19 décembre 1953 portant *Organisation des spectacles amateur et leurs rapports avec les entreprises de spectacles professionnelles,* publié dans le *Journal Officiel de la République Française* le 20 décembre 1953, p. 11359.

[177] Rapport du Sénat sous les questions écrites n°21812 de Madame Françoise Féret (Marne – UC-UDF) publiée dans le *Journal Officiel du Sénat* du 23 février 2006, p. 462.

l'Établissement Public de Santé mentale de Ville Evrard, accompagnés par un metteur en scène professionnel. On peut relever au passage que le caractère professionnel des intervenants est pris en compte bien que l'on ne soit pas dans le cadre d'un projet financé. Autre point, le metteur en scène intervient également auprès de jeunes dans les quartiers difficiles, nous verrons par la suite que c'est aussi le cas de certains intervenants que nous avons rencontrés au cours de notre recherche. C'est à l'occasion du Festival d'Avignon que cette troupe de patients adultes s'est produite à plusieurs reprises dans la salle de spectacle de l'hôpital de Montfavet entre le 10 et le 20 juillet 2008. Cet atelier de création théâtrale est basé à la fois sur le volontariat et sur le thérapeutique (prescription du médecin), c'est en ce point qu'il se distingue des projets menés dans le cadre du "Programme Culture à l'hôpital" »[178].

Toutefois, le modèle extragroupe rencontre aussi des problèmes relatifs au maintien même du projet, car la participation des patients non hospitalisés ou ceux des autres établissements de soins ou des personnes bénévoles provoque un problème à la fin de chaque prestation. En effet, certains d'entre eux réclament des droits de propriété sur l'œuvre produite, car ils ne savent pas ou ne sont pas informés qu'en participant aux ateliers jusqu'à la représentation du spectacle, l'œuvre finale reste la propriété de l'établissement promoteur du projet.

Un autre problème posé par ce modèle est que la plupart des patients hospitalisés formant le même groupe acceptent difficilement la présence des autres par peur, soit de perdre leur rôle dans la pièce, soit de perdre leur groupe préformé au sein du même établissement de soins. À l'exception de ces deux stress, l'extragroupe présente d'autres avantages pour le patient, car la présence des non-hospitalisés donne une dimension citoyenne, avec une ouverture très large vers l'extérieur. Cette

---

178 Mylène COSTES, « *Atelier culturel et hôpital psychiatrique : enjeux et retombées d'un dispositif de médiation culturelle au sein du programme "Culture à l'hôpital"* », *op. cit.*, p. 83.

présence permet aux malades de se revoir ou de se retrouver avec les mêmes affinités qu'ils avaient avec le monde extérieur. Ils oublient le cadre strictement médical qui les concerne tout en restant à l'intérieur de l'hôpital. Les ateliers d'extragroupe sont dirigés par des artistes et sont aussi bien sûr encadrés par le personnel médical et infirmier. Ces ateliers ont un double avantage puisque, d'une part, les activités artistiques du projet culturel sont menées par les comédiens et, d'autre part, le côté thérapeutique est sous le regard du personnel soignant. Le grand succès de cette nouvelle forme d'action vient du fait qu'à la fin de la période des répétitions est prévue une représentation au grand public ou une exposition libre.

Ici, le maître du jeu de rôles doit absolument informer les patients de l'établissement en les rassurant sur le fait que personne ne perdra sa place, son personnage, ni son groupe de travail, ni son temps de jeu. Les nouveaux auront certainement de nouveaux rôles dans les groupes déjà formés sans changer pour autant la nature de l'histoire mise en place.

Dans le jeu, les patients de l'intérieur et ceux de l'extérieur sont observés de la même manière et ils recevront les mêmes analyses, observations et chacun aura son diagnostic.

En général, les répétitions et les représentations se passent dans un climat d'entente, de convivialité et de relation fraternelle.

b) Le public

Le public évoqué ici est réparti en deux catégories. Il y a d'une part, le grand public comme spectateur et, d'autre part, le public participant d'une manière ou d'un autre dans l'action dramatique.

Le premier public est celui qui assiste à un spectacle présenté par des patients qu'il connaît ou non. Il aura à la fin de la représentation le devoir de se manifester en approuvant ou désapprouvant la pièce jouée, tout en faisant des commentaires permettant d'améliorer le travail des patients et celui du metteur en scène comme c'est toujours le cas dans les grands théâtres.

Le grand public est bien défini ici comme l'ensemble des personnes ou ceux qui ont accepté de voir et d'entendre le message véhiculé par les acteurs lors de la représentation.

Lorsque le budget du financement accordé pour la réalisation du spectacle est très important, cela permet à l'équipe du projet culturel de prolonger la valeur de la communication en touchant plusieurs publics, c'est-à-dire de faire plusieurs représentations dans différents endroits ou dans un même lieu, mais en invitant des publics distincts à chaque fois. C'est le seul moyen de toucher le maximum de public de l'extérieur.

Pour ce qui est du public participant, il y a les figurants, le public questionné et parfois interpellé par le comédien sur une question particulière. Il désigne aussi les personnes volontaires bénévoles qui participent aux les ateliers quotidiens et même à la représentation du spectacle, que ce soit en prenant un rôle dans le jeu ou en assurant quelques tâches facilitant le déroulement de l'atelier ou la mise en place du spectacle.

La plupart du temps, la composition de ce public est dominée par les proches des patients, les membres des familles, les amis et/ou les personnes de confiance.

Il est encore possible d'inviter un artiste de l'extérieur pour venir, soit jouer une œuvre à lui seul sans l'intervention des patients, soit pour exposer une œuvre qu'il a déjà réalisée. Ce genre de public est appelé public proactif.

B] LA GESTION DE LA MÉDIATION THÉÂTRALE

Dans ce cadre d'étude, cette recherche se fondera sur la pratique de l'art-thérapie en ergothérapie et sur celle de l'artiste spécialisé en art dramatique depuis les répétitions jusqu'à la représentation. Comment ces deux pratiques se distinguent-elles au sein d'un même atelier ? Comment se présentent-elles chez le même patient qui reçoit le service de ces deux domaines ?

Lors des répétitions, l'art-thérapie implique des pratiques variées, mais qui sont fondées sur des concepts différents et des procédés qui distinguent ce qui est de l'art tout court et/ou ce qui peut relever d'une thérapie soit par l'art soit avec l'art.

Parlons d'abord de ce qui distingue l'art-thérapie du praticien-ergothérapeute dont les objectifs et les missions se reposent sur la réadaptation et la réinsertion du patient, à l'aide d'activités significatives facilitant le développement de soi, de son autonomie tant du point de vue social et professionnel que sur le plan de son environnement quotidien. Certes, jusqu'à aujourd'hui, l'ergothérapeute occupe une place prépondérante dans les soins du patient durant son parcours d'hospitalisation psychiatrique, mais avec des objectifs différents de ceux de l'art-thérapie du dramaturge. Toutefois, le service de l'ergothérapeute fait appel bien sûr à des activités artisanales et artistiques, quel que soit le type d'art engagé. Plusieurs ergothérapeutes disent que leurs ateliers ne sont que des activités occupationnelles comme il en est de même dans celles proposées par les artistes au sein des services psychiatriques dont leur but est d'occuper et de divertir le malade durant son séjour à l'hôpital.

En revanche, l'art-thérapie, comme son nom l'indique, cherche ou vise à créer un environnement ou un espace de création dans lequel le patient pourra s'exprimer de façon créative à travers de multiples jeux artistico-dramatiques. Le comédien met en relief la créativité du patient durant son atelier. Cette méthode s'entend comme la façon de travailler pour stimuler la capacité d'une personne ou d'un groupe à imaginer à partir d'une situation définie ou à construire une idée, à mettre en œuvre un ou plusieurs concepts avec de nouveaux objets ou à essayer de découvrir ou de donner une solution originale à un problème posé.

La gestion de la médiation est bien évidemment au centre de ces deux branches similaires, mais non identiques. C'est pourquoi les artistes disent aussi que : *« La créativité est souvent identifiée aux créations artistiques ou aux contributions culturellement ou scientifiquement significatives, mais elle touche en réalité à tous les domaines de la vie dans lesquels le sujet doit faire preuve d'inventivité, y compris au quotidien.*

Elle combat l'apragmatisme présent chez la majorité des patients en psychiatrie, chez qui les fonctions exécutives sont atteintes et qui se trouvent dans l'incapacité de réaliser une action, une activité apprise ayant pour effet de transformer leur environnement. Il semble que la créativité soit liée à la dopamine, un neurotransmetteur en cause dans la schizophrénie, et dont l'action est inhibée par les neuroleptiques. Ces médicaments, en ralentissant les fonctions imaginatives et intuitives, réduisent les symptômes psychotiques et maniaques, mais ils diminuent aussi l'autonomie du patient et induisent un fort retrait affectif et social. Aussi, l'art-thérapie offre-t-elle un support à la création par le biais du médium artistique et vise à stimuler la créativité et l'autonomie des participants aux ateliers. Le médium expressif encourage le sujet à se tourner vers l'extérieur, à être actif dans sa démarche de soins, contrairement à certains types de thérapie qui gardent le patient dans une attitude passive. La création sert alors d'étayage identitaire par un tiers esthétique, d'autant plus pertinent en situation de fragilité psychique, comme le souligne Janine Chasseguet-Smirgel : [...] la création est une autocréation et l'acte créateur tire son impulsion profonde du désir de pallier, par ses propres moyens, les manques laissés ou provoqués par autrui »[179].

Ainsi, André Berten souligne que l'atelier d'art-thérapie, en tant que dispositif de soin, induit une médiation, *« [...] entre l'activité rationnelle et instrumentale et la passivité contemplative et réceptrice d'un environnement, l'entre-deux du dispositif pointe plutôt vers l'idée de médiation »*[180]. Le ou les comédiens qui gèrent l'action dramatique, durant la période des

---

[179] Sara BÉDARD-GOULET, *« Lecture et réparation psychique, Le potentiel thérapeutique du dispositif littéraire »*, Littérature, Université Toulouse le Mirail – Toulouse II ; Université de Monréal, France, 2012. p. 202. Cette analyse est issue de l'ouvrage de Janine CHASSEGUET-SMIRGEL, *« Pour une psychanalyse de l'art et de la créativité »*, Paris, Payot, 1971, p. 103, et est citée encore une fois dans Michèle PETIT, « *Éloge de la lecture. La Construction de soi* », Paris, Belin., coll., *« Nouveaux mondes »*, 2002, p. 106

[180] André BERTEN, *« Dispositif, médiation, créativité : petite généalogie »*, Le Dispositif. Entre usage et concept, Hermès, n°25, 1999, pp. 33-47. p. 39.

répétitions jusqu'à la représentation, mettent en évidence la médiation, tout en prenant en compte les éléments de l'environnement cognitif au sens propre, tant dans le sens du savoir que de celui du savoir-faire.

La gestion de la médiation théâtrale va porter une attention particulière non seulement à la création de l'acteur, mais aussi à la mise en place des phases d'échanges sous forme d'ateliers dans les différentes structures d'accueil et de soins. C'est donc une des bonnes façons de faire pour permettre au malade de s'adapter à son environnement.

1) Le cadre de travail pendant les répétitions

Lors des ateliers de répétitions avant le spectacle, le comédien maître du jeu doit en principe mettre en place des emboîtements de cadres, ces dispositifs consistent en un assemblage d'activités des jeux dramatiques, qui vont dans le sens des soins éducatifs, définis par :

- des mesures temporelles et spatiales qui permettent à la personne malade de se sentir en confiance ;
- des cadres psychiques du comédien installant la discrétion et le non-jugement des actes du patient ;
- des mesures de sécurité facilitant la manifestation de sentiments et l'accueil des affects, des douleurs, des stress et des angoisses ;
- des règles entre patients acteurs ;
- des règles de rangement de l'espace de travail et de respect du matériel utilisé.

Chaque participant doit impérativement comprendre qu'il y a des règles de fonctionnement à respecter sur tout l'espace qui est entre le jeu et le non-jeu. C'est un espace nécessaire pour déjouer toute forme de dérapages et/ou d'envahissements ambitieux ou fantasmagoriques.

La personne en charge de l'atelier doit à son tour s'assurer que l'acteur sur scène n'a pas glissé sa personnalité dans son personnage. Il faut éviter le dérapage du jeu vers la réalité, c'est-à-dire du *jeu* vers le *je*. C'est dans ses responsabilités d'expliquer clairement toutes les consignes à tous les acteurs-patients ; comment formuler une phrase tout en faisant semblant à partir d'un récit déjà défini et expliquer l'ensemble des règles rééducatives.

Dans certains cas, le directeur de l'atelier doit être très vigilant, lorsque par exemple un enfant se retire du groupe et refuse de travailler avec ses pairs. Dans ce cas, il n'est pas obligé de forcer l'enfant à travailler. Certes, il se retire du groupe corporellement ou, disons physiquement, mais d'autres éléments de son corps restent connectés avec l'activité dramatique mise en place. Il sent, il voit et il entend, ces trois organes de sens peuvent l'inciter à revenir dans le groupe sans l'influence de qui que ce soit. Toutefois, le maître du jeu doit chercher à savoir la raison de son retrait du groupe, car il y a sûrement quelque chose qui motive son refus de jouer avec ses pairs.

Soit il y a quelque chose qui l'empêche de travailler, soit il y a un co-équipier qui le gêne ou c'est parce que le rôle attribué ne lui convient pas. Dans son refus, il peut y avoir plusieurs raisons et il est conseillé de chercher à savoir ce qui l'empêche de travailler soit au sein du groupe, soit chez l'enfant lui-même, avant de l'encourager à retourner travailler. La plupart du temps, ce cas se présente lorsque les patients adultes se mélangent avec les enfants pour jouer ensemble. C'est encore le cas lorsque l'exercice se fait avec des enfants inhibés. Ici, l'acteur qui assure la rééducation leur apporte plus d'attention, mais les enfants restent parfois réticents et ne se dévoilent pas facilement. C'est donc de ce côté-là que le travail d'intégration et de rééducation doit s'orienter pour gagner la confiance de l'enfant très rapidement. Ils doivent se sentir soutenus et accompagnés pendant l'ensemble de la démarche.

En tout cas, il est important de dire que le comédien est dans le jeu d'une part, et, d'autre part, qu'il n'y est pas vraiment. Son esprit travaille deux fois plus que celui des autres, son regard n'est pas comme celui des autres comédiens-patients. Il évite d'être emporté par le jeu et en général, il n'occupe un personnage précis que lorsqu'il veut motiver ou réactiver l'action engagée. Il participe donc à des moments précis, comme pour montrer l'exemple, pour lancer le jeu, pour initier un personnage ou faire d'autres actions. Le cadre du jeu lui permet aussi d'intervenir lorsqu'il s'agit de progresser, d'améliorer, de corriger, de proposer ou d'étonner, en faisant un exemple à suivre. Il doit être calme et patient pour attendre que le malade, surtout s'il s'agit d'un enfant, propose lui-même, crée ou organise son entrée sans le précipiter.

Autrement dit, le théâtre, dans la rééducation, la réinsertion, la socialisation, l'information ou la communication, intervient par différentes approches selon les objectifs de l'acteur maître du jeu et le domaine ou le service où se déroulera l'action dramatique. En effet, les limites sont fixées en fonction de la structure proposée. Par exemple, les limites proposées par le professionnel du théâtre dans la psychothérapie ne sont pas les mêmes que celles utilisées dans la pédiatrie ou dans le développement personnel ou encore dans la politique informative. Il ne forme pas des acteurs proprement dit, mais il aide, dans ce cadre, les patients à engager une phase thérapeutique ou à bénéficier des effets thérapeutiques.

a) Le rééducateur ou le maître du jeu

Lors du jeu, le comédien responsable du déroulement de l'action dramatique n'est pas là pour imposer à l'enfant ou à la personne adulte de jouer ou de ne pas jouer, d'incarner un personnage. Il doit proposer car l'action n'a pas ici pour objectif la création d'effets théâtraux. Il n'est pas amené lors des répétitions à formuler ou à reprendre des consignes déjà expliquées pour assurer une meilleure lisibilité ou compréhension, comme il est toujours réalisé par les metteurs en scène dans les grands théâtres ou par les pédagogues. Les spécialités de l'art-thérapie disent que l'incompréhension des normes ou du jeu peut parfois enrichir l'atelier et développer le jeu lui-même sans le savoir. C'est dans ce sens-là que les spécialistes d'art dramatique disent qu'en atelier qu'il vaut mieux connaître le patient examiné dans sa manière de faire, dans sa maîtrise, dans son geste, dans sa position ou dans son opinion, que de développer très rapidement une technique.

Le rééducateur est tenu d'éviter un langage contenant un jugement de valeur et d'accorder d'importance à tel ou tel objet créé tel que : *« Il est beau. », « Il est mal fait. », « Il est bien. »*, ou *« ce n'est pas comme ça »*.

Son langage doit être symbolique comme : *« Tellement ou combien j'étais touché. », « Je suis vraiment ému. »*, au lieu de dire : *« C'est joli »*.

Pendant que les patients jouent tour à tour, le rééducateur observe s'ils osent faire, dire, créer et il essaie de s'identifier au personnage de chaque patient, pour savoir s'il aurait joué de la même façon, afin d'apporter d'éventuels ajustements.

Son rôle ici est de se retirer pour voir comment ses patients jouent et de chercher comment il devrait théâtraliser la séance en ajoutant des fantaisies, des tactiques ou en surjouant le jeu comme en introduisant des petits moments de rires ou des mots comiques.

Cet exercice permet au patient de ne plus se sentir lui-même dans son jeu et surtout de ne pas comprendre qu'il s'agit de son histoire ou de sa maladie. Ceci établit en conséquence une distance entre les émotions personnelles et les émotions issues de l'action ou du personnage. Dans chaque atelier, le rééducateur artiste aide le malade à s'éloigner de sa personne, qu'il ne soit pas lui-même pour se fondre dans ce qu'il joue, sans frustration.

Le rééducateur n'a pas à faire de différence entre ce qui est joué en atelier de répétition et ce qui doit être joué lors d'une représentation en public si les conditions se présentent. Le jeu reste le même, avec les mêmes considérations.

b) L'attitude du comédien-rééducateur dans le jeu de théâtre lors de la verbalisation

En principe, le comédien-rééducateur doit soutenir et encourager le patient à travers ses paroles afin de l'amener à prendre confiance en lui, de stimuler et de provoquer de façon progressive le changement psychique lui permettant de se réconcilier avec lui-même, grâce à l'enseignement ou à l'apprentissage. La verbalisation de chaque fin de séance permet bien sûr d'améliorer ce qui a été joué du début jusqu'à la fin de l'atelier. Cette verbalisation est très valorisante puisqu'elle structure le vécu comme un temps de communication et d'échange entre participants et maître de séance.

Le rééducateur occupe un rôle différent : il aide l'enfant ou le patient adulte à changer soit sa manière de parler, soit sa manière de prendre soin de lui-même ou de son comportement ou de son attitude. Par exemple : lorsque l'enfant parle à son comédien rééducateur d'une façon désordonnée, ce dernier ne cherchera pas à vouloir immédiatement le reprendre de façon brutale. Il doit tout simplement lui montrer comment il est possible de dire autrement, en gardant le sens ou l'idée générale de sa phrase. Il peut aussi faire comprendre à son patient qu'il ne maîtrise pas tout, surtout qu'il ne sait pas encore ce qui va se jouer dans le groupe de travail. Par conséquent, le fait de répondre à côté, ou de ne pas répondre, peut développer le jeu, car le patient aura cherché une autre réponse pour compléter celle qui a été donnée par son rééducateur. Cette méthode l'encourage, car il se voit bien jouer son rôle dans le jeu, tout en s'appropriant une situation sur la scène, et saisit ses émotions par le biais de son œuvre fondée sur l'affection de soi. Jusque-là, il voit se restaurer petit à petit son désir d'améliorer sa santé et d'apprendre différents comportements dans les conditions mises en place par son rééducateur.

Lors de cette évaluation finale de l'atelier, le rééducateur mettra davantage l'accent sur le processus culturel améliorant le psychique que sur l'œuvre finale. Il aura à confronter la valeur escomptée avec ce qui a été réellement accompli. Ici, il a une obligation de réévaluer le processus d'aide à la réalisation du projet et ce que le patient a pu faire dans son jeu depuis la répétition jusqu'à la fin de la séance. C'est une forme de pré-bilan éducatif du groupe ou personnalisé. Le patient lui aussi est appelé à prendre ce qui est meilleur pour sa santé et à s'autoévaluer sur ce qu'il était avant le jeu et sur ce qu'il est devenu après le jeu de rôles. C'est le rôle de la médiation théâtrale. Le patient symbolise ses émotions et ses problèmes à travers la médiation théâtrale pour mieux gérer ses angoisses, ses sentiments, ses douleurs, ses émotions afin de penser plus librement et de s'épanouir dans sa vie et dans sa santé. Par la pratique de la médiation théâtrale, il apprendra non seulement à dire et à se dire, à faire et à se faire, mais aussi à réagir sur les lois culturelles et dramatiques. Le rééducateur doit laisser à son patient la place de jouer pour l'observer à plein temps.

2) La médiation[181] : support de travail

La médiation théâtrale est comme un support ou un objet assurant l'intermédiaire entre le malade et son rééducateur d'un côté, et, de l'autre, elle permet au patient ou à tous les participants de dire les choses d'une autre manière soit par leur gestuelle, leur silence ou leur regard, c'est-à-dire de s'exprimer autrement. Elle est l'un des facteurs qui nouent la relation entre l'enfant, le patient et le comédien-rééducateur au sein de l'institution promotrice du processus de soins rééducatifs. En principe, cette médiation s'exerce au niveau du corps humain, de la parole, de la gestuelle et de la pensée. Elle demande aussi la présence d'une salle adaptée. Au début des trois premières séances, il est souhaité de n'utiliser ni décorations ni objets quelconques. En revanche, ceux-ci peuvent être acceptés quand il s'agit d'ateliers qui finiront par une représentation publique. Il est important de faire en sorte qu'à la fin de chaque atelier, la salle soit réaménagée pour éviter toute trace rappelant le travail exercé.

---

[181] La médiation théâtrale désigne l'ensemble des stratégies d'actions artistiques et culturelles cadrées sur les conditions et les situations d'échange ainsi que de rencontre entre les citoyens et les milieux culturels et artistiques. Elle a comme mission principale, élargir l'accès à la population, initier les participants à la richesse d'une œuvre, susciter son intérêt artistique et enfin développer leur esprit critique.

Toutefois, la question de la médiation théâtrale pose aussi un autre problème, car certains spécialistes rééducateurs en art dramatique disent que l'enfant étudié ne doit pas choisir lui-même la médiation tandis que d'autres disent le contraire, ils considèrent que l'enfant doit pouvoir faire son choix.

En revanche, selon l'expérience acquise, cette étude propose que l'enfant examiné ait lui seul effectivement l'opportunité de choisir le jeu qui l'intéresse, mais s'il s'agit d'un travail de groupe, le comédien-rééducateur peut choisir lui-même la médiation sans l'imposer au groupe ni à l'attitude de l'enfant. Ce dernier doit avoir le champ libre pour s'exprimer, non pas en choisissant ou non la médiation, mais dans le cadre du jeu choisi et proposé au groupe. Il reste libre d'agir ou non, de parler ou non, de participer ou non et d'observer ou non. Sa liberté connaît peu de limites. Les seules normes à respecter sont les règles établies pour le déroulement de l'atelier.

a) La médiation théâtrale comme moyen de travail rééducatif de groupe

La pratique de la médiation théâtrale est une forme d'aide à dominante rééducative. En principe, les trois premiers ateliers avec les enfants nécessitent la présence de leurs parents pour observer les premières réactions. Leurs analyses sont indispensables pour la réussite de l'action dramatique de groupe. Après ces trois séances, le cadre de travail reste la propriété du metteur en scène et des enfants, les membres des groupes du travail. Ensuite, une ou des séances de médiation théâtrale peuvent être proposées en groupe, une fois que la nécessité de retravailler en groupe se présente.

Cette pratique a une particularité non négligeable, car son contrat engage d'une part, l'enfant et sa famille et, d'autre part, le comédien-rééducateur chargé de l'aide rééducative et le médecin traitant ou l'équipe de soins.

Les trois premières séances d'observation sont indispensables pour évaluer le niveau indicatif précisant l'intervention thérapeutique, mais aussi pour identifier et choisir la modalité de travail, soit en groupe soit en individuel. Pendant les trois séances d'initiation, le comédien-rééducateur est appelé à observer chez l'enfant ou les enfants quatre axes principaux :

- s'il est nécessaire d'entraîner ou de travailler avec d'autres enfants pour améliorer l'expression orale et physique de l'enfant ;
- s'il y a besoin de se référer à l'imaginaire des autres enfants ;
- s'il y a la présence d'une pathologie de blocage dans la relation duelle ;
- s'il paraît utile de prévoir un modèle familial et social différent de celui de soins hospitaliers.

Toutefois, lorsqu'un enfant examiné présente une de ces caractéristiques au cours des trois premières séances d'observation et que malgré tout il semble capable de suivre l'activité et d'entrer dans le jeu, le comédien-rééducateur peut quand même envisager de mettre en place une médiation théâtrale de groupe comme il a été expliqué par Jeannine Duval-Héraudet : *« Tout objet susceptible de susciter le jeu symbolique a sa place dans une salle de rééducation »*[182].

Au moment de la composition ou de la constitution du groupe, le rééducateur se heurte à une autre difficulté. En effet, il lui faudra trouver très vite d'autres enfants, au maximum cinq, capables de prendre des initiatives, de créer, de chercher des solutions, tout en prenant bien sûr en compte le désir de l'autre, mais aussi de faire en sorte qu'il se sente concerné et engagé dans l'exercice. Le jeu de la médiation théâtrale est dans les principes du jeu de rôles et de l'improvisation. Les enfants apprennent à être étonnés, à réagir et à être créatifs, mais aussi à être dépassés par l'autre sans pour autant le prendre mal. C'est pourquoi le rééducateur doit réfléchir sur la problématique des enfants formant le groupe de travail, telle que réunir des pathologies voisines, mais observées de façon différente pour faciliter des interactions utiles, capables de garder longtemps

---

[182] Jeaninne DUVAL-HERAUDET, *« Une difficulté si ordinaire »*, Édition Audio & Papier, 2001. p. 209.

une action dynamique. En réalité, la modalité est choisie individuellement et le groupe devient uniquement une enveloppe du cadre du travail dont le rééducateur lui-même fera partie.

Lorsqu'un enfant membre du groupe du travail est absent, le travail d'étude ne peut pas s'effectuer, raison pour laquelle certains spécialistes proposent de placer une chaise vide sur la scène pour marquer l'absence de l'enfant et pour signaler qu'il fait toujours partie des membres du groupe.

Il faut aussi souligner que le maître du jeu ne travaille pas dans la même gestion du temps que le médecin traitant et son équipe. Il peut tout arrêter à tout moment, selon l'évolution des enfants, tout en sachant que chacun d'eux a son propre rythme pour retenir les choses et les manipuler ou pour manier ses acquis.

b) La fiction dans la médiation théâtrale

Quel rôle joue la fiction d'art dramatique dans la médiation théâtrale menée dans les répétitions de chaque groupe de travail pour les enfants malades ?

En principe, une fois le groupe de travail constitué, il lui est proposé de se réunir une fois par semaine, l'idéal étant le mercredi[183], pour une séance de quarante-cinq minutes à soixante minutes si la nécessité se présente. La fiction joue son rôle dans le jeu en utilisant plusieurs méthodes de travail dont quelques-unes ont attiré l'attention de cette recherche, car elles sont similaires à celles utilisées dans les exercices destinés aux personnes âgées. Ces dernières jouent en groupe, dans l'improvisation, à partir d'un sujet défini ou d'une situation de départ impliquant le corps de chacun et son langage. Cette

[183] La plupart des artistes choisissent les mercredis pour mener la médiation théâtrale pour les enfants parce que la plupart d'eux ne vont pas à l'école ce jour-là. D'autres vont en cours uniquement le matin. C'est un jour peu travaillé dans les écoles. Comme le mercredi est au milieu de la semaine et que la plupart des enfants sont libres, les artistes profitent cette occasion pour jouer et pour passer du temps avec eux.

partie du travail n'est pas singulière, elle est plutôt semblable à la rééducation énoncée pour tous les participants :

- le faire-semblant ;
- le contrôle de l'espace scénique ;
- le fait d'éviter d'employer les pronoms entre d'eux ;
- le contrôle ou la gestion du temps de l'exercice.

Les enfants doivent absolument être informés de ces éléments et ensuite le rééducateur lance le processus selon trois niveaux d'observations et d'analyses.

Le premier niveau est celui de l'étude de la fiction. Les enfants essaient de communiquer ce qu'ils vont faire et de partager verbalement toutes les informations susceptibles de contribuer à l'évolution de la démarche thérapeutique. La seule particularité qui se présente ici est que la notion de récit doit être mise en avant pour apprendre aux enfants l'intérêt de raconter l'histoire de l'autre en sa présence ou sa propre histoire à travers un autre personnage, pour parler de ses désirs et pour toucher au plus profond de son appareil psychique. Ils doivent donc imiter la réalité ou en inventer une autre et donner vie à cette réalité vraisemblable en la jouant, soit devant d'autres groupes, soit seulement entre eux. Chez les enfants, cette méthode est encore plus efficace lorsqu'il s'agit d'un récit imaginaire faisant suite à un conte tel que les contes de fées. Le rééducateur ou un enfant désigné par le groupe peuvent résumer la fiction à partir d'un conte ou marquer le début de l'exercice à partir des éléments d'un conte, d'une histoire ou d'un mythe très connus. Ce genre de travail permet aux enfants d'identifier très rapidement dans le conte ou dans le mythe la forme symbolique à leur douleur ou à leur souffrance qui va empêcher l'amélioration de leur état de santé. La valeur du récit repose sur la résonance, car après la lecture d'un conte ou de la fiction, certains enfants seront effectivement impressionnés et répondront par une nouvelle imagination créative. C'est pourquoi le rééducateur en charge du déroulement doit apprendre aux enfants à travailler et à s'investir un peu plus sur l'imaginaire. Les résultats obtenus contribueront en premier à la fiction et en second à l'action culturelle.

Le deuxième niveau est le jeu lui-même. Il est défini comme le temps de création ou d'action. C'est le moment de mettre en œuvre ce qui a été prévu, tout en ayant la possibilité d'engager d'autres moyens que le langage pour s'exprimer ou manifester des sentiments ou des douleurs. Cette observation a été confirmée par Jean-Pierre Klein avec son co-auteur Ivan Darrult-Harris : *« Avec les enfants, (mais certaine psychiatrie d'adultes s'en inspire) le recours à la production imaginaire ou aux langages autres que le verbal est une des indications principales »*[184] leur facilitant de raconter tout ce qu'ils ne sont pas capables d'exprimer oralement ou de ce qu'ils ne peuvent pas se dire. Dans cette situation, certains enfants seront des observateurs de l'action quand d'autres endosseront le rôle d'acteurs, ou de tous les acteurs selon le nombre des personnages à mettre en place. S'ils jouent tous dans la même pièce, l'observateur sera dans ce cas le comédien-rééducateur. La fiction ne joue pas son rôle uniquement sur l'acteur, mais aussi sur celui qui a l'œil de l'observateur, comme un spectateur, et qui peut être encore plus touché que l'acteur. Certes, son corps n'est pas engagé, mais son mental peut-être pris par l'action du comédien et cela va provoquer chez lui des émotions. C'est pourquoi les enfants qui ne jouent pas prennent la place de l'observateur.

Le troisième niveau est celui de la verbalisation. C'est le temps le plus important, mais aussi le plus court par rapport aux deux autres, car il leur permet de s'exprimer verbalement. Il est défini comme le temps qui aide la mémoire de l'événement – de chaque individu. Dans le jeu ou dans la médiation, les enfants travaillent tous sur leur identité ou leur personne, à travers une marque invisible qui se situe dans leur psyché ou leur pensée, dessinée par les actions d'acteurs. Ce jeu montre que jouer de la fiction dramatique n'est pas uniquement un risque pour le joueur, mais aussi que le regard porté par le spectateur sur l'acteur peut apporter un changement, tant pour celui qui regarde que pour celui qui est regardé.

---

[184] Jean-Pierre KLEIN, Ivan DARRULT-HARRIS, *« Pour une psychiatrie de l'ellipse, les aventure du sujet en création », éd.*, Pulim, France 2007, p. 80

En principe, l'évolution et la réussite de l'atelier dépendent de ces trois grandes étapes qui aident à travailler l'imaginaire et la symbolique des enfants, mais aussi qui les orientent vers des situations réelles en engageant directement la pensée de chacun d'eux. C'est donc une manière de confronter le futur imaginé avant l'exercice avec ce qui s'est réellement passé pendant l'exercice et au résultat final obtenu. Cela met en lumière ce qui a été imaginé sur l'autre avant qu'il soit sur la scène et le changement obtenu par son action et le regard de ses pairs.

SECTION II - LES GRANDS MOMENTS DE LA SÉANCE DE FORMATION

Comme il a été déjà expliqué, la représentation en public de l'œuvre finale n'est ni une condition ni une obligation à l'égard du comédien en charge des ateliers, ou pour l'établissement de soins. En revanche, une fois que les patients, personnes adultes, enfants et l'ensemble des participants arrivent à bien maîtriser les techniques de l'art dramatique, le maître du jeu peut proposer aux acteurs et à l'institution de soins de passer à l'acte suivant, à savoir la représentation de l'œuvre finale devant le grand public. Cet événement nécessite bien sûr le consentement des participants et l'aval de l'établissement organisateur, car ce dernier aura à débourser des fonds pour permettre l'expérimentation ultime.

Le comédien-rééducateur propose de montrer un spectacle qui en général est présenté en fin d'année ou durant les périodes de vacances. Ce sont les moments où les enfants se sentent prêts à s'investir dans le projet et où les parents sont également libres pour venir les assister et les encourager.

Pourquoi le directeur du jeu attend-il jusqu'à la fin de la période des répétitions pour solliciter une représentation finale ? C'est tout simplement pour éviter que le temps de jeu soit influencé par les préoccupations d'un acteur de vrai théâtre, ce qui risquerait de dénaturer l'objectif principal de l'exercice. La complexité de la représentation en public dépend de l'attitude, de la ponctualité et du respect, ainsi que de la capacité des enfants ou des patients d'une manière générale à s'impliquer dans un tel travail et à répondre aux attentes du projet de l'art dramatique.

Si la représentation au grand public est bien validée par le service en charge des actions culturelles, une phase des répétitions sera établie avec un calendrier de deux à trois séances. Ce planning va alourdir le déroulement des ateliers et certains ajustements seront envisagés pour bien affiner le travail.

Pourquoi le comédien-rééducateur cherche-t-il à affiner un travail effectué pendant plusieurs séances dans une série de deux ou trois ateliers ? Quels sont les apports possibles ?

Ici, le patient restera toujours dans son personnage, mais il aura à acquérir quelques techniques pour se présenter devant un public et mettre de l'ordre en lui pour valoriser son personnage. Il apprendra à extérioriser ses désirs, ses inhibitions, ses douleurs et ses pulsions de façon communicative pour toucher la sensibilité du public. Car le but de la représentation en public est de montrer qu'il ne suffit pas de comprendre comment incarner son rôle simplement, mais aussi de montrer sa capacité de pouvoir l'exercer en dominant sa personne par le biais de son personnage. Ainsi le public peut identifier une autre personne et découvrir de façon spontanée un nouveau point de vue sur la personne qui joue.

PARAGRAPHE 1 - LE MOMENT DE LA REPRÉSENTATION DU THÉÂTRE THÉRAPEUTIQUE

Tout d'abord, la notion de représentation fait l'objet de plusieurs définitions selon le domaine juridique et la procédure engagée. Par exemple dans le droit civil, précisément à l'article 1153 de l'ordonnance n° 2016 du 10 février 2016185 précise que : *« Le représentant légal, judiciaire ou conventionnel n'est*

[185] Légifrance, *« L'ordonnance n°2016 du 10 février 2016 portant réforme du droit des contrats, du régime général et de la preuve des obligations »*, publiée sous le n°0035, au *Journal Officiel de la République Française* le 11 février 2016, version en vigueur le 10 février 2016, consulté le 4 février 2019.

fondé à agir que dans la limite des pouvoirs qui lui ont été conférés »[186] ou dans le droit de la succession à l'article 812 et S, du même Code civil issu de la loi n° 2006-728 du juin 2006 portant réforme des successions et des libéralités[187] qui dit que : *« Toute personne peut donner à une ou plusieurs autres personnes, physiques ou morales, mandat d'administrer ou de gérer, sous réserve des pouvoirs confiés à l'exécuteur testamentaire, tout ou partie de sa succession pour le compte et dans l'intérêt d'un ou de plusieurs héritiers identifiés.*

Le mandataire peut être un héritier.

Il doit jouir de la pleine capacité civile et ne pas être frappé d'une interdiction de gérer lorsque des biens professionnels sont compris dans le patrimoine successoral.

Le mandataire ne peut être le notaire chargé du règlement de la succession »[188]. Il n'apporte toujours pas le même sens au plan procédural précisément à l'article 1421 du même Code qui dit que : *« Chacun des époux a le pouvoir d'administrer seul les biens communs et d'en disposer, sauf à répondre des fautes qu'il aurait commises dans sa gestion. Les actes accomplis sans fraude par un conjoint sont opposables à l'autre.*

L'époux qui exerce une profession séparée a seul le pouvoir d'accomplir les actes d'administration et de disposition nécessaires à celle-ci.

Le tout sous réserve des articles 1422 à 1425 »[189] (v. l'arrêt[190]), ainsi que dans le droit de la famille plus précisément dans l'article 227-5 du Code pénal qui dit que : *« Le fait de refuser indûment de représenter un enfant mineur à la personne qui a le droit de le réclamer est puni d'un an d'emprisonnement et de 15 000 euros d'amende »*[191].

---

[186] *Ibid.*

[187] Loi n° 2006-728 du 23 juin 2006 portant réforme des successions et des libéralités, *JORF,* n°145 du 24 juin 2006, p. 9513.

[188] *Ibid.*

[189] Légifrance, *« Loi n° 2006-728 du 23 juin 2006 portant réforme des successions et des libéralités »,* JORF, n°145 du 24 juin 2006, p. 9513, version en vigueur le 30 août 2020, consulté le 30 août 2020.

[190] C.cass., Ch., Civ., 2, du 2 déc. 2010, n° 09-68.094.

[191] Code pénal, Dalloz, *éd.*, 2013.

Du côté de la littérature, la représentation implique non seulement l'idée de donner en présence d'une délégation à une personne ou une institution préexistante, la possibilité de reproduire l'œuvre transmise plusieurs fois, soit à l'identique soit par images, devant un public ou une autre personne qui en bénéficie.

Toutefois, dans le domaine artistique, la représentation a été identifiée comme l'action de jouer une œuvre scénique, quelle que soit sa forme, devant un ou des spectateurs appelés le public. Le succès de la représentation est mesuré non seulement par le nombre de fois où elle est jouée, mais aussi par la performance réalisée d'une représentation à une autre.

A] LA REPRÉSENTATION DU SPECTACLE

Cette représentation ne concerne pas bien sûr le spectacle professionnel, mais plutôt le spectacle amateur. Toutefois, il paraît judicieux de définir la première catégorie de spectacle avant de passer à la deuxième catégorie de représentation.

Le spectacle professionnel, appelé couramment spectacle vivant, est une activité économique régie par plusieurs règles spécifiques dans lequel interviennent plusieurs acteurs tels que : compagnies, entreprises, associations, artistes, techniciens et pouvoirs publics. Cette activité participe au développement économique, social et culturel du pays. Il connaît deux formes de législations : celle du droit commercial d'une part, et, d'autre part, celle du droit du travail. Cette dernière précise en son article L.7121-2 que : *« Sont considérés comme des artistes du spectacle, notamment :*
1° l'artiste lyrique ;
2° l'artiste dramatique ;
3° l'artiste chorégraphique ;
4° l'artiste de variétés ;
5° le musicien ;
6° le chansonnier ;
7° l'artiste de complément ;
8° le chef de l'orchestre ;

9° l'arrangeur-orchestrateur ;
10° le metteur en scène, pour l'exécution matérielle de sa conception artistique »[192].

En premier lieu, la loi indique ici que la représentation d'un spectacle vivant demande tout d'abord la présence physique de tel ou tel artiste du spectacle rémunéré pour cette prestation ou interprétation d'une œuvre de l'esprit devant un public justifié par la présence physique de spectateurs. En deuxième lieu, la loi estime comme acte de commerce tout événement organisé par une entreprise de spectacles publics.

Il y a d'autres formes de spectacles vivants qui se distinguent de celles-ci soit par l'absence d'un des trois critères précités, soit par la présence d'une autre forme que celles qui sont citées par le Code du commerce.

Toutes activités ou toutes actions menées par les entreprises de spectacles publics, quels que soient leur statut ou leur forme juridique et peu importe leur importance envers la société, relèvent directement de l'article L.110-1[193] du Code du commerce et sont orientées et visées par le dispositif relatif à la licence d'entrepreneur de spectacles.

Par exemple la présence d'un artiste non rémunéré interprétant devant son public une œuvre de l'esprit. Ce sont ces circonstances qui caractérisent le plus le spectacle amateur même si d'autres éléments peuvent s'y ajouter comme l'importance d'une billetterie ou l'existence d'un support associatif. C'est pourquoi le ministère des Finances et des Affaires économiques précisait dans son décret du 19 décembre 1953[194] relatif à l'organisation des spectacles amateurs et leurs

---

[192] Code du travail, Dalloz, 75e édition, 2013.
[193] Code du commerce, article L.110-1, « *[...] 6° Toute entreprise de fournitures, d'agence, bureaux d'affaires, établissements de ventes à l'encan, de spectacles publics ; [...]* », Legifrance, version en vigueur, 30 janvier 2013, consulté le 30 août 2020.
[194] Décret n° 53-1253 du 19 décembre 1953 relatif à l'organisation des spectacles amateurs et leurs rapports avec les entreprises de spectacles professionnelles, publié au *Journal Officiel de la République Française* le 23 décembre 1953

rapports avec les entreprises de spectacles professionnelles dans son article premier que : *« Est dénommé groupement d'amateurs tout groupement qui organise et produit en public des manifestations dramatiques, dramatico-lyriques, vocales, chorégraphiques, de pantomimes, de marionnettes, de variétés, etc., ou bien y participe et dont les membres ne reçoivent, de ce fait, aucune rémunération, mais tirent leurs moyens habituels d'existence de salaires ou de revenus étrangers aux diverses activités artistiques de professions du spectacle »*[195]. C'est à partir de ce principe que les circonstances de fait vont déterminer le cadre légal de la représentation du spectacle et non les accords convenus de façon écrite ou verbale entre les parties concernées. Il est donc admis que la présence physique d'un acteur ou d'un artiste rémunéré ou non, mais qui n'interprète pas une œuvre de l'esprit, en présence ou non du public, sont autant d'éléments qui font que la représentation ne rentre pas dans la sphère du spectacle vivant. L'inverse peut aussi se justifier. Une manifestation organisée en présence d'un public, mais sans l'interprétation d'une œuvre de l'esprit et/ou d'un artiste interprète n'est donc pas protégée par la réglementation en vigueur pour les spectacles vivants comme un match de foot, un défilé de mode ou autres.

1) Le tableau marquant la différence entre spectacle professionnel et spectacle amateur

Représentation d'un spectacle ou représentation d'un œuvre de l'esprit interprétée par un artiste du spectacle vivant.	
Existence d'un contrat de travail avec une rémunération	Existence d'un accord de volonté, bénévole et sans rémunération
Entreprise ou groupement / Producteur ou tourneur : Licence d'entrepreneur de	Association régie par la loi de 1901[196] : Pas besoin de licence

[195] *Ibid.*

[196] La loi du 1er juil., 1901 relative au contrat des association, JORF du 2 juillet 1901, p. 4025, Version consolidée au 25 février 2019

spectacles exigée	d'entrepreneur de spectacles
L'existence d'une billetterie	Participation aux frais
Présence d'un public – spectateur	**Présence d'un public – spectateur**
Spectacle vivant	**Spectacle vivant**
Professionnel	Amateur

a) Existe-t-il une possibilité d'exercer une activité de spectacle vivant sans une licence ?

La loi n'envisage qu'une seule possibilité ou disons une dérogation à l'obligation de détenir une licence pour exercer une activité en tant qu'entrepreneur de spectacle vivant, appelé dans ce cas, spectacle occasionnel, selon article L.10 de la loi n°99-198 du 18 mars 1999[197]. Cet exercice occasionnel peut être effectué sans la présence d'une licence avec une restriction de six représentations seulement selon l'article R.7122-26 du Code du travail qui impose que : *« Le plafond annuel permettant d'exercer occasionnellement l'activité d'entrepreneur de spectacles vivants, sans être titulaire d'une licence, est fixé à six représentations.*

Chaque représentation fait l'objet de la déclaration préalable prévue à l'article L.7122-20 au moins un mois avant la date prévue »[198].

Toutefois, il faut rappeler qu'une série de représentations du même spectacle effectué le même jour ne peut être considérée comme une seule représentation.

Lorsqu'un établissement de santé ou n'importe quelle institution organise par exemple quatre séries de spectacles de danse, de théâtre ou de musique sur l'année avec quatre groupes différents à chaque fois, cela nécessitera d'avoir une licence d'entrepreneur de spectacle vivant au préalable, car il y aura en moyenne seize représentations dans l'année. En principe, le

[197] Loi n° 99-198 du 18 mars 1999 portant modification de l'ordonnance n° 45-2339 du 13 octobre 1945 relative aux spectacles, *JORF* n° 66 du 19 mars 1999 p. 4047.

[198] Code du travail, Dalloz, 75e édition, 2013.

spectacle occasionnel ne concerne que les personnes morales ou physiques qui n'ont pas pour objets principaux la réalisation de spectacle, ni la production, ni la diffusion de spectacles auprès du public.

La loi cherchera donc à apprécier cette situation soit à partir des objectifs définis par le statut de l'institution organisatrice, soit, le cas échéant, à partir de situations ou de réalités précises. C'est pourquoi une association qui fait de la représentation de spectacles l'objet principal de son activité ne peut les diffuser qu'après avoir obtenu la licence, même si elle n'en produit pas plus de deux ou trois par an. Elle ne peut pas évoquer la notion de spectacle occasionnel, car elle l'a bien précisé dans son statut comme une activité principale.

En revanche, la notion de spectacle occasionnel ne supprime pas pour autant l'obligation et le respect du droit d'auteur, la sécurité, le droit du travail, la déclaration fiscale, la billetterie, le droit de suite et autres. L'institution organisatrice doit obligatoirement déclarer préalablement les représentations, au moins un mois en avant, par courrier adressé au préfet du département (DRAC) selon l'article R.7122-26 du Code du travail précité et l'autorité administrative délivre un récépissé lors du dépôt de la demande selon le même Code en son article R.7122-27 qui affirme que : *« La déclaration préalable est adressée par tous moyens, y compris par voie électronique, au préfet de région du lieu de la représentation publique ou, lorsque les représentations sont données dans plusieurs régions, au préfet de région du lieu de la première représentation publique, au moins un mois avant la date prévue pour cette représentation. Le préfet de région délivre un récépissé dans le délai de quinze jours suivant la réception de la déclaration, le cas échéant sous forme électronique »*[199].

---

199 Code du travail, Dalloz, 75e édition, 2013, complété par le Décret n° 2011-994 du 23 août 2011 relatif à la licence d'entrepreneur de spectacles vivants, *JORF* n°0196 du 25 août 2011 p. 14402.

b) Le spectacle amateur

Comme il a été déjà expliqué dans l'article premier du décret du 19 décembre 1953[200] que : *« Est dénommé groupement d'amateurs tout groupement qui organise et produit en public des manifestations dramatiques, dramatico-lyriques, vocales, chorégraphiques, de pantomimes, de marionnettes, de variétés, etc., ou bien y participe et dont les membres ne reçoivent, de ce fait, aucune rémunération, mais tirent leurs moyens habituels d'existence de salaires ou de revenus étrangers aux diverses activités artistiques de professions du spectacle »*[201]. Cette norme qui s'applique aux établissements de santé, puisque la plupart des associations et des compagnies qui participent à leurs projets culturels sont régies par la loi de 1901[202]. Leurs représentations ne sont pas soumises à la même législation que les spectacles professionnels comme il a été indiqué dans l'article 2 du même décret.

La réglementation précise que les groupes de spectacles amateurs ne peuvent pas effectuer plus de trois spectacles par an. Il y a une autre précision à retenir. Les spectacles ne peuvent pas se produire plus de dix fois par an lorsqu'ils sont présentés publiquement dans une ville ou une agglomération fréquentée par des compagnies ou des entreprises de spectacles professionnelles à l'exception des associations de chorales, des groupes folkloriques et/ou des sociétés populaires de musiques, selon l'article 5 du même décret[203].

Dans certains cas, les établissements de santé font appel à certains professionnels du spectacle vivant pour interpréter une œuvre de l'esprit devant un public, avec une billetterie et une rémunération et, de ce fait, l'institution est concernée par la réglementation de l'exercice occasionnel de l'entrepreneur du spectacle vivant et non de celle du spectacle amateur. C'est

---

[200] Décret n° 53-1253 du 19 décembre 1953, *op. cit.*

[201] *Ibid.*

[202] La loi du 1er juil., 1901 relative au contrat des association, JORF du 2 juillet 1901, p. 4025, Version consolidée au 25 février 2019

[203] Décret n° 53-1253 du 19 décembre 1953, *op. cit.*

pourquoi la réglementation ne permet pas à une association ou à un groupement amateur d'obtenir une licence d'entrepreneur de spectacle vivant dans le but de pouvoir employer tout au long de l'année quelques artistes professionnels du spectacle vivant. Cette impossibilité trouve des issues d'une part, dans le décret du 19 décembre 1953[204] et, d'autre part, dans l'article L.7122-19 du Code du travail[205]. En revanche, cet article donne une possibilité aux groupements d'artistes bénévoles de faire appel de façon occasionnelle à un ou des artistes du spectacle.

2) La mise en scène

Tout d'abord, la mise en scène a été définie par le comédien, réalisateur et metteur en scène Léonard André Antoine (1858-1943) comme étant l'art de transmettre sur les planches l'action et les personnages imaginés par l'écriture du dramaturge. Celle-ci comprend toutes les dispositions liées aux mouvements, aux gestes, aux accessoires, aux meubles et aux actions d'acteurs. Une grande partie d'études de la mise en scène s'oriente vers la gestion du temps, de l'espace, des entrées et des sorties, de l'accompagnement du son, du décor, des costumes, des lumières, etc.

Dans les ateliers de l'hôpital, elle consiste ici à perfectionner le changement entre acteurs, et aussi entre acteurs et spectateurs. Le metteur en scène forme les acteurs comment amplifier leur attitude ludique, les aide à imaginer et à créer en groupe et même individuellement et enfin leur explique comment être proactif et capable de répondre aux attentes du ou des partenaires. Chaque participant doit être capable de comprendre les actions de l'autre et ainsi se compléter les uns les autres. Le travail de base de la mise en scène est le faire semblant de façon collective avec une communication singulière.

Il est prouvé lors des répétitions de la mise en scène que le patient acteur peut apporter des bénéfices dans sa pratique

---

[204] *Ibid.*

[205] Code du travail, Dalloz, 75e édition, 2013

théâtrale à l'autre patient ou à lui-même à travers le jeu pour soi ou avec l'autre ou encore devant l'autre pour des raisons de soins psychiques. C'est ici que chaque patient va commencer à ressentir l'autre comme un sujet créatif, un être distinct et à la fois semblable. L'image que le patient donne lors du jeu doit absolument ressortir de l'image ou du personnage qu'il incarne, lui permettre de se chercher, de se comprendre et de se donner une place parmi les autres. L'étude de la mise en scène passe par le fait d'apprendre à être jugé et regardé par l'autre. Il faut donc maîtriser le regard de l'autre et celui du public, savoir communiquer par le regard de manière simple et compréhensive.

En général, la mise en scène englobe tous les préparatifs artistiques portant sur des événements coordonnés avant le spectacle. Pour ce qui est de la gestion du temps et de la maîtrise des mouvements corporels, les chapitres précédents ont bien expliqué pourquoi cette partie va se concentrer sur les ateliers de maquillage avant la représentation du spectacle.

a) Un atelier de maquillage à l'hôpital

L'atelier de maquillage dans les établissements de soins est très vaste. Quand cette étude cherchait à savoir s'il y avait des ateliers de maquillages, la réponse était très vite donnée, en précisant qu'il y avait plusieurs ateliers ou formes d'ateliers.

Il y a par exemple les ateliers de maquillages pour les personnes âgées hospitalisées, atteintes de pathologies chroniques, quel qu'en soit le type et qui ont besoin de se sentir bien dans leur peau et pouvoir ainsi reprendre goût à la vie. Ce genre d'ateliers aide les patients à se tenir en forme et à ne pas s'éloigner de la vie réelle qu'ils avaient avant. La plupart de ces ateliers sont appelés ateliers de soins esthétiques pour les personnes âgées suivant la dénomination inscrite sur la prise en charge de réhabilitation hospitalière. Ils apprennent comment se maquiller et quels produits ils doivent utiliser en fonction de leur peau, leur âge, et leur allergie pour ceux qui souffrent de ces pathologies. La plupart des maquilleuses amènent des cosmétiques depuis chez elles pour venir ensoleiller la vie de ces patients.

Il y a une autre forme d'ateliers de maquillage qui consiste à prendre en charge les patients qui ont besoin d'être suivis et accompagnés pour faire leur toilette. Ces ateliers concernent généralement les infirmiers(ères), les membres des familles et les proches qui souhaitent être informés de la façon de prendre soin du malade. Il y a des séances de formation de postures, de déplacements de malade et d'apprentissage pour pouvoir l'habiller sans lui faire du mal ni aggraver son état de santé. Les participants apprennent à faire les toilettes au lit, à la savonnette pour des personnes handicapées ou souffrant des troubles psychologiques et/ou même parfois pour des blessés physiquement.

Ces deux formes d'atelier entrent dans le cadre de la politique de santé informative et éducative pour envisager une santé meilleure et pour pouvoir regarder la vie, de plus en plus belle qu'hier, de façon optimiste.

Au-delà de ces deux formes d'atelier, il en existe une troisième : l'atelier de maquillage artistique avant de monter sur la scène de spectacle. C'est à cela que cette étude va s'intéresser davantage pour expliquer en quoi consiste le maquillage artistique.

b) Le maquillage artistique dans la représentation du spectacle

Qu'est-ce que le maquillage artistique ? Quels sont ses effets sur celui ou celle qui est maquillé et celui ou celle qui regarde le maquillé ? N'est-il pas souhaité surtout pour dépasser sa beauté naturelle ou pour mieux la transcender ? A-t-il un impact particulier sur la santé du patient ? Que doit-il représenter ?

C'est une manière de savoir-faire et d'usage de moyens techniques au service de l'image d'une part, et d'autre part, de la réalisation de la mise en scène. Cela demande donc des techniques et des talents reconnus artistiquement.

Une longue réflexion et plusieurs observations dans différents ateliers lors de cette recherche ont permis de définir le maquillage artistique comme étant l'art artistique ou la discipline consistant à faire usage d'outils, de peintures et/ou d'objets, sur le visage et/ou sur le corps, pour le rendre plus communicatif aux sens et aux émotions, mais aussi à l'intellect. Cette définition tient compte effectivement de l'œuvre finale du maquilleur qui marque le résultat du travail effectué.

Depuis longtemps, l'homme utilise son corps comme moyen ou support éphémère pour exposer son expression artistique dans le but de transmettre un message qui lui paraît indispensable. Chaque acteur cherche à impressionner son public à travers son maquillage. Si par exemple le patient incarne un personnage méchant dans ses actes, il va se maquiller de façon à chercher par tous les moyens à faire peur à l'ennemi dans la pièce, mais aussi à son public. Le maquillage artistique est un moyen de s'identifier et de marquer son appartenance à tel ou tel groupe, clan ou rang. Dans le domaine artistique, le maquillage a des effets symboliques comme le disent les hommes du théâtre, dans le cadre de la représentation du spectacle, c'est un masque qui permet d'identifier directement le personnage joué. Car dans chaque masque ou maquillage sont reproduits des traits d'émotions, de sentiments, de douleurs et de caractères. Il n'y a pas de maquillage sans libération d'expressions et d'émotions.

Dans ces ateliers, le corps est choisi pour assurer la transmission où il est le support de l'œuvre d'art, effectuée par l'artiste de maquillage, sur la scène de l'expérimentation.

La personne maquillée arrive par cet effet à comprendre qu'elle n'est plus la même et qu'elle représente une autre vie. C'est justement ce masque qui l'influence dans son nouveau rôle et l'aide à oublier qu'elle est elle-même un souffrant.

Les ateliers d'apprentissage de maquillage plaisent aux patients et cela les amuse de jouer avec des outils de maquillage en créant des visages éventuellement en lien avec leur personnage. D'autres profitent de ces ateliers pour se rendre beaux et embellir leurs rôles, surtout les femmes quand elles se trouvent devant les boîtes de fonds de teint. Chacune d'elles cherche à prouver qu'elle n'a pas perdu son expérience et qu'elle peut toujours se faire belle pour plaire à son partenaire. C'est un cas très fréquent, surtout lorsque les patientes attendent des visites de leur famille, leur mari ou leur prétendant. Elles se font belles pour influencer le regard du spectateur, mais aussi pour montrer qu'elles sont en forme et en bonne santé. D'autres cherchent à apprendre à se maquiller, car auparavant elles ne s'y intéressaient pas, mais le fait de se maquiller masque leur état de santé.

Pour ce qui concerne le public, le maquillage est l'œuvre finale, d'accompagnement et d'embellissement de l'œuvre principale – la pièce jouée. Selon plusieurs avis, même si les acteurs jouent bien, si le décor et le maquillage n'ont pas impressionné le spectateur, cela peut toutefois faire perdre la valeur de la pièce et son influence. À l'inverse, ces deux éléments peuvent donner une bonne image à la pièce jouée même si elle n'était pas particulièrement agréable et singulière.

Les ateliers de maquillage concernent deux parties d'une part, les séances de théâtre pour la mise en scène, et, d'autre part, les ateliers de peinture qui rentrent tous les deux dans les mesures et les objectifs thérapeutiques envisagés.

Le maquillage tient sa force de la beauté, de l'élégance, du bien-être et de l'attirance, c'est ce que représente la qualité du maquillage. En général, les produits cosmétiques véhiculent une impression de bonne réussite, soit professionnelle, soit de bonne santé. L'apparence de la personne maquillée amène les gens qui la croisent à lui faire confiance selon la théorie de l'attirance, de l'affirmation, de l'attention et de la notoriété. Il n'est pas possible de parler de maquillage sans parler de rouge à lèvres, de crayons, de mascaras, de fonds de teint, de faux cils, de décolorant, de parfums, de faux ongles, de mèches, de tissages et d'anticernes, toutes choses qui occupent une durée importante dans la journée de chaque femme et qui arrivent peu à peu à toucher la sensibilité des hommes qui commencent à leur tour à s'en préoccuper et à passer du temps à se maquiller.

C'est dans cette perspective que la psychologie, la psychanalyse et le dramathérapie s'intéressent à la valeur et à l'influence de la beauté sur le visage ainsi que l'action secrète du maquillage sur la santé du patient.

Tout d'abord, tout le monde sait que certains maquillages embellissent la peau, donnent de l'éclairage, gomment les impuretés et certains renforcent la profondeur de la peau et du visage quand d'autres l'abîment. Sa magie n'est pas loin, elle opère en donnant une apparence beaucoup plus saine et plus jeune et attire le regard. Plusieurs hommes disent qu'une femme qui étale du fond de teint sur son visage renforce l'impression et la qualité de son état de santé qu'elle reflète et augmente son attirance sensuelle.

Dans la pratique théâtrale, le maquillage ne se limite pas seulement aux lèvres, aux yeux ou au visage, mais il implique aussi les cheveux et le corps entier.

B] UNE THÉRAPIE ENVISAGÉE PAR LA REPRÉSENTATION DU SPECTACLE

La plupart des patients disent que leur état de santé ne leur donnait pas envie de rire et encore moins de jouer la comédie même s'il est prouvé que le théâtre est une excellente thérapie. Toutefois, ceux qui acceptent de se soumettre à l'exercice du jeu dramatique admettent les vertus et les bienfaits psychothérapeutiques de la scène. La patiente Antiqui N. témoigne que le jeu dramatique lui a permis d'interpréter un autre rôle en incarnant une personne imaginaire à laquelle elle n'aurait jamais pensé. C'était pour elle l'occasion de sortir de sa propre vie, de sa réalité pour exprimer une autre vie et extérioriser des angoisses qui gênaient son épanouissement. *« C'était peu, le temps était court, mais c'était enrichissant et profitable »*, selon elle. Elle ajoute : *« Je n'avais jamais pensé auparavant qu'un jour je monterais sur une scène pour m'exprimer ainsi. Je n'étais plus moi-même et à un moment donné, j'ai bougé mon corps comme si ma maladie n'était plus là. J'ai tellement aimé de retrouver mon plaisir à la vie et de reprendre mon quotidien grâce au jeu dramatique ou jeu de rôles ».* En principe ce jeu demande une implication un peu forcée au départ, pour retrouver le goût du jeu au milieu du travail, car son côté ludique aide le patient à se distraire, à s'amuser et à se dérider durant la séance.

Le spectacle extériorise les ressentis des malades en public, devant leurs familles, leurs amis et leurs proches grâce au travail du comédien metteur en scène. Il ne suffit pas uniquement d'exprimer des sentiments, mais aussi d'accepter de reprendre le traitement avec une bonne volonté manifeste. Le spectacle permet aussi au patient de comprendre que sa maladie n'est pas synonyme de bannissement et qu'elle peut toucher tout le monde. Le comédien cherche principalement à faire comprendre aux patients, sans influencer qui que ce soit, que le fait de prendre soin de soi est primordial et les amène à regarder leur état de santé avec un peu de sérénité. Témoigner la présence de sa maladie en public comme le cancer, le sida, l'Alzheimer, est un signe de non-acceptation ou plutôt de l'acceptation, voire du contrôle de ce qu'elle représente comme souffrances de la maladie et de ses souffrances. C'est justement pour aller dans ce sens que la directrice Colette Roumanoff de la Compagnie éponyme a eu l'idée de mettre en place une pièce de théâtre intitulée *La confusionite*, une pièce comique parlant ouvertement du sujet très sensible de la maladie d'Alzheimer. Ce spectacle plein d'humour et d'humanité a comme objectif d'accompagner son mari atteint de troubles de la maladie d'Alzheimer. Elle propose des ateliers et une représentation pour éviter les angoisses, le stress, les anxiétés, mais aussi pour développer l'épanouissement des patients à travers la médiation et l'expression artistico-dramatique.

Cette même pièce aide aussi à la préparation et à la formation des futurs médecins non seulement dans la relation médecin-patient, mais aussi dans leurs attitudes, leurs comportements et leurs agissements.

1) La planification du traitement envisagé dans la représentation du spectacle

Le plan du traitement en art dramatique et/ou dans la représentation comprend une finalité, des principes, des buts du traitement et des objectifs thérapeutiques. L'idée générale se centre sur un objectif de la thérapie en étude transactionnelle – personnelle ou collective –, portant sur la réalisation de changements de comportements et d'attitudes que le patient désire réaliser ou accomplir. Colette Roumanoff a réalisé cette représentation parce qu'elle prévoyait un changement de comportement, mais aussi parce qu'elle désirait accomplir les principaux objectifs du traitement identiques au changement que souhaitait son mari. C'est par la présence de son consentement que sa volonté a été retenue.

Ici apparaît un premier désir transcendé par la pensée d'une femme révolutionnaire, rebelle ou d'une épouse analyste et critique. Son planning met en avant les désirs qui peuvent être possibles et écarte ceux qui ne le sont pas. Elle précise, dans un système d'orientation, les buts et les objectifs du traitement qui méritent d'être améliorés en composant avec la réalité. C'est pourquoi cette représentation spécifique détermine comment et dans quelles conditions le comédien rééducateur, avec la participation du patient, va atteindre les objectifs et les buts du traitement envisagés dans l'œuvre finale – le spectacle.

Le plan met en avant des méthodes d'intervention visant à offrir une aide très adaptée afin d'accompagner le mari – le malade –, pour éviter un épuisement total et afin de pouvoir aussi prendre soin d'elle et avoir un temps de repos. Dans un deuxième temps, le but c'est d'aider le mari à reprendre ses activités quotidiennes avec une large autonomie. La gestion des problèmes liés à l'autonomie de soi est automatiquement traitée avec les problèmes relationnels du couple. Une fois que le planning de traitement est déjà établi, l'équipe interdisciplinaire de soins, avec le comédien-rééducateur, met en place des mesures protectrices. Il n'y a pas de mesures de soins artistiques sans une protection des participants, surtout dans les analyses transactionnelles. C'est justement dans cette phase de protection et de sécurité fondamentale que le patient arrivera à s'investir et à développer son individualité.

a) La décontamination : application des techniques thérapeutiques et du traitement envisagé

La décontamination a pour principe des valeurs permettant au malade d'envisager une phase de correction de ses croyances et de ses imaginations à propos du réel. Elle se focalise sur l'intervention thérapeutique et opère une progression judicieuse visant à la décontamination de l'état du moi, à la mobilisation des comportements et à la réutilisation des relations parents-enfants ou maris et femmes.

La décontamination connaît huit techniques thérapeutiques réparties en deux groupes : la confrontation, la spécification, l'interrogation et l'exploitation dans le premier groupe ; et dans le deuxième, l'illustration, l'interprétation, la confirmation et la cristallisation. Les activités du premier groupe s'exercent généralement dans la vie professionnelle du patient et le deuxième groupe concerne surtout son domaine psychothérapeutique. Le rôle de l'interrogation est d'obtenir des informations permettant d'intervenir très rapidement, de façon très efficace, lors de l'expérimentation thérapeutique en public. Comment est-il possible d'aider le malade ? C'est à partir de techniques de spécifications qu'une ou des interventions initiées par le comédien maître du jeu vont permettre une certaine extériorisation des informations du patient. Par exemple une expérimentation dirigée par Marie-José Mandi : *« Vous m'avez dit tout à l'heure que, petite, votre maman prenait soin de vous si vous étiez malade ! La confrontation est une intervention dont le but est d'aider le client à réinvestir un état du moi momentanément contaminé ou exclu et d'éviter une escalade dans un jeu psychologique. Cette opération doit, pour être efficace, être réalisée avec puissance et à partir d'une position de vie. Berne (1983) définit la puissance comme la capacité d'un thérapeute à confronter son patient.*

Vous êtes fâchée avec votre mari ! Et quand vous êtes fâchée, alors vous vous obligez à rester dans votre lit ? Le thérapeute donne au patient une explication sur ce qu'il pense par rapport à ce qui est en train de se produire, ceci pour décontaminer et renforcer l'état du moi Adulte afin de susciter l'intérêt et la curiosité de l'Enfant libre. Quand vous êtes en colère, vous restez dans votre lit et vous semblez ne plus pouvoir être active. Un peu comme si vous n'aviez pas le droit d'être en colère. L'illustration a pour but d'établir et/ou de renforcer une alliance avec l'état du moi Enfant du client à la suite d'une confrontation et d'une explication qui ont été entendues. Vous savez, pour ma part, quand je suis fâchée avec quelqu'un, j'ai besoin de mon corps pour m'exprimer. Regardez une petite fille en colère, elle ne reste pas dans son lit, elle fait tout autre chose pour se faire entendre »[206].

Dans ce cas, le comédien en charge de soins thérapeutiques utilisera la technique de confirmation, c'est-à-dire lorsqu'il repère un comportement fréquent ou répétitif chez le patient, il va essayer de confronter à nouveau certains éléments scénaristiques utilisés auparavant pour d'autres études de confrontation. Revenons à la suite du même exemple : *« Je sais, Madame, que votre manière de vous mettre en colère c'est de garder le lit. Je vous propose pourtant de me suivre à la salle de bains et de m'expliquer ce qui vous met en colère, si vous le voulez bien. L'interprétation vise non plus à établir une alliance, tout en faisant un travail de décontamination de l'Adulte comme avec les six premières opérations, mais une déconfusion de l'Enfant. Le thérapeute choisit de donner une interprétation qui permettra la déconfusion de l'Enfant en lui apportant un éclairage sur les liens existant entre la problématique actuelle et les décisions prises lors de la construction du scénario. Au vu de ce que vous m'avez dit,*

---

[206] Les Cahiers de l'ÉÉSP, *« Ergothérapie comparée en santé mentale et psychiatrie »,* sous la direction de de Marie-José MANDI, Haute école de travail social et de la santé – école d'études sociales et pédagogiques ÉÉSP-Vaud, 2005, Les Cahiers de l'ÉÉSP, ch., des Abeilles 14, CH-1010 Lausanne, p. 178, s.

j'imagine que lorsque vous étiez enfant, vous n'aviez pas vraiment le choix pour exprimer vos besoins. Votre entourage ne semblait vous entendre que lorsque vous étiez malade et alitée. Il semble qu'aujourd'hui, vous revivez cela »[207].

Dans ce cas, la méthode de cristallisation interviendra pour mettre en évidence l'ensemble des possibilités de choix du patient qui se trouve face à de nouvelles possibilités bien sûr, différentes de celles choisies lors de la création et de la construction du scénario. C'est justement dans cette phase d'engagement que le patient va s'autoriser à se positionner dans la voie du changement. Le directeur du jeu proposera au malade une autre manière de faire les choses en lui demandant toujours son avis. *« Ça vous intéresse que je vous propose une autre façon de faire ? »* En principe, le médecin propose les objectifs et les activités à réaliser et le comédien-psychothérapeute envisage ou exerce les décisions scénaristiques susceptibles de provoquer un changement tant sur l'intrapsychique que sur le structural.

b) Le choix du comédien de passer à la reprogrammation[208] du patient

La reprogrammation entre dans le cadre des aménagements du spectacle, car les analyses sur les sentiments parasites et les douleurs empêchant l'épanouissement du malade. L'analyse du sketch et les études structurales permettront d'expliquer comment la décision du scénario est prise. En outre, la reprogrammation est une technique de reconstruction et de reconsidération du projet de vie du patient par rapport à son niveau de rétablissement personnel et d'autonomie de soi. La reprogrammation, tout comme la programmation, suit tout un processus d'étude avant d'être engagée. Elle vise l'état du moi

---

[207] *Ibid.*, p. 180.

[208] La reprogrammation et la re-décision ont la même signification dans plusieurs techniques d'art-thérapie comme le dramathérapie et la psychothérapie. Elle désigne l'ensemble des processus artistiques permettant la réactivation et la réorientation permanente du développement de l'individu.

de la période Enfant de la personne en question et son état du moi de la période Adulte décontaminée. Dans ces conditions, le comédien donne au patient le choix de repenser autrement, de se sentir différent et de *« se comporter différemment de ce qu'elle a pu décider en étant toute petite »*[209]. Cette re-décision ou reprogrammation vise justement deux aspects, d'une part, les sentiments de l'Enfant et, d'autre part, la pensée de l'Adulte examiné. Toutefois, il faut rappeler que la reprogrammation est une technique de la psychothérapie reprise en dramathérapie par plusieurs spécialistes du théâtre. Néanmoins, en dramathérapie cette technique s'utilise de façon différente surtout en situation d'activité. Par exemple : *« Par certaines activités, le patient peut toucher une scène ancienne à l'origine d'une décision scénaristique. L'activité peut devenir ainsi une expérience correctrice et permettre au patient de sentir, penser et se comporter différemment durant l'activité »*[210].

L'avantage de cette pratique est que le patient arrive lui-même à comprendre que le fait de reprendre sa décision – la re-décision ou la reprogrammation –, rend plus scéniques de nouveaux actes et ils sont plus conscients. Sa nouvelle décision peut justement l'amener à décider de dire ce qui l'empêche de s'exprimer et la raison de ses colères face aux membres de sa famille par exemple. Il peut notamment prendre peu à peu conscience de son schéma habituel et développer ses activités quotidiennes. D'autres avantages sont aussi possibles lorsque le patient revit un scénario ancien et que le comédien l'aide alors à revenir dans son présent et lui explique le pourquoi de son choix, surtout quand il s'agit de ne pas reprendre la même décision, c'est-à-dire de ne pas refaire les mêmes actes, les mêmes mouvements ou les actions qui étaient formulées au départ de ce scénario. Certains spécialistes utilisent la représentation du spectacle comme un moyen de reprogrammation et prolongent la période de travail afin que le

---

[209] Les Cahiers de l'ÉÉSP, *« Ergothérapie comparée en santé mentale et psychiatrie »*, sous la direction de Marie-José MANDI, *op. cit.*, p. 181.
[210] *Ibid.*

patient améliore le sens de sa nouvelle décision et en comprenne les éventuels enjeux.

La collaboration entre psychothérapeute et dramaturge favorise la mise en situation de la re-décision ou la reprogrammation du patient, car leurs activités ont pour fonction principale d'aider et de favoriser la prise de décision nouvelle qui lie directement le présent au passé tout comme la réalité à l'imaginaire ou aux fantasmes. Ils aident et accompagnent le malade, tous les deux, dans chaque étape d'une re-décision ou d'une reprogrammation en le soutenant et en validant chaque processus engagé.

2) Les effets de la mise en scène

Tout d'abord, il est utile de rappeler un détail très important dans la mise en scène de chaque spectacle : tour à tour, chaque patient met en valeur son texte en procédant à sa mise en scène, aidé bien sûr par le metteur en scène chargé du projet et avec la contribution des autres participants et comédiens qui vont jouer avec lui et pour lui. Ils vont l'aider à trouver très rapidement une traduction scénique de son texte, avec d'éventuelles résonances et répercussions. Le metteur en scène aide évidemment l'auteur de la pièce à atteindre ses objectifs tout en gardant un bon équilibre entre le respect des souhaits, les suggestions, les sentiments et les émotions. Cela ne veut pas dire que les participants n'ont pas droit de proposer ou de décider, mais ils participent en suggérant d'éventuelles alternatives ou d'autres façons de redire la même phrase.

Les effets de la mise en scène dans le jeu d'acteur ne se limitent pas aux paroles ni aux actions physiques ou chorégraphiques des acteurs, mais ils vont jusqu'à l'accueil du public à l'entrée, aux lumières, aux décors, aux costumes et à la musique ainsi qu'à la sortie de la salle du spectacle. La réussite de la mise en scène dépend d'un cocktail ou d'une fusion de plusieurs éléments pour atteindre les objectifs fixés par le projet de représentation du spectacle. La Compagnie En Carton expérimentait ce cas concret pour montrer un exemple sur les effets de la mise en scène : *« Marie Astier, atteinte d'une maladie génétique diagnostiquée à dix-huit mois, dialysée puis transplantée rénale en 2005, connaît l'hôpital "par cœur". Elle a eu envie de faire de sa propre expérience le matériau d'une création artistique, en s'entourant de deux membres de sa Compagnie. Chacun a mis ses compétences au service d'un spectacle original. Hosto dédramatise la vision commune de l'hôpital en l'évoquant avec simplicité, en multipliant les angles d'approche pour montrer sa diversité. Hosto ne suit pas de trame narrative, car son propos n'est pas de "raconter" l'histoire d'un personnage, mais celle d'un lieu, du point de vue du patient. Le spectacle se compose d'une série de saynètes, certaines sans paroles : le corps, dans un lieu où il est souvent empêché, est parfois le seul à s'exprimer. Dans Hosto, le (sou)rire a un statut singulier : le spectateur reconnaît une situation bien réelle et apprécie le décalage amené par le jeu. L'expérience de l'hôpital est passée au crible de la créativité. L'hôpital est le matériau d'une création artistique avec ce que cela présuppose de prise de distance voire de liberté »*[211].

Cependant, les grands spécialistes de cette pratique répartissent les conséquences de l'art dramatique ou de la mise en scène en général dans les établissements de santé, en deux grandes parties : l'avant-spectacle et l'après-spectacle.

a) Que se passe-t-il dans la salle de spectacle avant la représentation du scénario ?

Il se passe effectivement beaucoup de choses. D'abord l'accueil du public ou des spectateurs. Avant le commencement de la pièce, le public commence à s'installer dans le lieu de la représentation. Ce temps d'accueil est systématiquement organisé de façon différente, selon le thème et le choix de l'auteur ou du groupe de travail. Il peut être géré soit par les patients eux-mêmes ou leurs familles, soit par l'équipe de soins

---

[211] La Compagnie En Carton, *« Hosto, un regard d'IMpatient sur l'hôpital ! »*, article publié sur le site : www.66millionsdimpatients.org, consulté le 12 février 2019.

ou l'administration centrale de l'hôpital avec l'accord des participants. Ariane Richard-Bossez, Sylvia Girel et Fanny Broyelle montrent dans l'un de leurs articles que : *« Ce temps d'accueil a pour fonction d'assurer les meilleures conditions pour le déroulement du spectacle et mobilise souvent plusieurs personnes. Il concerne les conditions les plus matérielles : déposer son manteau ou passer aux toilettes. Mais il est également une sorte d'introduction au spectacle lui-même où est expliqué ce qu'il y a d'important à savoir pour saisir ce qui se déroulera sur scène. Ainsi avant le spectacle destiné aux enfants de 6-10 ans et basé sur la transposition de l'histoire du Petit Poucet, le conte est rappelé tout en expliquant qu'il s'agit d'une "adaptation", c'est-à-dire que "ça ressemble beaucoup, mais ce n'est pas la même histoire", des sources de malentendus sont explicitées : "Écoutez même si vous ne comprenez pas tout à chaque fois, regardez aussi les objets qui vont raconter des choses.", "On montre la forêt, mais d'une façon différente que dans la vraie vie..." L'enjeu est ici de créer des conditions et circonstances favorables à la réception, le principe d'indétermination évoqué plus haut pouvant conduire à une expérience esthétique, mais tout autant à de l'incompréhension, à une expérience de dissatisfaction »*[212]. C'est une forme de prologue dont le public bénéficie avant que la vraie histoire ne commence.

Pendant ce temps, le public apprend les règles de conduite qui parfois sont exposées devant l'entrée ainsi que les codes du théâtre. Il est tenu de comprendre que les acteurs ne sont pas des professionnels ni des personnes en bonne santé. Par conséquent, un petit bruit mal placé peut gêner ou déséquilibrer les acteurs. C'est pourquoi il ne doit applaudir qu'à la fin du spectacle s'il est satisfait. Il n'y a pas d'obligation sur ce point. En revanche, il doit être sage, garder son sens de l'écoute, ne pas faire de bruit, éteindre les téléphones ou les mettre en mode

---

212 Ariane RICHARD-BOSSEZ, Sylvia GIREL, Fanny BROYELLE, *« La réception du théâtre par le jeune public »*, *Terrains/Théories* [En ligne], 7 | 2017, mis en ligne le 22 décembre 2017, consulté le 13 février 2019. URL: http://journals.openedition.org/teth/996 ; DOI : 10.4000/teth.996.

silence et éviter d'anticiper le texte des acteurs s'il le connaît déjà. Les enfants constituent un cas particulier. *« Pour les spectacles des moins de six ans, ce temps d'accueil est plus court et davantage centré sur l'explicitation du comportement attendu : "On va ouvrir grand les yeux et les oreilles." C'est également l'occasion pour les autres adultes présents de rappeler ces règles, mais souvent de manière plus ferme : "On va couper les langues avant de rentrer.", "Vous vous rappelez des règles !", "Chut, on écoute et on se tait" »*[213].

L'entrée des spectateurs est marquée par deux choses : lorsque le spectacle est destiné à des groupes, il n'y a pas de tickets à l'entrée, mais lorsqu'il est destiné à des familles, c'est-à-dire à un public familial, celui-ci rentre dans le rituel du spectacle qui consiste à présenter un ticket à l'entrée.

Après avoir installé le public dans la salle, l'atmosphère change avec une ambiance de stress. Le public a hâte que le rideau soit levé pour commencer à assister au spectacle. En général, le niveau de l'ambiance préfigure la qualité du spectacle lui-même et le niveau de maîtrise des règles du spectacle par le public.

Sur la scène, le décor est déjà en place, les acteurs sont aussi dans leur positionnement, la musique est présente et la lumière commence à baisser petit à petit, en douceur, la voix du public se met aux chuchotements et le silence se fait.

« Les plus jeunes, pour qui l'expérience du spectacle vivant est peut-être une première, ressentent cette ambiance comme une rupture par rapport aux temps précédents, amenant des sentiments souvent mêlés d'inquiétude. C'est le cas de cette petite fille qui, quand la lumière baisse et que la musique commence au début de la représentation, se tourne vers sa mère et lui dit "j'ai peur" ou d'enfants en bas âge qui se mettent à pleurer dès le début de la représentation. Mais pour d'autres, plus habitués, cela peut aussi être au contraire la reconnaissance d'un moment prometteur de joie, comme cet enfant de crèche s'écriant dès son entrée dans la salle "c'est le

---

[213] *Ibid.*

spectacle !", assimilant le lieu et la représentation en elle-même comme étant "le spectacle" »[214].

L'ambiance varie selon le public et ce dernier prend de l'ampleur selon les acteurs et la qualité du scénario. Si les comédiens travaillent en groupe dans une représentation destinée aux enfants, l'ambiance est plus faible que si le travail est destiné aux adultes ou à un public mixte.

Dans ce moment d'échange, le trac peut aussi toucher certains acteurs qui n'ont jamais joué et cette première fois leur apparaît comme une parfaite expérience pour gérer leur stress, leur voix et leur souffle devant le public. Ils cherchent à se rappeler et à répéter maintes fois leurs premières phrases. Ils cherchent justement à ne pas rater la cible à l'information en maîtrisant leurs gestes, leurs chorégraphies, leurs répliques et la gestion de l'espace scénique. Ils veulent à tout prix impressionner le spectateur-voyeur, neutraliser certaines réactions inattendues ou inappropriées, mais aussi les effets de surprise du public novice ou de tout inconnu susceptible de produire simultanément des situations étranges gênant la continuité du spectacle. Le groupe de travail ou chaque participant explore tout ce qu'il a acquis lors des ateliers d'apprentissage et il veut donner le meilleur et être efficace durant toute la pièce – la représentation.

b) Que se passe-t-il après la représentation du scénario ?

L'après-spectacle dépend forcément de la chaleur qui a été véhiculée par les messages portés sur scène par les acteurs. Autrement dit, l'expression des émotions ressenties et manifestées par le public dépend de la manière dont il les a reçues précisément dans l'immédiateté du spectacle. La proposition artistico-dramatique qui leur est faite doit absolument toucher sa sensibilité pour qu'il éprouve des sentiments et fasse ressortir largement ses émotions. Il a été expliqué précédemment que les émotions du spectateur peuvent

[214] *Ibid.*

même commencer dès l'entrée dans la salle de spectacle et, au cours du jeu de rôles, la peur peut être liée à des moments de tensions ou de détentions. Par exemple, lorsque l'acteur fait un geste en crispant le visage pour montrer une peur envers quelque chose ou une douleur sur le corps. L'émotion est visible lorsqu'un son très fort retentit dans le lieu de la représentation, comme un cri, une voix peureuse, un objet qui tombe ou bien même le son d'une vibration envoyée par le régisseur. Ce genre de bruit déstabilise le public et surtout les enfants qui mettent la tête dans leur bras pour se cacher ou qui s'approchent de leurs parents pour y trouver refuge.

Au-delà des impressions sensorielles et des émotions manifestées pendant le spectacle, le public saisit l'idée de ce que les comédiens lui proposent. Une première intention est le degré de concentration du public considéré comme le reflet ou la conséquence d'une activité interne intense, signe d'une implication plus ou moins forte du public dans la représentation et dans le sens qu'il y découvre.

Quand les lumières se rallument dans la salle, une autre ère se dévoile tant pour les acteurs que pour le spectateur-voyeur. Quelle que soit la tranche d'âge ciblée par la représentation, la fin de l'événement surprend le public et l'arrivée de la lumière donne le départ des applaudissements. Dans le même article d'Ariane Richard-Bossez, Sylvia Girel et Fanny Broyelle il est expliqué que : *« Ce sont souvent les adultes, voire quelques membres de l'équipe du théâtre, qui commencent à applaudir avant que des enfants se joignent à eux. Après les applaudissements et les saluts, il n'est pas rare non plus que personne ne se lève. Pour certains cependant, la fin du spectacle peut être vécue comme un soulagement, comme pour cet enfant, inquiet tout au long du spectacle, qui dit tout haut, visiblement soulagé, "et c'est fin, fin de l'histoire !" »*[215], et d'autres manifestent un sentiment de regret, car ils voulaient que le spectacle continue encore et encore.

[215] *Ibid.*

Pour une représentation destinée à un public très jeune, la fin du spectacle fait partie du jeu, elle se produit de façon progressive en commençant par diminuer le son ou la musique, la lumière et après la fin de la pièce. Le metteur en scène paraît en public et prend la parole pour présenter ses acteurs et l'ensemble de l'équipe participant au projet.

La réaction du public ne se limite pas là, car après le spectacle, certains metteurs en scène permettent au public, surtout quand il s'agit des enfants, de venir toucher les objets posés sur la scène. Là, la réaction des enfants n'est pas aussi immédiate. Dans la plupart des cas, les accompagnateurs cherchent à les encourager à monter sur scène afin qu'ils comprennent la réalité du décor. De façon surprenante, ce moment devient petit à petit festif, car les enfants apprécient les objets et bénéficient aussi d'une phase d'échanges entre les acteurs et le metteur en scène. Même les personnes adultes y participent pour mieux comprendre et être plus près de ce qui s'est passé sur la scène en posant des questions. Ce temps est défini comme le moment de transition entre le jeu de rôle et le retour à la réalité – au quotidien. *« Lors des spectacles en groupe, la sortie de la salle sonne souvent le retour à un fonctionnement plus ordinaire : se calmer, se mettre en rang avant de repartir. Lors des séances plus familiales, en revanche, ce temps de la sortie s'étire, certains parents discutent entre eux, les enfants prennent leur goûter... permettant une transition plus en douceur avec le retour au quotidien »*[216].

Les patients acteurs se sentent soulagés d'avoir tenu le coup jusqu'à la fin de la représentation et de retrouver leurs familles pour partager ce moment.

C'est justement à ce moment-là que les critiques et les recommandations vont surgir. La réaction du public va porter sur le côté pratique de l'art d'une part, et, d'autre part, sur la réalisation du scénario, mais également sur la manière dont les patients ont joué leurs personnages.

---

216 *Ibid.*

PARAGRAPHE 2 - OBSERVATIONS

Tout d'abord, le public évoqué ici est fortement dominé par les hospitalisés, enfants et adultes, mais il y a aussi la présence des membres de leurs familles et quelques personnes intéressées vivant à proximité des hôpitaux. Les patients qui jouent sur la scène ne seront certainement pas les seuls à bénéficier des bienfaits du théâtre.

L'observation effectuée ici ne commence pas à l'instant de la représentation sur scène, mais plutôt bien avant la prise de décision du thème du scénario à mettre en place, comme il a été démontré au début de cette recherche. Dans cette partie au contraire, l'observation se concentre sur le temps de jeu sur scène et après la sortie de la salle de spectacle.

Le temps de jeu des acteurs est peu évoqué dans la littérature des spécialistes de ce domaine. C'est durant ce moment que le maître des ateliers va concentrer son attention, car c'est ici que son travail va se conclure. Il va chercher à savoir si la conception du scénario était pertinente et représentait une valeur appropriée au public ciblé d'une part, et, d'autre part, si les horizons d'attentes de l'exercice, de l'œuvre finale également ont rencontré son nouveau et jeune public. Les professionnels expliquent que, dans la majorité des spectacles, l'attention du public suit ou évolue en fonction du déroulement du scénario, *« devenant plus forte aux moments clés de la narration et de la mise en scène (souvent les mêmes d'une représentation à l'autre), se relâchant ensuite pour reprendre un peu plus tard. Mais il arrive également que des moments d'attention intense, de fusion du public avec le spectacle en cours se réalisent. Ces moments sont repérables à la qualité du silence, à la concentration forte, aux bouches restant entrouvertes, aux visages tendus vers ce qui se déroule sur scène... »*[217].

Il est indispensable de préciser que la plupart du temps, le public garde à ce moment-là une autre image de la représentation qui le renvoie à la frontière du vraisemblable

---

[217] *Ibid.*

entre le réel et l'imaginaire. Il se trouve que ces deux éléments provoquent des effets différents selon le public cible. La façon dont les membres des familles reçoivent l'information en tant que spectateur ou accompagnateur se différencie de celle des patients hospitalisés présents à la représentation, surtout si le thème travaillé les touche directement ou indirectement. Chez les plus jeunes, la réaction peut être très imitative, comme remonter sur scène pour imiter les acteurs. Les autres, en étant dans leur fauteuil roulant, manifestent des réactions où domine un sentiment désolant de ne pas pouvoir être à la place des acteurs et jouer comme eux. Les patients qui ont des fauteuils roulants participent de moins en moins à la réalisation et aux représentations des spectacles. *« Chez les enfants plus âgés, cette frontière floue entre fiction et réalité se perçoit différemment, notamment par les regards qui suivent une action censée être fictive : enfants levant les yeux vers le plafond quand la comédienne parle d'étoiles, regards s'orientant vers le fond de la salle quand il est question d'un loup, enfants qui se lèvent pour tenter de voir ce qu'il y a dans une trappe ouverte sur scène. C'est aussi le cas quand le personnage se demande à voix haute "est-ce que je peux les abandonner ?" en parlant de ses frères et qu'une fille inquiète répond plusieurs fois "non !" »*[218] La perception des enfants sur ce qui se passe sur scène se distingue également de ce que manifestent d'autres enfants qui réagissent en s'exprimant par un langage gestuel fondé sur l'imitation. *« On peut ainsi observer des enfants qui imitent les gestes des acteurs, comme ce jeune garçon qui se lève au moment où l'actrice jette des feuilles en l'air et imite ce geste tout en disant "youh." Ce mimétisme s'observe aussi par la répétition de mots reconnus par les enfants. Quand la comédienne parle de "machine à vent, machine à feuilles", un tout-petit répète "à feuilles.". Un peu plus tard, un autre enfant répète le mot "octobre", un autre "blanc" ou encore "des étoiles filantes" »*[219]. Ces termes sont évoqués dans certaines répliques de la pièce par la comédienne.

---

[218] *Ibid.*
[219] *Ibid.*

Dans cette partie d'observations, il y a encore un élément important qui influence la perception de l'information que les acteurs utilisent sur scène. Il s'agit du répertoire ou du registre de langage utilisé et perçu par le spectateur comme un outil sensible pour la transmission de l'humour du jeu de rôles. Des expressions provoquent facilement des rires ou stimulent des émotions dans la salle. La valeur du langage de l'acteur se distingue aussi par sa gestuelle comme il a été indiqué : *« Le sens des paroles des acteurs est également perceptible à d'autres réactions : l'interjection "anh !" quand l'actrice évoque un ogre ou qu'elle explique que les personnages sont perdus dans la forêt. Quand l'artiste sur scène se sert une tasse de thé, un enfant de maternelle dit "il fait du thé." Pour les plus grands, la signification est également une source de questionnements. Quand l'actrice jette des feuilles en l'air, un enfant demande tout haut "mais pourquoi ?" ou quand le personnage s'éloigne à la fin du spectacle un autre demande "mais elle va où ?" »*[220]

D'autres questionnements peuvent dépasser le niveau d'observation au sens propre et s'orientent vers un autre angle comme celui d'une métaréflexion qui se porte davantage vers le choix de la mise en scène ou celui des acteurs ou de l'auteur. Ainsi le public s'intéresse aux procédés de la mise en scène en posant des questions et en faisant des commentaires en cours de représentation et après le spectacle, et il cherche à trouver des réponses auprès du metteur en scène. De ce fait, à titre d'exemple, le jeune public ou les enfants d'âge moyen *« posent des questions uniquement sur la "fabrique du spectacle" : "Est-ce que c'était des vrais habits ou des déguisements ?", "Si c'était des vrais habits, comment elles vont faire pour sortir parce qu'elles sont toutes salies avec la poussière ?", "Pourquoi c'est une fille et pas un garçon [le personnage principal] ?". Lors d'un autre spectacle, ce sont des enfants de grande section (5-6 ans) qui posent des questions à l'artiste : "Pourquoi y a pas d'autres [acteurs] qui font le spectacle ?", "Pourquoi le*

[220] *Ibid.*

parapluie il a des feuilles ?", "Y a beaucoup de feuilles par terre, pourquoi ?", "C'est vous qui l'a appris le spectacle ?", "Le texte il est dans un livre ou dans un ordinateur ?", "Comment elle a fait pour faire voler les feuilles ?" »

Parmi les questions qui ont attiré l'attention de cette recherche au cours d'une autre expérimentation similaire à celle-ci, il y a celles des enfants qui cherchaient à savoir si la seringue utilisée par le comédien était une vraie et si l'aiguille a vraiment piqué le patient. *« Pourquoi la piqûre était très grande ? », « C'est vrai ça lui faisait du mal. », « J'espère que le médecin ne va pas utiliser la même pour mes soins de demain. », « Pourquoi il pleurait le pauvre ? »* Dans ce type de questions, le sentiment de peur des patients apparaît et dépasse la qualité du public voyeur, car ils cherchent à assimiler ce qu'ils ont vu à ce qu'ils vont avoir le soir ou le lendemain matin pour certains.

A] LES ATTENTES DU MÉTISSAGE DE CES DEUX CULTURES

Qu'attendent les médecins de ce métissage entre l'art dramatique et la culture médicale ? Quelle est la valeur d'une représentation d'un spectacle pluridisciplinaire ?

Cette partie permet justement d'apporter des éléments pour mieux comprendre et saisir ce moment d'échange, de réception et d'investissement. C'est indubitablement le cas des réceptions attachées aux sensations ou aux perceptions sensorielles. Les artistes utilisent le théâtre comme moyen d'information, d'apprentissage et de soin, parce que : *« Les perceptions visuelles sont ainsi souvent des éléments qui captent l'attention des jeunes spectateurs. Des effets de mise en scène (lumière qui s'allume dans une cabane, volutes de poudre ou feuilles lancées par un acteur, lumières stroboscopiques...) attirent ainsi particulièrement l'attention des jeunes spectateurs, semblant leur faire oublier ce que font ou disent les acteurs en parallèle. Ces moments déclenchent de fortes réactions chez les jeunes spectateurs qui montrent leur surprise ou leur joie. Ce sont des moments du spectacle qui ressortent fortement dans les commentaires spontanés des enfants après la représentation »*[221].

Dans ce travail colossal, l'intervention de l'ouïe est encore demandée et même souhaitée pour capter et attirer l'attention du public-voyeur. Dès que les cris, les chants et les musiques se font entendre, le corps se sent touché par l'invisible et il se met à bouger, à danser en suivant le rythme. D'autres sons peuvent immobiliser le corps de celui qui les entend. *« Les autres bruits qui accompagnent le spectacle comme des coups de sifflet, des bruits d'objets tombant au sol provoquent aussi des réactions fortes (sursaut, obstruction des oreilles avec les mains...). Certains moments des spectacles basés sur des effets sonores (versement avec un arrosoir de semoule dans plusieurs contenants produisant des sons différents, utilisation de son corps comme boîte à rythmes provoquant des sonorités variées par un des comédiens) sont parmi ceux où l'attention des enfants, notamment de crèche et de maternelle, est la plus forte. Les changements de voix, de rythmes, la musique jouée sur scène... sont autant de moments particulièrement remarqués par les enfants. Certaines onomatopées sont répétées avec un plaisir évident. Ces moments sont ceux qui ressortent le plus dans les discours a posteriori des enfants, montrant l'importance pour ce public en particulier d'avoir des points d'ancrage de l'attention très concrets et que chacun est en mesure de capter, quelle que soit son expérience du théâtre, quelle que soit sa compréhension de la situation »*[222].

Il est également proposé de travailler le sens du toucher, même si cela prend des formes très particulières et, de façon indirecte lors de la représentation publique. Le toucher peut influencer la conscience de chacun et provoquer des réactions inattendues. *« Les jeunes spectateurs réagissent particulièrement quand les acteurs sur scène manipulent certaines matières. Ainsi, quand une comédienne s'enduit le corps et les vêtements de cendres, des cris de dégoût et de*

[221] *Ibid.*
[222] *Ibid.*

réprobation se font entendre. De la même manière, quand l'actrice creuse la terre à mains nues, cela provoque de nombreux commentaires surpris et dégoûtés. Avec les spectateurs les plus jeunes, cela s'exprime plus directement en cherchant à toucher les objets qui sont sur scène à proximité du public, comme cet enfant qui se saisit des récipients dans lesquels l'actrice a versé de la semoule qu'il se met à manipuler à son tour »[223].

Ce métissage est également un élément capable d'associer les sentiments formulés, exprimés et manifestés par les acteurs sur scène avec ceux du public voyeur, quel que soit le niveau d'âge. C'est également le cas lorsqu'un acteur exprime la panique sur tel ou tel événement, le regard du public se fait alors inquiet, agité et même angoissé. *« La crainte des jeunes spectateurs se perçoit aussi quand la mise en scène laisse planer un doute sur ce qui va advenir. Par exemple, quand un chemin de lumière apparaît pour symboliser le parcours des personnages de l'histoire, une petite fille suit du regard ce chemin lumineux et, montrant la direction prise, dit à sa mère "j'ai peur là." Enfin, ces émotions peuvent également se saisir au moment où elles se dissipent quand la situation se dénoue et que le soulagement se lit sur les visages et dans le relâchement des corps. Cette peur peut amener certains enfants à vouloir mettre fin à une situation qui leur est difficile en demandant explicitement "je veux partir" ou en pleurant et en montrant la porte ou en déclarant "veux pas !" pour les plus jeunes »*[224].

Quand le jeu de rôles parle de la maladie, la surprise constitue une autre émotion très fréquente et quasiment présente durant toute la représentation du spectacle. En général, elle est la conséquence des effets ou des résultats de la mise en scène. Tout ce qui se passe dans le scénario est susceptible d'être bien calculé dans les moindres détails. Par exemple : « *Un rideau qui se lève pour délimiter une maison imaginaire qui amène des "oh !" d'étonnement, un pot qui tombe brutalement qui fait sursauter les enfants, des "ah !" admiratifs quand un parapluie*

---

223 *Ibid.*
224 *Ibid.*

orné de feuilles s'ouvre. Cet étonnement se donne également à voir dans les moments où les jeunes spectateurs restent bouche bée face à ce qui se passe sur la scène. Cet étonnement suscite parfois des questionnements, comme lorsque des ombres chinoises apparaissent sur un drap amenant une fille à demander à sa mère " pourquoi ça fait ça ?" »[225]

Dans ces attentes, il n'y a pas que les sentiments de peur, il y a également des moments de rire où la joie et le plaisir se manifestent chez le spectateur. Il y a plusieurs manières d'exprimer les émotions dans ce temps bien précis et elles se manifestent *« fréquemment par des rires qui apparaissent sans qu'un effet comique les ait provoqués, mais bien comme l'expression du plaisir ressenti. Ces moments peuvent amener d'autres enfants à être surpris ou à avoir peur, certains se mettent même à rire tout en expliquant "ça fait peur !" Ce plaisir s'exprime encore plus clairement par exemple quand une petite fille se met à applaudir au cours de la représentation ou qu'un autre crie "bravo !" lorsque l'actrice lance des feuilles, ou encore quand un des jeunes spectateurs s'exclame au beau milieu de la représentation "c'est bien le spectacle ! »*[226]

Les médecins et les comédiens savent que le jeu de rôles est capable de motiver d'autres sentiments au cours du spectacle comme le sentiment du *« beau »*. C'est le cas quand le spectateur voit le rideau qui se lève et que les lumières éclairent la scène, le plaisir de voir le commencement du spectacle est inexprimable. Quelquefois, les patients oublient qu'ils sont les cibles de la représentation qui est destinée à provoquer un changement de comportements ou à les inciter à reprendre leurs traitements.

1) La valeur escomptée

Il n'y a pas de représentations théâtrales sans objectifs fixés dès le départ. La médiation théâtrale prévoit dans ses objectifs une réception qui se construit petit à petit dans une phase

---

225 *Ibid.*
226 *Ibid.*

d'échanges entre l'équipe de soins et les patients acteurs d'une part, et, d'autre part, entre ceux qui jouent et ceux qui regardent. Il y a donc des réceptions de spectacles par le spectateur qui sont loin d'être une réception individuelle ou personnalisée. Elles sont au contraire des réceptions d'échanges impliquant non seulement les patients adultes, les enfants, mais encore leurs parents et leurs proches qui les accompagnent. Ce climat de partage témoigne de la volonté de chacun de vouloir échanger avec autrui les sentiments, les impressions et les émotions ressenties d'une part, et, d'autre part, les dimensions interactives de la réception de la représentation du spectacle. *« Quand les enfants viennent au spectacle en groupe, les échanges les plus nombreux se déroulent entre pairs. Tel groupe d'enfants discute d'une scène en train de se dérouler, tel enfant montre ce qui se passe sur la scène en chuchotant des commentaires à l'oreille de son voisin, tel autre prend un copain situé quelques rangs derrière à témoin en lui indiquant du doigt un élément du spectacle sur lequel il souhaite attirer son attention. Cela peut se faire de manière verbale : "T'as vu ? !", "T'entends ?" ou non-verbale par un échange de sourires complices ou en reproduisant des mouvements des acteurs. Ces échanges peuvent aussi influer sur les réactions des pairs. Ainsi quand un enfant commence à rire, il n'est pas rare que ses voisins immédiats se joignent à lui. De la même manière, quand un enfant de moins de trois ans se lève, il est souvent imité par d'autres »*[227].

Il n'est pas rare que les adultes interviennent lorsqu'ils constatent très rapidement qu'un enfant fait un malaise par exemple ou bien pour donner plus de précisions sur tel ou tel sujet et pour faire des commentaires. Les adultes peuvent effectuer des échanges parfois intimes à l'initiative de l'enfant. Par exemple *« tel enfant ayant peur va se rapprocher de l'accompagnatrice pour se blottir contre elle, cherchant ainsi réconfort et réassurance ou tel autre allant s'asseoir sur les genoux »*[228] de l'un de ses parents pour reprendre confiance ou

[227] *Ibid.*
[228] *Ibid.*

pour poser une question qui lui paraît pertinente dans la situation à laquelle il est confronté. Ce genre d'échange ne se limite pas forcément sur ces points. En effet, *« une grande part des échanges se jouent entre un enfant et son parent lors des représentations où le public est familial. Une des différences des échanges parents-enfants par rapport à ceux que nous avons décrits précédemment est leur dimension intime et affectueuse, mais aussi souvent plus cadrée cherchant à canaliser les enfants vers une "bonne" réception. Ces échanges se déroulent généralement dans une grande proximité des corps et accompagnent le spectacle dans sa durée. Ainsi la maman d'une fillette inquiète l'enserre dans ses bras et accompagne le spectacle de commentaires à son oreille pour la rassurer et lui expliquer ce qui se déroule sur la scène. Ces échanges sont également beaucoup plus centrés sur des explications spontanées de certains passages de la pièce, même si l'enfant n'a pas posé de questions. Ainsi, quand l'actrice sur la scène déplace des pinces à linge d'un pot en fer à un autre pour symboliser l'échange des bonnets et des couronnes entre les filles de l'ogre et les frères du Petit Poucet, une maman explicite cette transposition à son enfant. Avec les plus jeunes, les explications données par les parents sont plus implicites comme un doigt tendu pour montrer un élément significatif de ce qui se passe sur scène. Les enfants sont aussi les initiateurs de ce type de contact avec leurs parents, même quand ils ne sont pas assis à côté d'eux. Tel jeune enfant appelle ainsi régulièrement sa mère pour s'assurer de sa présence ou la prendre à témoin, tel petit montre avec fierté la feuille qu'il a ramassée sur scène en criant "papa !" avec un grand sourire »*[229].

Au-delà de ces échanges entre publics, les malades attendent du théâtre un peu plus que cela, tant sur l'amélioration de leur vie quotidienne que sur l'évolution de leur état de santé. Ils recherchent à travers ce jeu des moyens et des méthodes qui leur permettront d'améliorer leur comportement ou de les

[229] *Ibid.*

changer catégoriquement au profit de leurs soins – leurs traitements médicaux. Les malades qui manifestent un sentiment d'échange veulent dire tout simplement qu'ils n'acceptent pas la maladie et qu'ils refusent d'être malades. Ces valeurs entrent dans les attentes individuelles selon les pathologies qui touchent chacun d'eux.

a) Les attentes des participants face à la pratique théâtrale des ateliers théâtraux et artistiques au sein des hôpitaux

Lors des enquêtes, une question a été posée aux patients pour bien saisir le pourquoi de leur participation aux échanges artistico-dramatiques menés par les comédiens : *« En arrivant aux ateliers de théâtre, quels étaient vos objectifs, vos principales attentes ? »* La question n'a pas eu qu'une seule réponse. Elle a eu droit à une diversité de réponses que cette étude a examinées pour trouver un seul registre formulant l'ensemble des réponses données par les personnes malades. Ils expliquent que leur participation est liée à l'envie de vouloir changer des comportements et des attitudes non conformes à leurs maladies et à leurs soins envisagés. Ils veulent donc :

- avoir moins de problèmes de soins en améliorant leur niveau d'information, d'éducation à la santé, et de communication sur la santé ;
- être plus à l'aise dans sa personne et avoir plus confiance en soi-même ;
- diminuer le niveau de nervosité, d'agitation, de stress et d'anxiété ;
- comprendre comment gérer sa nervosité, son angoisse et apprendre à les maîtriser ;
- savoir bien gérer les relations entre amis ou entre groupes et apprendre le respect de la hiérarchie.

D'autres cherchent à avoir un peu plus que cela dans leur existence en disant qu'ils souhaitent ne plus se taper la tête contre les murs, surtout lorsqu'ils sont énervés ou lorsqu'ils n'arrivent pas à faire sortir les mots de leur bouche, c'est-à-dire quand ils ont des difficultés à exprimer ce qu'ils veulent.

Certains d'entre eux disent que leur souhait est de perdre leur complexe et d'accepter leur corps tel qu'il est en acceptant leur physique. C'est un cas plus fréquent chez les femmes ou les enfants en bas âge, quand ils présentent un peu plus de poids que les autres ou qu'ils ont de difficultés à accepter leurs cicatrices après une intervention chirurgicale.

La participation aux ateliers théâtres, selon de nombreux patients, constitue un élément important pour reconstruire la vie familiale, professionnelle et amicale. C'est pourquoi leurs attentes se concentrent sur l'apprentissage des comportements et des attitudes améliorant leur relation sociale.

Un petit nombre de patients expliquent que leur participation est uniquement attachée à l'idée de vouloir toucher la pratique théâtrale, même une seule fois dans leur vie. Quelques-uns n'ont vraiment pas d'attentes précises, car leur arrivée aux jeux de rôles et aux échanges dramatiques a commencé au moment des séances d'improvisations jusqu'à la représentation, mais ils n'ont absolument pas réellement envie. Ce n'est que pour suivre l'ambiance et voir ce qui se passe.

Une des réponses des patients a touché la sensibilité de l'auteur de ce travail parce qu'elle explique que sa participation aux projets était due à l'influence de la littérature culturelle. Ce patient a lu un article parlant du *« Programme Culture à l'Hôpital »*[230] et il a voulu voir ce que ça donnait dans la vraie pratique. Il ajoute à la fin de sa réponse que : *« Si le théâtre est considéré aujourd'hui comme la voie vers le bien-être, alors j'ai besoin d'être en bonne santé ».*

Au final, les raisons ne sont pas centrées sur un seul axe, mais elles sont plutôt diversifiées. C'est justement dans ce sens-là que les attentes des patients ne sont pas les mêmes.

Toutefois, ont-ils obtenu leurs réponses en jouant dans le théâtre à l'hôpital ?

---

230 Convention signée le 4 mai 1999, *op. cit.*

b) Les apports donnés par la pratique théâtrale au sein des établissements de santé

Est-ce que les comédiens ont été en mesure de répondre à la demande des patients et à leurs attentes ? Qu'est-ce que le théâtre a pu apporter aux personnes malades durant leurs périodes d'apprentissage ?

Les réponses à ces deux questions et à celle qui a été posée bien avant seront données par des patients très satisfaits par cette nouvelle politique de santé publique tout en gardant leur anonymat.

Madame F. : *« Avant d'entrer dans les séances d'échanges basées sur l'art dramatique, je ne voulais absolument pas parler de ma maladie avec qui que ce soit et peu importe la ou les raisons avancées. J'ai fortement hésité à prendre part et à accepter l'autre, peu importe son soutien. Dire à une personne étrangère que je suis sidéenne, c'était plus que tabou et sacré, car c'est ma vie qui est en jeu. Je n'avais pas confiance en qui que ce soit pour en parler ou pour partager mes douleurs les plus profondes. Le public était un facteur d'augmentations de trac. J'ai toujours pensé que si l'on découvre que j'ai le sida, personne ne voudra m'adresser la parole, encore moins me donner l'occasion d'être parmi eux tant dans les jeux que dans la profession.*

Aujourd'hui, j'ai un autre regard envers moi-même et envers ma maladie. Le début du jeu de rôles, pour moi, était le premier pas ou disons le moment où j'ai consenti à participer à cette démarche. Une décision très difficile, mais je l'ai prise quand même sans parler de quoi je souffre. Au fur et à mesure, j'ai commencé à prendre confiance dans les autres en commençant par les responsables des ateliers ensuite les membres du groupe, car eux aussi ils parlaient de leurs douleurs, leurs sentiments, leurs souffrances, leurs pathologies et autres.

Donc, j'ai trouvé ce que je voulais parce que j'arrive à faire face au public et à dire ce que j'ai envie de dire, surtout de pouvoir parler du sida, comme si je parlais des maux de tête. Je

comprends effectivement que c'est une maladie comme les autres ».

Pourquoi gardez-vous toujours votre anonymat ?

« Il y a déjà quatre ans que j'ai accepté de participer, c'est tout récent et peut-être un jour ça va encore changer. Cependant, l'anonymat, je le garde uniquement dans l'ensemble des démarches administratives ou dans les informations que je donne, mais je ne serai pas en mesure de les sécuriser jusqu'au bout. Autrement, je parle sans masquer mon visage même si je ne donne pas mon prénom. Les professionnels artistiques n'imposent rien et ça a touché ma sensibilité. Je participerai à chaque fois qu'on me le demandera. C'est un moment de plaisir et d'oubli ».

Astrid Lieven citait dans ses recherches l'exemple de Pierre impliqué dans ce programme en tant que patient depuis septembre 1999 : *« J'étais crispé, je ne savais pas parler en public, j'étais dépourvu d'imagination. Je ne parlais pas facilement, d'ailleurs une fois, j'étais paniqué, non concentré alors que je ne devais que lire un texte – que j'avais moi-même rédigé – pour le baptême de mon fils. J'avais peur de dire des bêtises. Avec le théâtre, je me sens mieux, j'ai plus confiance en moi lorsque je dois parler avec les autres personnes en dehors de la pratique théâtrale. Il y a des contraintes, mais le principal est que le bilan reste positif. Je prends beaucoup de plaisir, j'ai envie de travailler. J'ai eu envie d'arrêter parce que rien ne sortait, je ne sentais pas que j'avais les capacités. Il y a eu des difficultés comme m'intégrer dans le groupe, puis avec mon rôle de Richelieu, il y a eu des problèmes à cause du manque de personnes, mon costume... mais j'ai réussi à y faire face. Chaque fois que l'on fait quelque chose, c'est une petite réussite. Cela se ressent à l'extérieur »*[231].

Une participante livrait son témoignage en utilisant son pseudonyme, *Madame Juliette* : *« Pour moi, l'idée était de me distraire, de jouer et de prendre plaisir dans le jeu des autres patients. Ça me faisait rire de voir des patients qui souffrent de*

[231] Astrid LIEVEN, *« Théâtre, psychiatrie, ergothérapie »*, *op. cit.*, p. 49.

troubles psychiatriques jouer de façon sérieuse surtout leur manière de transmettre le message. Mais au fur et à mesure, j'ai commencé à comprendre qu'il ne s'agit pas de faire du jeu pour jouer tout simplement, mais il y avait plus de sens dans cet apprentissage. Ma sérosité est née à partir d'un échange entre moi, Madame Paulette et Monsieur Didier, c'est comme ça qu'on les appelait. Ils m'expliquaient qu'ils ont commencé à faire du théâtre quelques jours après leur hospitalisation et ils ne pensent toujours pas abandonner, car leur changement de comportement a amélioré leur état de santé d'une part, et, d'autre part, ça les aide à reprendre confiance en eux, surtout sur le côté relationnel. Depuis ce jour-là, je me suis impliquée dans le jeu et je me suis investie corps et âme. Le résultat est là, je me reconnais et je n'ai plus de colère comme avant, je maîtrise bien mon corps et j'arrive à contrôler mon comportement envers les autres et ma santé aussi a connu une bonne amélioration. Je respecte mon traitement au jour le jour ».

Selon Albert, qui a commencé à participer à des ateliers d'échanges il y a déjà quatre ans : *« ... pour moi, c'était pour m'amuser. J'ai commencé il y a quatre ans, j'étais très nerveux. J'avais des difficultés à parler. Le théâtre m'a permis de mieux communiquer, de me sentir mieux, d'être moins stressé. J'ai voulu débuter à mon rythme, à mon aise. La première fois, je me demandais où j'étais. Le groupe m'apporte un grand soutien. Notamment lors de la représentation de* La Veuve Convoitée *où les effets secondaires d'un médicament m'empêchaient de parler (bouche pâteuse...). Le rôle de Planchet dans* Les Trois Mousquetaires *fut mon premier dialogue. C'était très dur pour moi les vacances lorsqu'il n'y a pas le théâtre... d'ailleurs quand il y a eu la grève des bus pendant quatre semaines, je ne me suis pas senti bien et j'ai demandé mon hospitalisation »*[232].

Un patient confirmait lors d'une phase de partage que le théâtre lui a apporté beaucoup de choses tant dans sa vie privée

---

[232] *Ibid.*

que dans la maîtrise de soi. Il a développé son sens de l'écoute, obtenu une meilleure observation, est devenu plus réceptif, a développé son langage et son vocabulaire en soignant ce qu'il veut dire et surtout cela lui a permis de garder un lien plus étroit avec sa famille. Il parlait du théâtre comme d'un médicament prescrit sur une ordonnance. *« J'ai besoin de prendre mes cachets d'art dramatique, ma dose de théâtre »*. Il disait que depuis qu'il est dans le jeu théâtral, il se sent plus riche d'impressions, plus vivant, et il gère mieux et de façon sereine les moments les plus difficiles de son état de santé. Il ne se laisse plus étouffer par les problèmes personnels et interpersonnels. Tout se fait selon son rythme et ses capacités d'apprentissage.

Selon Andy : *« Quand je suis rentré au Guéret en février 1990, je ne me doutais pas que cela allait changer ma vie. Jamais, je n'aurais cru qu'un jour, je serai devant un public. Ce fut difficile pour moi jusqu'à l'année dernière de suivre et de comprendre une mise en scène et une mise en place. (...) On a commencé par faire des impros, beaucoup d'impros, ensuite, l'étude d'une fable pour arriver à l'étude d'une scène puis d'une pièce. Je pense que ces années ont été celles de la base théâtrale et de l'apprentissage du métier de comédien, évidemment on apprend tous les jours. En 1995,* Knock *de Jules Romains : la première pièce, une vraie pièce, un vrai rôle ; le souvenir que j'en garde est la découverte d'une peur appelée trac et l'importance de rentrer sur scène pour qu'une chaleur fasse disparaître cette peur. J'ai mis plusieurs années à maîtriser cette peur et à la vivre de manière différente.* Les Trois Mousquetaires *est la première pièce avec un trac heureux et surtout joyeux, il y aura un avant et un après* Trois Mousquetaires. *J'ai vu des revers notamment des critiques et des contestations. J'avais beaucoup de prétentions, je savais mieux que les autres. En fait, on ne sait jamais rien. J'ai été sévèrement remis sur le droit chemin. J'ai vécu et revivrai* Les Trois Mousquetaires *comme une libération, un espoir d'aller de l'avant. Modestement, c'était la première fois où j'étais fier de moi. (...) Enfin, je dois dire que le théâtre comme thérapie, je n'y crois pas. J'ai dans ma vie personnelle, un mal de vivre, de l'angoisse qui ne disparaîtra pas avec le théâtre. Ce sera toujours là. Mais pour moi, la vraie vie, c'est d'être sur scène, d'avoir des projets. Les lendemains sont souvent durs. L'arrêt, l'été, de l'atelier théâtral, de différents projets sont toujours une cruelle épreuve »*[233]. Avant sa participation au théâtre, il ne supportait pas d'être touché, il avait des problèmes avec son corps, ça le gênait vraiment. Après quelques mois de participation, le théâtre lui a permis de faire un travail sur soi et d'éliminer une grande partie de ses pathologies.

Un autre témoignage est aussi important à retenir sur l'ensemble de dernières observations. Un patient était très déçu de sa participation, car il voulait avoir un changement dès les premières séances alors qu'il n'a rien eu comme changement. Sauf qu'il n'a fait que deux entretiens préliminaires et qu'il n'a pas eu vraiment le temps d'entrer dans les vraies séries de séances d'apprentissage et d'accompagnement. Il ne comprend toujours pas pourquoi les gens disent que ça les aide dans leurs comportements et dans l'amélioration de leur état de santé. *« Comment font-ils pour y arriver ? »* disait-il. Selon cette recherche, il est clairement visible que deux entretiens préliminaires ne peuvent rien faire pour changer les habitudes de l'homme ni jouer un rôle prépondérant dans l'évolution de son état de santé.

2) Un autre angle d'observations

Le psychiatre canadien Éric Berne (1910-1970), connu sous le nom de Léonard Bernstrein, expliquait que la plupart des échanges sociaux se résument en principe à deux types d'engagements. D'un côté, il y a les passe-temps et, d'un autre, les jeux. Le premier sert en général à éviter l'intimité, autrement dit il contribue à l'éradication des sentiments de culpabilité de l'individu ou de ses désespoirs. Par exemple, il est évident que des gens bien organisés ou très heureux cherchent à s'adapter

[233] *Ibid.*, p. 50, s.

ou à se consacrer à des passe-temps sociaux pour eux-mêmes, dans le but d'en tirer satisfaction. Lorsque la relation issue de ce passe-temps dure longtemps, cela peut entraîner effectivement des bénéfices estimés suffisants. Dans le jeu, l'individu joue dans le but d'obtenir des bénéfices qui ont des rapports avec le scénario. Il définit le jeu de rôles ou le scénario de l'acteur comme le déroulement d'une succession de transactions cachées progressant vers des conclusions déjà définies et prévisibles dans l'exercice.

Il serait absurde de parler des apports du théâtre du côté du patient sans parler de ceux des praticiens, les dramaturges. Il n'est pas question d'évaluation traditionnelle de l'art, mais plutôt d'une évaluation scientifique permettant d'objectiver leur épreuve ou de cibler les aptitudes et les inaptitudes de chaque patient lors de l'exercice, afin de planifier l'intervention artistique et scientifique adaptée. La plupart des professionnels disent que les effets thérapeutiques de l'art dramatique font bien souvent référence à des concepts très abstraits et même subjectifs très difficiles à quantifier ou à chiffrer ou même à mesurer.

Pour mieux comprendre cet angle d'observation, le tableau d'Astrid Lieven explique clairement ce que les deux parties attendent tout au long de l'exercice.

Tableau d'Astrid Lieven[234]

Attentes	Apports
Avoir une meilleure communication verbale *Augmenter la confiance en soi* *Apprendre à gérer :* *sa nervosité ;* *ses humeurs, son*	*Prise de plaisir* - *Meilleure communication avec les autres* *Soutien du groupe* *Se sentir plus vivant, plus riche* - *Meilleure gestion dans les moments difficiles*

234 *Ibid.*, p. 52, s.

agressivité envers autrui et envers soi ; *ses relations avec les autres.* *Se sentir vivre, exister au travers d'une activité* *Accepter son physique* *Apprendre la technique théâtrale et y prendre plaisir*	*Avoir une meilleure confiance en Soi* - *Arriver à gérer des difficultés (toutes les contraintes liées à l'activité)* *Apport d'un grand plaisir.*

a) Le rétablissement du patient

Par exemple l'expérimentation faite pour Melle Henriette[235]. Au début de ses premiers entretiens, bien qu'elle soit absolument intéressée par les activités du groupe, elle avait du mal à rester concentrée et à s'impliquer dans le jeu, dans son personnage tout au long des passages prévus dans le scénario. Elle jouait son rôle en se cachant derrière les autres ou derrière les rideaux ou bien même en tournant le dos au public. Parfois, elle se cachait pour ne rien montrer d'autre qu'une partie de son corps : ses mains, ses pieds ou son dos. Elle cherchait à tout prix à cacher son visage et elle jouait son rôle en coup de vent. Elle n'était pas capable de se montrer en entier.

Le comédien responsable de la prise en charge a effectivement compris qu'elle ne comprenait pas le sens d'incarner un autre personnage et de jouer comme il était indiqué dans le texte. C'est pourquoi il lui a été demandé de se présenter et de se montrer en entier comme une autre personne, en tant que personnage fictif et non pas en tant que sa personne ou en une partie de ce personnage.

---

[235] Madame Henriette participait dans les masters classes d'art dramatique, *comprendre la vie de l'autre,* menés par Nourdine Bacar alias Soldat avec la collaboration de l'Expression Culturelle de la Capoeira à Madagascar (ECCM), à l'Alliance Française de Tamatave-Madagascar en 2017. Ces ateliers entraient dans le cadre du festival Mitsake à Tamatave et Foulepointe.

Au fur et à mesure, elle a pu adapter son comportement à son personnage tout en travaillant sur ses sorties dans chaque scénario et en s'emparant davantage de la qualité de son personnage jusqu'à la fin de l'exercice d'improvisation. Au final, le système du jeu devient pour elle un régulateur de sa solitude et de son comportement. Par conséquent, elle finit par bien maîtriser et incarner son personnage avec une forte rigidité, de la rigueur et de la consistance.

En partant de l'hypothèse qu'Henriette n'était pas capable de se montrer ou de présenter une pleine image de sa personne et qu'elle était persuadée qu'elle ne devrait se présenter qu'en étant morcelée, son directeur de jeu renforça donc sa prise en charge en se référant à cette hypothèse et en insistant beaucoup plus sur son profil psychotique. Cette manière de faire a permis de la maintenir en équilibre dans une mouvance psychique pouvant éviter très rapidement l'ancrage dans la psychose. Mais encore, son implication dans le travail de groupe de théâtre l'a forcément accompagnée dans chaque processus thérapeutique. L'improvisation sur les planches de la scène lui a permis de comprendre le sens de son personnage et comment le représenter. Enfin, elle a su se présenter sur scène à visage découvert et exposer son corps en entier. C'est une nouvelle forme qui vient d'apparaître : la Gestalt, car son Moi dissocié ou morcelé a pu très vite se reconstituer à partir de ces exercices.

Comment le praticien de théâtre va-t-il se permettre d'engager une phase de correction de l'état de santé mentale ou physique du patient ? Au-delà du consentement manifesté par le patient, existe-t-il un contrat qui le lie directement avec le patient et lui permette d'exercer cette activité sur lui ? L'analyse qui suit va permettre de répondre à ces interrogations en résumant très brièvement les étapes du contrat d'activité dramatique qui lie le patient et l'artiste.

b) Existe-t-il un contrat dans cette activité ?

Il existe effectivement un contrat comme en ergothérapie, mais dans la plupart des cas, les médecins traitants sollicitent ou cherchent l'avis – le consentement – du malade, dès lors qu'il lui prescrit les soins artistico-dramatiques avant de participer aux ateliers, sans avoir la possibilité de signer un contrat d'activité avec le professionnel artistique. Or, il est clair que ce dernier n'est ni un fonctionnaire ni un employé de l'établissement de soins. C'est un partenaire qui est à la base d'un projet thérapeutique ou qui est un bénévole habitué de tel ou tel centre de soins.

Il y a effectivement une marge de manœuvre, car les établissements de santé laissent aux praticiens la possibilité de conclure à leur tour un contrat d'activité avec le patient sujet d'étude ou avec ses représentants légaux. Ce contrat est une forme d'alliance thérapeutique entre le comédien praticien et le malade en vue d'installer ou de nouer une relation de coopération. Il envisage cette forme thérapeutique comme un partenariat dans lequel chacun doit apporter ses efforts, ses compétences, ses expériences, ses ressources et ses difficultés pour mener à bien le processus de soins. Il ouvre une possibilité de travailler et d'utiliser l'énergie du malade et celle du comédien en charge de soins, pour atteindre des objectifs accessibles et compréhensibles selon le niveau de conscience et d'apprentissage du changement auquel ils souhaitent arriver. Les formes du contrat d'activité et de relation thérapeutique sont formellement définies. *« Loomis (1981-1984) classe les niveaux de changement possible en quatre catégories : le contrat de prise en charge (protection, soins médicaux et internement), le contrôle social (intervention de crise et analyse des états du moi), le changement relationnel (thérapie brève avec analyse des transactions, des jeux, des sentiments et croyances scénaristiques) et le contrat de changement structural (analyse du scénario, redécision, recadrage impliquant de la régression) »*[236].

Par exemple un proche d'une personne malade ou sa femme qui fait une demande d'aide dans un centre médicosocial et ce dernier donne un avis favorable, dans un premier temps, pour aider la femme qui s'épuise tous les jours. Dans ce cas, il s'agit donc d'un contrat de prise en charge des activités que la femme n'est plus en mesure de réaliser. Les mesures prises ici consistent à prévoir un changement lié à la prévention afin d'éviter une aggravation de la situation pour le couple. Si la situation s'améliore, la femme peut aussi donner son consentement pour passer à l'étape suivante, celui du niveau social. Cela a été clairement expliqué dans le même document : *« Dans ce cas, l'intervention peut encore être qualifiée d'intervention de crise. Une fois la crise passée, des changements relationnels sont possibles. Les niveaux interrelationnels (analyse des jeux et des transactions) et d'autonomie (analyse structurale, analyse du circuit des sentiments parasites et analyse de scénario) peuvent débuter dans l'ici et maintenant »*[237].

Si le processus de soins se déroule comme prévu et qu'elle sent que l'engagement devient très utile au fil du temps, elle peut procéder à un troisième contrat qui visera *« la prévention de la réapparition de ces comportements au sein du couple. »*[238] En revanche, dans ce cas, la demande doit être faite par le couple lui-même ou par la femme qui a la charge des soins de son mari. *« Pour un tel contrat, le cadre thérapeutique demanderait à être modifié en fonction des compétences des personnes en charge de la situation. Une telle demande vise clairement un contrat de changement profond au niveau du scénario. Dans ce cas, il s'agit d'un contrat de changement structural (...). L'évaluation formative a permis de nous*

---

236 Marie-José MANIDI, *« Ergothérapie comparée en santé mentale et psychiatrie »*, Les Cahiers de l'école d'études sociales et pédagogiques, ch. des Abeilles 14, CH-1010 Lausanne, 2005. p. 176, s.
237 *Ibid.*
238 *Ibid.*, p. 177.

familiariser avec le cadre de référence théorique de l'analyse transactionnelle »[239].

B] UN DÉGAGEMENT DES HYPOTHÈSES FINALES DES ATELIERS THÉÂTRE

La participation à l'ensemble des ateliers durant cette étude a permis de montrer ou de mettre en lumière l'idée que la pratique théâtrale au sein des hôpitaux permet :

- de faire un travail sur le corps de chaque patient, quelle que soit sa pathologie, pour lui apprendre à accepter son physique, à maîtriser les techniques de l'occupation de la scène et à se présenter face au public ;
- de faire un travail de gestion des comportements face à sa nervosité et à des situations inattendues et très difficiles ;
- d'initier la prise de conscience dans la relation tant du côté familial que de celui du monde extérieur et professionnel ;
- d'apporter à tout un chacun le plaisir et lui faire oublier ses moments de détresses ;
- de faire en sorte que le patient change ses mauvaises habitudes et de l'aider à reprendre son traitement prescrit par le médecin traitant.

Toutefois, l'accomplissement de ce travail thérapeutique demande impérativement qu'il y ait une coresponsabilité entre les participants et leur responsable de prise en charge. C'est pourquoi la base de cette coresponsabilité implique des conditions de communication directe entre les personnes concernées. Il est impératif que le patient participe aux initiatives de chaque prise de décision, à la formalisation des problèmes, mais aussi aux évaluations et à sa thérapie.

Les observations présentées ici montrent l'originalité de faire du psychosocial un moyen d'aide pour comprendre tous les éléments qui motivent la raison d'agir ou de ne pas agir. C'est ainsi que le malade essaie de s'adapter à son

---

239 *Ibid.*

environnement physique et social avec l'aide du groupe et de ses proches. Grâce à cette passerelle, il va créer un lien entre le passé et le vécu actuel.

En principe, ses analyses permettent de fournir des hypothèses de compréhension tant sur le comportement du malade que sur son état de santé pour que le comédien prenne soin de l'évaluer dans sa réalité et dans son environnement. Il se peut aussi, comme dans nombre de cas, que ces observations permettent uniquement au maître du jeu de comprendre la situation de son patient, sans pour autant avoir ni des objectifs ni des principes de changements. Dans ce cas, la compréhension n'a de valeur que pour aider le comédien à ne pas envisager un jeu de rôles lié au désir de vouloir guérir comme un sauveur ou lié à de la culpabilité. Par exemple : *« Justine, au départ, est réfractaire à toute aide en dehors de celle de son mari. Nous devons donc nous imposer et commencer à établir un lien thérapeutique dans ce contexte relationnel ambigu. Par la suite, Justine devient de plus en plus actrice de sa thérapie. Nous pouvons compter sur ses compétences et ses ressources pour venir à bout de ses difficultés. Le diagnostic médical est pris en compte, il structure le plan de traitement et le choix des interventions. Petruska Clarkson (1992) rappelle à ce sujet le bon usage du diagnostic. Un diagnostic ne devrait pas être un moyen nocif qui permette au thérapeute d'éviter son engagement dans la relation thérapeutique en se créant de fausses certitudes sur le patient. Au contraire, il devrait permettre de prendre en compte les connaissances diagnostiques accumulées durant des années et clarifier ainsi la pensée du thérapeute »*[240]. Ces hypothèses connaissent-elles des critiques sur leurs pratiques et leurs résultats ? Quels sont les domaines concernés par ces critiques ?

[240] *Ibid.*, p. 175, s.

1) Les domaines concernés par les critiques

Les différents domaines concernés par ces critiques sont les domaines médicaux, paramédicaux et artistiques. La construction des bases de critiques se fait sur deux volets d'observations. D'une part, art-thérapie et ergothérapie et, d'autre part, art-thérapie et théâtrothérapie.

a) Premier volet de critiques : art-thérapie et ergothérapie

Tout d'abord, ces critiques doivent être considérées comme des observations constructives et non pas comme des sous-estimes envers les professionnels de ces disciplines. Les art-thérapeutes ont parfois manqué d'efficacité, car ils n'instauraient pas ou ils ne proposaient pas un cadre suffisant et nécessaire pour les soins du patient et cela mettait effectivement le malade en danger. Il y a donc un risque d'aggraver la maladie dont il souffre ou d'empirer ses mauvais comportements. Certes, dans leur formation, ils ont eu quelques notions sur les maladies mentales, mais pas suffisamment pour assurer seuls des séances d'art-thérapie. Parfois, des art-thérapeutes ne sont pas très performants dans la pratique du jeu dramatique, mais ils ne sont aussi pas assez structurés. Dans ce genre de situation, les patients manifestent involontairement un sentiment de détresse, car ces insuffisances sont des sources d'inquiétude et d'angoisse. Il arrive parfois qu'ils se permettent de faire des interprétations sauvages ou dites libres qui n'ont ni fondement artistique ni assise thérapeutique.

Au Québec par exemple, le terme d'*occupationnal therapy* recouvre deux professions ou métiers ayant un diplôme d'État en art-thérapie d'une part, et, en ergothérapie d'autre part. Alors, ce qui distingue le premier du deuxième, selon leur sens étymologique, est que le métier de l'art est noble alors que le travail est vulgaire. Or, dans l'ergothérapie, il y a le travail au sens large du mot qui implique toute activité humaine. Cependant, il faut aussi comprendre qu'il y a des gens qui utilisent ces termes sans faire de différence entre : art-thérapie, ergothérapie ou art en thérapie... Le premier est tout simplement défini comme une psychothérapie à médiation artistique et son objectif est de privilégier l'objet en cours de réalisation. Le deuxième est défini comme l'activité paramédicale qui aide à développer l'indépendance ou l'autonomie du patient dans son environnement quotidien ou dans sa vie sociale. Son objectif dans les services psychiatriques ou les hôpitaux de jour est de motiver l'individu dans un processus d'intégration, d'adaptation ou de réadaptation ou encore de réintégration sociale.

En revanche, cet angle incite à se poser la question : quelle est la frontière entre ces deux métiers – l'art-thérapie et l'ergothérapie – lorsque l'outil principal est la médiation artistique ? Tout en sachant bien sûr que l'ergothérapie serait la pratique la plus ancienne dans les soins ou les traitements moraux. Est-il possible de dire que la pratique de l'ergothérapeute se focaliserait davantage sur l'aspect socio-thérapeutique ou psychodynamique de l'action dramatique et culturelle ? Autrement, l'art-thérapie, qui est la plus récente, dominé par de nombreuses théories, accentuerait-elle la dynamique du groupe ou celle de l'individu dans la création ?

Est-il possible de dire aujourd'hui que l'ergothérapie serait dominée par les courants des comportementalistes tandis que l'art-thérapie serait beaucoup plus dans la psychanalyse ? La réponse à ces questions est dans l'enseignement de chacun de ces deux domaines.

Est-il possible de s'interroger sur la place de l'ergothérapie et du théâtre dans les services de soins psychiatriques ? *« Mme De Baets m'explique que l'ergothérapeute a tout à fait sa place dans l'utilisation d'un tel média. L'ergothérapeute permet d'"offrir" un cadre thérapeutique structurant à des personnes fragilisées et le comédien (Serge Minet) a pour rôle d'enseigner la technique théâtrale. Elle insiste aussi très fort sur la verbalisation. Comme le définit aussi l'Association Nationale Française des Ergothérapeutes (ANFE), l'ergothérapeute "en santé mentale a essentiellement à faire face à des problèmes d'ordre relationnel : le patient face à lui-même, au monde et*

dans ses rapports avec les autres." Les objectifs en santé mentale toujours définis par l'ANFE sont :
"1. la connaissance et l'acceptation de soi-même, de ses capacités et de ses limites ;
2. le développement des facultés d'adaptation ;
3. la recherche de l'autonomie ;
4. la revalorisation et la restauration des capacités relationnelles..."

Les moyens : "Activités artistiques, ludiques, corporelles ou vie quotidienne... l'activité n'est pas le but en soi, mais joue le rôle d'interface entre le patient et sa problématique." Ici, le théâtre permet à la personne d'être face à elle-même, de s'accepter, de se revaloriser notamment lors des représentations. Le théâtre est une activité artistique. Les objectifs en santé mentale décrits par l'ANFE recoupent les éléments nécessaires au théâtre. Ces quatre éléments se retrouvent dans la conception et l'organisation des séances.

L'ergothérapeute au sein de l'activité théâtrale amène le cadre thérapeutique. C'est lui qui permet de ne pas mettre les personnes en situation d'échec. Comme le comédien travaille à partir de ses émotions, il peut y avoir danger. L'ergothérapeute peut prévenir une identification qui risque de faire souffrir la personne... L'ergothérapeute et le metteur en scène professionnel recherchent les méthodes de travail et les situations correspondant le mieux possible aux personnes à qui elles s'adressent »[241].

Astrid Lieven poursuit ses analyses critiques et rappelle que : *« M. Volral insiste sur le fait qu'il ne cherche pas à faire de la thérapie. Cependant, il semble (par les dires des patients – comédiens) que les effets thérapeutiques du jeu théâtral sont bien présents, à long terme et secondairement. En tout cas, les séances de répétitions au sein du Guéret ne sont pas des séances de théâtrothérapie et donc d'art-thérapie. Il n'y a pas de rituels, pas de temps offert à la parole, à la verbalisation...*

---

[241] Astrid LIEVEN, *« Théâtre, psychiatrie, ergothérapie »*, *op. cit.*, p. 96, s.

Que le travail du comédien soit important c'est une chose, mais au sein du Guéret, on ne pose pas des objectifs thérapeutiques spécifiques à un patient et donc, on ne lui propose pas des exercices répondant à ceux-ci ; les patients sont formés en tant que futurs comédiens et rien d'autre »[242].

b) Deuxième volet de critiques : art-thérapie et théâtrothérapie

Dans la pratique de l'art-thérapie au sein de l'établissement de soins, existe-t-il une possibilité d'augmenter ou d'empirer l'état de santé du patient ? Quelles sont les potentielles attitudes marquant le critère du danger de l'art-thérapie ?

Le psychanalyste Jean Florence répond à ces interrogations en identifiant deux tendances qu'ont quelques thérapeutes pendant ou durant le déroulement des activités artistiques des personnes présentant ou souffrant de troubles psychiques. Selon lui : *« La première est ce qu'il appelle "le rapt du secret" : "Un jeune psychiatre découvre, dans un service hospitalier, les difficultés d'entrer en contact avec un adolescent considéré comme schizophrène, dont on lui confie l'accompagnement psychiatrique. Ouvert (...) aux recherches de Morgenthaler et Prinzhorn sur les productions plastiques des malades mentaux, il propose à son patient de dessiner. Ce jeune qui ne peut parler accepte cette invitation et apporte ses réalisations lors de visites régulières. Il les présente, mais ne veut rien en dire... à la déception de son thérapeute qui cherche quelque ouverture à la parole. (...) Vient un jour où le service psychiatrique (...) décide d'ouvrir ses portes aux visiteurs (...). Le jeune psychiatre trouve aussitôt à prendre part à cette présentation des réalisations thérapeutiques en concevant l'idée d'encadrer les meilleurs dessins du jeune psychotique et de les exposer (...). Il n'en dit mot à l'auteur. Le jour venu, visiteurs et patients peuvent regarder ces œuvres et certains n'épargnent pas les commentaires sur la génialité de la folie. (...) L'adolescent vient à passer et reconnaît, affichés sur le mur, ses quelques dessins :*

---

242 *Ibid.*, p. 97.

atterré, il s'arrête, pâlit puis, d'un coup sans un mot, il se précipite dans le couloir et se jette par une fenêtre." Nous pouvons constater à quel point le jeune thérapeute a fait preuve d'intrusion dans l'intimité de l'adolescent.

La deuxième tendance décrite par le Professeur Jean Florence est ce qu'il appelle "La compulsion à interpréter." "Dans un Centre psychiatrique de jour comme il s'en est créé beaucoup au cours des années soixante-dix, l'équipe soignante jeune et résolue qui se réclame d'une inspiration analytique crée (...), un atelier de peinture, librement accessible. Deux thérapeutes, amateurs d'art, mais pas nativement doués pour le pratiquer, prennent la responsabilité de proposer aux volontaires à s'exprimer, à dessiner, à peindre de la façon la plus spontanée. Les thérapeutes décident de ne pas se mettre eux-mêmes à peindre, mais d'observer et d'encourager les patients à "projeter" le plus spontanément possible leurs "problèmes"... « Au cours des séances, circulant de chevalet en chevalet, de table en table, les animateurs questionnent l'un, questionnent l'autre... cherchant quelque association libre susceptible de comprendre le pourquoi de telle forme, de telle figure, de telle tache... (...). L'expérience se déroule, mais, au fil du temps, de plus en plus de participants se font irréguliers, s'absentent et disparaissent... (...)" »[243].

D'autres attitudes dangereuses peuvent surgir sans que le praticien ne s'en rende même compte. La plupart des thérapeutes n'arrivent pas à distinguer ou à faire la différence entre l'exercice à mettre en place pour une personne schizophrène et pour celle qui souffre de l'Alzheimer.

Le premier cas demande au praticien de ne surtout pas revenir dans les événements familiaux, sociaux ou professionnels de la personne pour les mettre en scène ou pour l'inviter à improviser sur ces sujets. Cependant, dans le deuxième cas, il est conseillé quelquefois de reprendre le passé

---

[243] *Ibid.*, p.81, s., ses analyses sont reprises dans l'œuvre : Jean FLORENCE, « *Art et Thérapie, Liaison dangereuse ?* », *éd.*, Facultés universitaires Saint-Louis, Bruxelles, 1997.

du souffrant et de le mettre en expérimentation pour faire revenir les souvenirs du patient.

Toutefois, les Comores, qui comptent 860 315 habitants[244] et qui n'ont pas vraiment une politique de santé mentale, ne possèdent qu'un seul spécialiste dans ce domaine, le Docteur Msoma Mistoihi. Les malades sont enchaînés actuellement à des poutres en bois dans leurs maisons respectives, leurs poignets entravés avec des cicatrices de plusieurs années sans bénéficier aucun soin.

Il reçoit ses patients dans son cabinet qui existe depuis novembre 2015. Ses malades souffrent en général d'anxiété, de schizophrénie, d'angoisse, d'hyperactivité, de dépression, de paranoïa ou de différents troubles psychotiques. Il explique que non seulement il n'y a pas de politique et de stratégie de soins mentaux dans son pays, mais aussi que l'accès aux soins pose effectivement des problèmes. De plus, les médicaments psychotropes qui agissent sur le système nerveux central et qui provoquent des modifications de sensation, d'humeur, de perception ou de conscience et d'autres fonctions psychiques et comportementales, sont chers. Le peu de patients qui arrivent à s'en procurer sont fréquemment en rupture. Par ailleurs, la majorité d'entre eux considère que la misère est la principale cause de leur pathologie. Le pays considère que le trouble mental vient d'une force extérieure – ils sont victimes d'esprits comme des troubles de maraboutages, de sorcelleries et des envoûtements des djinns ou du non-respect des certaines règles sociales et c'est la raison pour laquelle nombreux d'entre eux ont recours à des médecins traditionnels – les *fundi* – qui utilisent le Coran comme moyen de traitement.

Au-delà de ces deux pratiques, ceux qui utilisent des mesures de soins non conformes à la médecine expérimentale courent un fort risque susceptible d'empirer la santé des malades. À l'hôpital, certains infirmiers ou infirmières dirigent des ateliers d'art qu'ils ne sont pas en mesure de maîtriser.

---

244 https://countrymeters.info/fr/comoros, consulté le 23 février 2019 à 13 h 22.

Le cas s'est présenté un jour lors d'un atelier d'échange entre infirmières et patients, le sujet du travail était d'improviser sur un chauffeur de taxi qui ne respecte pas les panneaux de signalisation. Ils ont oublié que l'un des patients avait été victime d'un accident de voiture dans un taxi et qu'il a perdu sa petite fille ce jour-là dans le même accident. Cette erreur a donc empiré l'état mental du patient et il a blessé l'autre patient qui jouait le rôle du chauffeur pour la simple raison qu'il ne conduisait pas bien sa voiture ou son taxi. Ça s'est mal déroulé parce que le thème en question lui rappelait ses mauvais souvenirs et la perte de sa petite fille.

Les attitudes dangereuses sont très nombreuses. Tout dépend de la situation et de la non-maîtrise de l'état de santé du patient. Comme l'a indiqué le comédien Idrisse Riadhudine qui a raconté qu'un patient avait perdu le contrôle dans la chambre d'hôpital en se voyant passer dans un journal télévisé parlant de ses ateliers de dramathérapie. Le patient ne voulait absolument pas que son visage fût dévoilé.

Quelle est donc la place du droit dans l'ensemble des situations citées ? Peut-il par exemple incriminer l'établissement de soins ou le responsable en charge des ateliers d'art ? La responsabilité est-elle administrative, professionnelle ou pénale ?

Ces interrogations restent jusqu'à aujourd'hui un peu floues, car la question commence justement à partir du statut de celui qui pratique l'art comme moyen de soins dans un centre hospitalier.

Aujourd'hui, l'artiste à l'hôpital est à la recherche de son statut. Pour pouvoir définir s'il y a une infraction il faut tout d'abord déterminer son statut professionnel à l'hôpital. Car sa responsabilité peut être soit juridique, c'est-à-dire pénale, civile ou disciplinaire soit morale, c'est-à-dire éthique, déontologique ou éducative.

Ce travail démontre que la responsabilité ne peut être administrative puisque c'est la responsabilité disciplinaire des fonctionnaires et que le statut de l'artiste n'est pas attaché à la fonction publique, elle peut relever de la faute professionnelle dite contractuelle dans le privé, qui engage la responsabilité disciplinaire de l'artiste.

Néanmoins, dans le cas de l'artiste Idrisse Riadhudine et de son patient, l'artiste était un bénévole de la Compagnie Bahari. Cet artiste était régi par la loi du 1er juillet 1901[245] relative au contrat des associations. Par contre, son association ne couvrait pas sa responsabilité civile et il n'avait pas conclu d'assurance en responsabilité civile professionnelle. Le non-respect de la discrétion professionnelle ou de la confidentialité peut engager sa responsabilité civile. Par conséquent, le patient qui estime subir un préjudice, par le fait de la révélation de son visage à la télévision, peut saisir une juridiction civile pour dénoncer le non-respect de sa vie privée et pour obtenir une réparation pécuniaire.

Toutefois, en France une Convention de 2007 prévoit une possibilité de règlement de conflit dans son article 15 en précisant qu'*« En cas de litiges résultant de l'application de la présente Convention, la juridiction compétente est le Tribunal Administratif de Bordeaux »*[246]. Cependant, cette convention montre que la responsabilité des artistes et celle des praticiens concernent toutes les deux le Tribunal Administratif. Ainsi, celui qui veut saisir le juge administratif par requête, doit s'assurer qu'il est fonctionnaire ou que son contrat est conclu avec une administration ou un organisme public. Car le Tribunal Administratif juge les litiges entre les particuliers et les administrations ou les conflits du travail dans la fonction publique. Il juge en premier ressort ensuite la Cour Administrative d'appel juge les recours contre les jugements rendus par les tribunaux administratifs. Enfin, le Conseil d'Etat qui est la haute juridiction administrative, juge en premier et dernier ressort, en appel ou en cassation tous les litiges traités par les Cours Administratifs d'appel.

---

[245] Loi du 1er juillet 1901 relative au contrat des associations, *op. cit.*

[246] Convention signée en France le 8 octobre 2007 entre le Préfet, l'Agence Régionale de l'Hospitalisation d'Aquitaine et le Conseil Régional d'Aquitaine.

Cet article 15 montre que tous les conflits, concernant les artistes qui exercent leur métier d'art sous la protection de cette Convention de 2007[247], sont régis par la juridiction administrative. Cela signifie qu'il y a un rapport très étroit entre la responsabilité de l'artiste et celle du praticien médical.

c) Troisième volet de critiques : art-thérapie et statut de l'artiste

Tout d'abord, le projet théâtral prend place sous la forme d'un chantier dirigé par un artiste spécialisé qui mettra en œuvre des actions pérennes. Il aura à travailler à la fois sur un espace interne et externe de l'hôpital pour la politique éducative sanitaire.

L'éducation thérapeutique et les actions culturelles à l'hôpital sont des éléments complémentaires de la politique de santé publique. Cette éducation vise à aider le malade à gérer aux mieux son mode de vie perturbée par des maladies chroniques. Le statut de l'éducation thérapeutique est un processus continu qui, en principe, fait partie intégrante de façon régulière de la démarche de la prise en charge. Il a pour objet essentiel d'enseigner à travers le jeu de rôles de type dramatique des comportements considérés comme favorables à la santé. Il existe trois niveaux d'ateliers théâtre à l'hôpital :

- le niveau considéré primaire : c'est toute action culturelle et éducative incitant le malade à renforcer son état de santé ;
- le niveau considéré secondaire : c'est toute information éducative visant à empêcher d'une part, la survenance des accidents de santé et, d'autre part, à aider le patient à restaurer son état de santé le plus rapidement possible dans le cas d'une intervention ;
- le niveau considéré comme tertiaire : consiste à toute action ou intervention visant ou facilitant à faire vivre mieux de façon permanente des séquelles de la maladie ou de l'accident. C'est pourquoi dans certains ateliers théâtre les maîtres du jeu

[247] *Ibid.*

reviennent toujours à l'idée que les actions théâtrales interviennent de façon permanente en amont et en aval de la maladie ou de l'accident dont souffrent leurs patients.

L'éducation thérapeutique véhiculée dans l'art théâtral trouve sa place ou plutôt sa justification dans les valeurs escomptées de la santé publique, qui par conséquent mettent en relief l'importance des comportements comme éléments explicatifs ou facteurs de la majorité des décès retenus par la médecine comme prématurés avec une grande possibilité de l'éviter surtout chez les jeunes. Son statut présente effectivement un intérêt autant collectif et économique qu'un intérêt individuel et personnel.

Néanmoins, la place de son statut implique tout le monde dans la démarche éducative de santé surtout ici en France puisque l'État n'a pas le monopole de cette éducation. Bien au contraire, il ouvre la voie pour tous sauf que cette mission d'intérêt général présente dans la société des problèmes d'ordre juridique, sociaux-religieux, éthiques et économiques. Ces multiples problématiques issues de l'éducation thérapeutique du patient soulèvent des questions juridiques et éthiques parce qu'en principe, c'est l'État qui doit garder le monopole de l'exercice puisque cela relève d'une mission de service public, mais à l'hôpital elle est de plus en plus appliquée par des non-spécialistes du domaine et enfin elle incorpore différents partenaires.

2) Suggestions

En partant des hypothèses avancées et des exemples précités, l'art-thérapie évoque aujourd'hui dans sa pratique un double processus. D'un côté, il y a la pratique thérapeutique et, de l'autre, l'usage artistique. C'est pourquoi il est conseillé de ne pas s'improviser art-thérapeute au service de soins. Il faut absolument être en possession de trois formations : thérapeutique, artistique et art-thérapeutique.

En dehors de ces triples formations, la pratique sauvage est susceptible d'aggraver et de produire des effets dangereux lorsque l'art-thérapie n'est pas bien maîtrisée et pourrait susciter des réactions brutales issues de la pratique artistique. Il peut effectivement réactiver chez certains malades des symptômes, des pathologies au lieu de les éradiquer ou de les calmer. Ces comportements des praticiens sont appelés les dérives du métier de l'art-thérapie. La question posée dans cette étude était : est-ce qu'il y a des dérives en matière de dramathérapie ou tout simplement de théâtrothérapie ?

La réponse du psychothérapeute Martine Colignon a donné plus de satisfaction à ce travail, car elle affirme qu'il y a effectivement des dérives dans cette pratique. Par exemple aujourd'hui, chaque personne se présume art-thérapeute et dirige des ateliers, pourtant elle n'a pas eu de formation spécialisée. La dérive apparaît au moment où le soi-disant praticien impose d'une certaine manière une puissance, une forme de pensée afin de créer ou d'œuvrer sur telle ou telle activité. Elle explique qu'un patient participait de façon inactive dans des expérimentations, car le sujet du travail était imposé par l'art-thérapeute. Il rendait toujours une feuille blanche à la fin d'exercice. Un jour, le patient psychotique qui n'avait jamais fait preuve de volonté durant les séances est venu lui rendre une feuille blanche comme avant, mais au verso de cette feuille, il avait fait un petit dessin avec la mention : voilà ce que j'aurais voulu travailler lors de la séance…

L'art-thérapeute a donc compris que le patient voulait participer, mais le fait de lui imposer une consigne ne lui a pas facilité la tâche, car imposer signifie, y réfléchir et ce n'est pas très facile pour certains. Si jamais le patient y participe, cela ne veut pas dire que le travail a du sens pour lui, mais plutôt pour le groupe qui y participe. Il faut donc éviter d'imposer ou de faire un choix à la place du malade.

En outre, ceux qui pratiquent cette profession, quels que soient leurs titres, connaissent aussi un problème de reconnaissance envers l'État central et le besoin d'un régime juridique efficace et spécialisé. C'est pourquoi la protection de cette profession devient indispensable au regard de l'État central, mais aussi aux yeux du législateur.

a) Observation médicosociale

Cette branche d'observations s'interroge sur la dimension démocratique de ce service et sur la déontologie de l'artiste et va rechercher la démocratie dans la santé et dans la culture. Jusqu'à aujourd'hui, le réseau Art et Santé est principalement piloté par l'Association Culture et Démocratie[248]. Elle a depuis plus de quinze ans constitué un relais ou un réseau de travailleurs sociaux, d'artistes, d'enseignants et d'acteurs culturels qui militent pour la continuité et la persistance de ce métier. Son enjeu majeur se centre sur l'idée de favoriser, quel que soit le milieu, l'accès et la participation à la vie culturelle. Par exemple : elle s'interrogeait justement sur la pertinence et sur la légitimité de la culture dans plusieurs domaines tels que l'enseignement, les centres communaux d'action sociale, les établissements d'hébergement pour les personnes âgées dépendantes, les prisons et la santé en général.

En plus, ce même réseau a multiplié ses efforts pour rassembler des artistes et même des soignants volontaires et bénévoles qui veulent concourir, encourager et soutenir, de près ou de loin, le développement culturel en milieu de soins. Ils se sont tous fixé comme but la création et le renforcement des liens entre le secteur de l'art – de la culture – et le secteur de la santé. Cette contribution incite la communauté française à réagir sur ce qui se passe entre ces deux branches.

Aujourd'hui, beaucoup d'écoles forment les futurs art-thérapeutes dont la majorité va finir dans les milieux de soins. *« Ces artistes, au travers du réseau Art et Santé, ont voulu se positionner en regard de leur spécificité d'artistes intervenant en milieu de soins, pas du tout pour faire de la thérapie, mais bien, comme le font les Acteurs de l'ombre, l'Arcane, Los locos et beaucoup d'autres, pour proposer un moment de création avec les publics, que ce soit en pédiatrie, en hôpital*

[248] Réseau Art et Santé., *« Théâtre Action et Champ psychiatrique »*, Rapport d'une rencontre autour du projet *« Terra Incognita.europe »*, dans le cadre de la 13e édition du Festival International de Théâtre Action (FITA 2010), le 23 octobre 2010, au Théâtre Le Moderne à Liège, p. 9.

psychiatrique ou encore en maison de repos. Les artistes ont travaillé sur l'éthique de leur profession et, depuis deux ans, un code de déontologie de l'artiste intervenant en milieu de soins a été publié où ils précisent ce qu'est le métier d'artiste intervenant en milieu de soins. Ce code aborde aussi la question de la formation et de la collaboration avec le personnel soignant »[249].

Cependant, plusieurs chercheurs s'interrogent sur le rôle de l'art dramatique dans la société, et plus particulièrement dans la santé mentale. C'est ainsi que Marie Poncin parle dans ce même rapport des témoignages de Nicolas Roméas, directeur de *Cassandra*, une revue française qui s'interroge aussi sur le rôle et l'intervention de l'art dans la société : *« Dans son livre* Un rêve d'Afrique*, il relate une expérience dans un hôpital psychiatrique à Bamako, portée par Philippe Dauchez, professeur de théâtre à l'Institut National des Arts de Bamako et deux psychiatres, Jean-Pierre Coudray et Bamakou Maré, tous les deux inspirés par les expériences de Henri Colomb à l'hôpital de Dakar. En Afrique, dans la région mandingue du Mali, existe le Kotéba, une pratique théâtrale ancestrale qui vise à mettre en scène des situations critiques pour les dédramatiser, les interroger et les contourner ou les apaiser par le rire : ils avaient décidé d'adapter cette pratique à une démarche nouvelle où le soin n'est plus uniquement considéré sous son angle médical : "En voulant refonder une psychiatrie qui prendrait en compte le sens du collectif, le besoin d'échange et de dialogue propre au mode de vie africain, ces Maliens et ces Français ont retrouvé la vraie force de l'art qui n'est jamais seulement politique, esthétique ou sociale, mais qui, pour agir, doit être tout cela. Ce fut un moment fondateur. J'ai compris que ce que je cherchais de plus profond dans l'art et dont j'étais profondément frustré se trouvait là, au moins en germe. Ça ne m'est pas apparu sur l'instant, j'étais sous le choc et je n'ai rien compris" »*[250].

---

[249] *Ibid.*, p. 9.
[250] *Ibid.*

Si la médecine se préoccupe maintenant d'accueillir l'action culturelle, les artistes et laisse une place à l'art dramatique dans les soins du patient, que ce soit à l'hôpital, dans l'institution médicosociale ou à l'établissement d'accueil, c'est parce qu'il a su vraiment s'imposer et se chercher une place. Cette ouverture donne ou initie des projets qui vont non seulement mobiliser les équipes professionnelles médicales et artistiques dans des structures spécialisées, mais aussi les patients qui seront les sujets d'étude. Chaque thème d'intervention va se dérouler autour d'un centre d'intérêt, une production commune, qui sera à la fois la propriété de chaque participant et du groupe qui l'a fabriquée et qui en a assuré la mise en œuvre.

Quel est donc le statut que l'hôpital réserve à l'artiste intervenant dans les soins du patient ou à celui qui utilisera l'art dramatique comme processus de soins ?

b) Le régime applicable

Le théâtre est aujourd'hui inclus dans le processus de soins *de facto* et les milieux de soins ne nieront pas les effets de l'art car cette pratique est devenue irréversible. Comment est-elle donc protégée ? Existe-t-il des dispositions très efficaces ou des mesures contraignantes en vigueur ?

Pour commencer, le conseil d'administration de la Fédération Française des Art-thérapeutes a mis en place une commission d'accréditation depuis 2002 et cette dernière inclut dans ses missions des conditions et des critères d'évaluation[251] de connaissances et de compétences permettant d'acquérir le titre d'art-thérapeute. Ce conseil a rédigé en novembre 2004 un document validant les critères retenus pour obtenir

[251] Ahamed Youssouf HASSANI MZE HAMADI, *« Théâtre à l'hôpital et politique publique – approches de sciences auxiliaires du droit »,* Thèse soutenue sous la *dir.,* Professeur Béatrice BOURDELOIS, Professeur Catherine PUIGELIER, *op. cit.,* p. Un exemple du contenu de la formation est mis en illustration en annexe numéro 11 de ladite thèse, intitulée : critères d'évaluations.

l'accréditation et être membre actif de cette fédération. Ce même document a fait l'objet d'une révision en 2008.

Pourquoi établir un document de référence ? Le but est d'établir très rapidement une base commune rassemblant les critères d'exercice de l'art-thérapie sans évoquer la diversité de courants, de méthodes et d'orientations existant déjà. Comme il est expliqué dans les modules de formation[252], l'accréditation ne reconnaît que la compétence de l'art-thérapeute. Autrement dit, cette accréditation ne fait que valider la connaissance acquise par le praticien qui va encore l'enrichir durant sa vie professionnelle.

Sous quel régime travaille l'art-thérapeute ? Il est employé en contrat à durée indéterminée soit à durée déterminée. Il peut exercer soit en activité libérale soit comme vacataire ou de façon occasionnelle dans les cliniques, les associations, les hôpitaux, les services municipaux ou bien même dans les centres pénitentiaires ou autres.

S'il est salarié, il peut bénéficier du régime général de sécurité sociale, mais également de certaines prestations sociales telles que congés de paternité ou de maternité, arrêts maladie, invalidités, formations permanentes, décès, etc. Il peut bénéficier des droits de la sécurité sociale lorsqu'il a effectué au moins soixante heures de travail en tant que salarié ou lorsque ces heures sont assimilées au cours d'un mois civil ou effectuées pendant trente jours consécutifs. C'est aussi le cas lorsqu'il a effectué 120 heures de travail salarié ou si ces heures sont comprises dans une période de trois mois civils ou pendant trois mois de date à date ou de 1 200 heures de travail ou comptabilisées au cours d'une année civile.

Pour les vacataires, il existe des partenariats dits contrats de vacation, mais cela dépend du secteur d'activité où exerce ou auquel appartient l'employeur. Dans tous les cas, il est censé fournir une couverture d'assurance en responsabilité civile professionnelle du salarié.

---

[252] Ibid., Voir annexe numéro 10 : contenu de la formation et annexe numéro 11 : critères d'évaluations

Celui qui exerce en cabinet privé ou en intervention dans une institution sous un régime de travailleur indépendant avec l'acquisition d'un numéro Siret et le rattachement à l'URSSAF, est un professionnel libéral avec un code APE-NAF 8690 F (Activités de santé humaine non répertoriées ailleurs) et avec la mention BNC (Bénéfices non commerciaux)[253].

Si l'art-thérapeute exerce une activité indépendante, deux possibilités de régimes se présentent :

- Soit il utilise le régime des professions libérales réglementées, en tant qu'entrepreneur individuel. Ce régime est réglementé dans la catégorie des auxiliaires médicaux, tels que les psychomotriciens ou les psychologues, etc. En revanche, il ne peut y accéder que s'il a le titre ou la qualité de psychothérapeute, car cette fonction est protégée par la loi.
- Soit il adhère au régime de l'auto-entrepreneur. Dans ce cas, il bénéficie d'un régime simplifié de calcul et de paiement des cotisations, de participations, de contributions sociales obligatoires mensuelles, semestrielles ou annuelles. Ces frais sont payés en fonction de son chiffre d'affaires réalisé au cours d'une période précise et ils sont versés selon son choix, par mois ou par trimestre. Dans le régime microsocial, la participation sociale est calculée sur le chiffre d'affaires avec un taux qui varie en fonction de l'exercice effectué : *« 23,30 % de cotisations pour le régime microsocial simplifié et 25,50 % pour le régime microsocial simplifié avec option pour le versement libératoire de l'impôt sur le revenu (pour les activités relevant de la CIPAV, assurance vieillesse obligatoire), + 0,20 % de cotisations pour la formation professionnelle. Le chiffre d'affaires annuel ne doit pas dépasser 32 600 euros »*[254].

S'il exerce une activité d'auto-entrepreneur comme activité principale, il bénéficie bien sûr non suelement de l'assurance maladie-maternité régie par la sécurité sociale des indépendants (ex-RSI), mais aussi des allocations familiales, de la retraite de

---

[253] http://www.apce.com/pid811/cotisations-sociales.html

[254] http://www.ffat-federation.org/index.php?option=com_content&view=article&id=11, consulté le 25 février 2019.

base, de l'invalidité-décès et paie la CSG/CRDS. Il doit assurer des paiements de cotisations soit mensuels soit trimestriels à l'URSSAF, mais il ne paie pas de TVA en contrepartie, ne bénéficie d'aucune réduction de charges. Il est donc enregistré à la Caisse interprofessionnelle de Prévoyance de d'Assurance Vieillesse (CIPAV) comme son organisme officiel. Néanmoins, en activité libérale, l'art-thérapeute ne bénéficie pas d'indemnité de chômage ni de congés payés.

Lorsque son activité d'auto-entrepreneur est secondaire, il doit s'affilier au régime salarié pour son assurance maladie-maternité, ses allocations familiales, ses remboursements maladie et ses indemnités journalières salariées.

Mais, ceux qui travaillent en associations d'art-thérapeutes ou de paramédicaux bénéficient déjà de la protection de la loi du 1er juillet 1901 relative au contrat d'association[255].

Malgré tout cela, pour l'art-thérapeute exerçant en activité libérale, il est exigé ou recommandé d'avoir une assurance de responsabilité civile professionnelle, car elle lui permet de bénéficier d'une protection en cas de présence de dommages tant matériels, immatériels, que corporels selon L'article 1382 du Code civil (ancien) – nouvel article 1240 dit que : *« Tout fait quelconque de l'homme, qui cause à autrui un dommage, oblige celui par la faute duquel il est arrivé, à le réparer »*[256]. Ce même Code édicte en son article 1241 que : *« Chacun est responsable du dommage qu'il a causé non seulement par son fait, mais encore par sa négligence ou par son imprudence »*[257].

Lorsque la responsabilité civile professionnelle est constituée, l'assureur devra indemniser la victime du préjudice dont son client est déclaré responsable. C'est ainsi que le Code de déontologie des art-thérapeutes dans son article 1.1.16 précise que : *« L'art-thérapeute doit souscrire à une assurance en responsabilité civile professionnelle lorsqu'il travaille en*

---

[255] Loi du 1er juillet 1901 relative au contrat d'association, *JORF* du 2 juillet 1901 p. 4025, Version consolidée au 25 février 2019.

[256] Code civil français, *op. cit.*

[257] *Ibid.*

cabinet privé ou lorsque l'employeur ne le couvre pas »[258]. Ceci évite que l'art-thérapeute couvre lui-même cette réparation pécuniaire à ses propres frais.

Toutefois, la responsabilité civile d'un professionnel est engagée lorsqu'il a commis une faute involontairement, plus précisément par sa maladresse, sa négligence ou son imprudence et qu'un tiers a subi un préjudice par sa faute et aussi qu'un lien de causalité est établi entre la faute commise et ce préjudice. Cette responsabilité civile professionnelle intervient uniquement en cas de faute involontaire ou lorsqu'il l'a commise sans la volonté de nuire. Par contre, si la faute est commise volontairement c'est la responsabilité pénale du professionnel qui sera engagée.

Avant de conclure un contrat, il doit chercher et se renseigner chez les assureurs qui acceptent de couvrir les travailleurs indépendants comme les auto-entrepreneurs ou ceux qui travaillent sous le régime libéral.

Attention, avant de conclure toute forme d'assurance en responsabilité civile professionnelle, il doit absolument veiller à ce que le terme **d'art-thérapie soit mentionné clairement sur le contrat**. À défaut, il est susceptible de perdre sa protection.

Cela soulève la question de la protection juridique du praticien. Qu'en est-il ? En la matière, l'art-thérapeute doit aussi faire preuve de prudence, car il faut savoir distinguer la responsabilité civile de la protection juridique accordée par l'assureur. Dans cette garantie de responsabilité civile, l'assureur prend en charge la réparation des dommages causés par son assuré à un tiers. Or, la garantie de protection juridique, l'assureur n'indemnise aucun tiers. Seulement, il apporte une assistance à son assuré dans le règlement des différends, des conflits ou des plaintes déposées par la victime, que ce soit à l'amiable ou en procédure judiciaire. C'est pourquoi il faut toujours avoir deux assurances différentes avec des finalités spécifiques et distinctives.

---

258 *« Code de déontologie des art-thérapeutes »*, FFAT Association loi 1901, juin 2014.

Quel est donc le régime du comédien, de l'artiste ou de l'acteur exerçant dans ce domaine ? A-t-il une possibilité de protection ? Qui engagera la responsabilité du comédien en cas de dommage ?

3) Existe-t-il une responsabilité administrative des hôpitaux pratiquant des soins psychodramatiques ?

Le *« Programme Culture à l'Hôpital »*[259] intégré dans la politique de santé publique n'a pas évoqué la responsabilité pénale des établissements de soins pratiquant l'art de Molière comme processus ou forme de soins.

Quel est donc le régime juridique applicable en cas de responsabilité pénale engageant l'institution de soins faisant du patient la victime des faits artistiques ?

À ce jour, il n'y a pas de cas constaté où un patient se soit déclaré d'avoir été victime d'une activité dramatique et artistique au sein de l'hôpital. Toutefois, prenons l'exemple des soins artistiques exercés par des infirmières non initiées au savoir-faire artistique, au sein d'un établissement psychiatrique ou ergothérapeutique. Il se pourrait qu'un jour un patient bénéficiant de soins artistiques, considère que les soins exercés n'ont pas permis d'éradiquer ou d'éviter la souffrance et/ou la survenance d'un préjudice. Dans ce cas, il serait indispensable de chercher à savoir si l'activité dramatique exercé par les infirmières entre dans leur champ de travail ou dans leur compétence de fonction attribuée par la loi avant de prendre toute décision.

Ainsi le suicide d'un patient, souffrant d'un trouble psychiatrique et ayant participé aux ateliers dramatiques de l'institution, pousse à s'interroger sur l'existence d'une faute pénale susceptible d'engager la responsabilité de l'hôpital. Il faut tout d'abord comprendre que le passage à l'acte suicidaire est l'un des facteurs principaux incitant la prise en charge du patient dans les services de psychiatrie et/ou d'ergothérapie.

[259] Convention signée le 4 mai 1999, *op. cit.*

Lorsque le patient présente des comportements suicidaires, il peut être placé en soins psychiatriques par sa volonté ou à la demande d'une autre personne ou à la demande d'un représentant de l'État. Dans certains cas, le législateur donne la possibilité aux soignants d'user de la force pour soigner le patient lorsque celui-ci présente un comportement qui peut entraîner la mort. C'est pourquoi, dans certains cas, le geste suicidaire peut être considéré comme attaché à la pathologie mentale.

Si la responsabilité de l'établissement est engagée, il est donc indispensable de chercher non seulement la situation juridique de la victime, mais encore du professionnel exerçant. Tout d'abord, le patient en soin libre n'a pas la même situation juridique que le patient retenu contre son gré et pour lequel des mesures de contrainte sont utilisées afin de lui empêcher la mort. Ce dernier serait victime de voies de fait lorsqu'il est retenu au-delà du temps essentiel pour assurer sa prise en charge. Il n'est jamais possible pour l'équipe soignante de procéder à des mesures contraignantes pour un patient en soin libre, sauf dans une situation d'urgence.

La prévention à l'acte suicidaire et à l'acte auto-agressif est l'une des priorités du psychiatre et de l'ergothérapeute professionnel. *« Il n'existe cependant pas sur cette question d'obligation de résultat à la charge du service public hospitalier. Si cela était le cas, le risque serait d'aboutir à un régime d'hospitalisation basé sur la présomption de dangerosité, sur l'interdit et la suspicion généralisée »*[260].

Dans ce genre de situations, il y a des conséquences importantes tant sur les droits du patient que sur les obligations à la charge du service public.

Est-il possible d'utiliser les principes du droit en soins psychiatriques dans les ateliers psychodramatiques et ergothérapeutiques ? Si le comédien en charge de soins n'est pas un professionnel de l'hôpital, c'est-à-dire un artiste de

---

[260] Éric PECHILLON, *« La responsabilité administrative de l'établissement pratiquant du soin psychiatrique »*, CAA Bordeaux, Consort A. C. Centre hospitalier de Brive, 9 avril 2013, n°12, p. 2.

l'extérieur exerçant à l'hôpital, quelle est donc la règle de droit applicable ?

Dans chaque type de prise en charge, il faut absolument une réglementation et des obligations spécifiques. Il n'est pas possible que le professionnel artistique exerce à l'hôpital sans une protection juridique.

Que se passerait-il lorsque les dommages causés au patient souffrant de troubles psychiques en soin psychodramatique ou en soin ergothérapeutique engageaient la responsabilité de l'établissement de soins ? Même si la loi n'a pas évoqué la responsabilité des dommages causés lors des soins artistiques, il serait tout d'abord important d'étudier la position et l'obligation pesant sur l'institution au moment des faits. C'est pourquoi il est indispensable que le législateur essaie de partager la responsabilité de chacun dans les soins dramatiques de l'hôpital. Certes, la loi s'intéresse aux soins des établissements psychiatriques, mais elle reste silencieuse sur la pratique artistique au sein dudit établissement.

Conclusion du Chapitre II

En quelques mots, après avoir participé à plusieurs ateliers théâtre, il est parfaitement naturel de constater que chez certains patients, des mécanismes de défense psychologique sont capables de se manifester lors de l'annonce d'un diagnostic, quel que soit la pathologie chronique que présente les patients.

Il est encore constaté que si les mécanismes de défense psychologique du patient sont bien développés, ils sont capables de protéger le malade de toute sorte de choc psychologique au moment de l'annonce de sa maladie.

Ici, la problématique centrale était : comment est-il possible de réaliser une activité théâtrale au sein de l'hôpital devant un grand public ? Pourquoi l'hôpital français se donne la peine de séduire ses patients à travers l'art dramatique ?

Il est confirmé que l'art théâtral à l'hôpital est implicitement une activité artistique mais sa grandeur aura plus de valeur lors d'une représentation sur scène devant un grand public. C'est justement par là que le maitre du jeu dramatique cherchera à identifier toute forme de répercussions psychologiques possibles auprès du public spectateur.

Notre travail a bien démontré que le jeu dramatique à l'hôpital est comme celui des grands théâtres. Il demande la présence des comédiens, des publics et des metteurs en scène. Ils ont besoin d'un espace de travail, de répétition, de coulisses et d'exercices de voix, de gestes ainsi que des décors et autres.

En un mot, c'est dans la représentation du spectacle qu'il sera demandé au patient de faire comme un vrai artiste non seulement par le contrôle de ses gestes corporels et faciaux mais aussi par la maîtrise de sa voix et de son regard face au grand public car ce dernier aura, à son tour, à évaluer la performance du comédien patient et le produit présenté.

Néanmoins, il est raisonnable de rappeler que la représentation n'est, en aucun cas, une obligation de l'artiste en charge de mener les ateliers au sein de l'hôpital. Mais, lorsque le maître du jeu constate que les participants maîtrisent bien les gestes scéniques, les textes et les différentes voix ainsi que les règles dramatiques, il peut demander à la direction de l'hôpital d'envisager une représentation publique de l'œuvre créée.

Malgré le succès que la représentation de l'œuvre peut avoir, elle restera toujours un spectacle amateur.

CONCLUSION GÉNÉRALE

Au terme de notre travail, il est nécessaire de préciser que l'art dramatique participe activement à la socialisation du malade sous plusieurs formes, tantôt sous forme de jeu d'apprentissage et/ou de rééducation et tantôt sous forme de création, de réalisation et/ou de représentation. Quel que soit la forme envisagée, elle demande effectivement différentes méthodes et moyens afin de satisfaire un public visé.

Dans la thématique de ce travail, notre étude cherchait à démontrer comment, dans le projet de socialisation, le théâtre dramatique peut mettre le malade dans une situation fictive afin de le faire réagir. Comment le théâtre peut lui préparer un bon projet de socialisation ?

Il est illustré que l'atelier d'art dramatique n'a pas de portée artistique professionnelle mais tout au moins il s'inspire toujours des techniques d'acteurs et finit par une représentation en public. C'est ainsi qu'il est également possible de dire que le projet théâtral est un outil facilitant l'apprentissage d'une part, et, d'autre part, aidant tous ceux qui participent à retrouver du sens dans leur vie quotidienne – patients, publics, professionnels médicaux et artistes.

Enfin, le théâtre a ses règles à respecter qui aident les participants à se dégager d'une histoire vécue injuste ou violente pour adopter très vite un comportement envisagé. C'est pourquoi le patient expérimente, à travers ce jeu de rôle, son vécu que ce soit à l'intérieur ou à l'extérieur de son corps et observe, petit à petit, son présent en y mettant des gestes et des voix. Il permet au public de comprendre son vécu à travers ses expressions émotionnelles.

On a constaté que les institutions en charge du projet théâtral font l'amalgame entre les missions d'ergothérapeutes, de psychothérapeutes et celles de comédiens dans la mise en place et dans la gestion du jeu de rôles. On peut dire que le psychothérapeute, l'ergothérapeute et l'éducateur spécialisé utilisent tous comme moyen de travail le théâtre dramatique dans des ateliers du jeu de rôles comme le font les comédiens participant aux différents projets culturels à l'hôpital. On constate encore que l'action dramatique est mobilisée par les établissements de soins pour son influence et son potentiel thérapeutique, même si quelquefois on se demande qui fait quoi et quelles sont ses responsabilités dans le jeu.

Toutefois, le même constat montre que ces ateliers participent d'une nouvelle réflexion sur la restructuration, les missions et le devenir de l'espace de soins.

Les études faites sur la mise en place de l'atelier dramatique en direction du public en difficulté montrent que dans certains établissements de santé les acteurs, les comédiens ne sont pas les bienvenus, car leur présence suppose éventuellement la prise en compte d'un temps supplémentaire, un positionnement différent et le respect de normes étrangères à l'établissement, ce qui peut apparaître un peu perturbant.

Durant cette réflexion, il s'est ouvert au fur et à mesure, la question de la recherche identitaire qui présente un intérêt particulier qui mérite d'être approfondie. L'identité de l'individu est attachée à des valeurs individuelles, familiales, collectives et sociales. C'est pourquoi l'intégration du jeu théâtral dans la démarche ou le processus de soins doit absolument répondre à ces valeurs tant individuelles et familiales que collectives et sociales. Cette question est nécessaire, car l'hospitalisation du patient est une période où son identité est perturbée et même fragilisée par sa maladie. Cette période le limite dans ses allers et retours et, à partir de ce projet, le comédien essaie de remédier à cette situation, même partiellement, à travers un jeu de rôles.

En revanche, il est très difficile de pouvoir comprendre à travers la littérature le rôle joué par chacun de ces professionnels durant le projet de prise en charge. C'est vraiment dans la pratique qu'on arrive à faire, même difficilement, une différence et à pouvoir distinguer les missions de chacun. D'un côté, il y a ceux qui travaillent pour des raisons thérapeutiques et, d'un autre, il y a ceux qui travaillent à des mesures de prise en charge globale et de resocialisation, mais il y a aussi ceux qui renforcent l'implantation durable du théâtre à l'hôpital par des actions à valeurs identitaires personnelles et collectives. Cette philosophie répond justement à l'idée générale interministérielle qui cherche à donner à l'hôpital une image relationnelle et à renforcer la volonté d'humaniser l'espace de soins en réaffirmant sa qualité d'espace citoyen.

Il est indispensable de parler ici des valeurs que les patients attendaient de ce projet et de ce qu'ils ont eu comme réponse. On a constaté que l'art dramatique a, en quelque sorte, relevé son défi, car la majorité des participants acceptent les bienfaits du théâtre à travers les jeux de rôles et les échanges entre patients, comédiens et publics, même s'ils sont désapprouvés par quelques-uns. Rien n'est jamais parfait. Il se peut que ce désaccord soit dû au manque de confiance ou à la non-implication totale à l'exercice ou bien à la façon dont le projet a été mené. Il est donc important de réétudier comment remédier à ce désaccord afin d'atteindre un taux plus élevé de confiance des participants.

On demande donc de repenser et de réinterroger l'intégration de l'action culturelle dans le milieu des soins, la manière dont elle est pratiquée et organisée.

Il faut donc faire de l'atelier un nouveau dispositif d'épanouissement, d'échange, de dialogue, de confiance et de communication dans le milieu des soins, surtout pour les personnes empêchées et les professionnels de santé, car durant ce travail, on a constaté que cet espace joue le rôle d'interface entre ces deux publics, personnels et soignés. Il favorise très rapidement le développement d'un rapport relationnel entre ces deux populations contrairement à la relation institutionnelle. C'est la raison pour laquelle cette recherche s'est particulièrement intéressée aux individus qui ont manifesté une volonté de vouloir changer de comportements et d'améliorer leur état de santé qu'à l'objet de la médiation elle-même.

Notre travail a permis de constater que le théâtre à l'hôpital est non seulement un moyen de communication démocratique, mais aussi qu'il arrive à mobiliser toutes les catégories d'âge. Il y a, d'une part, beaucoup de participants qui viennent spontanément, sans avoir été influencés, et, d'autre part, d'autres qui finalement acceptent, influencés par l'intérêt du jeu de rôles ou par des camarades de chambre.

On constate au-delà, par le biais des enquêtes menées, que le théâtre a une influence aussi sur la réforme hospitalière – psychiatrie, pédiatrie, médecine générale, maternité et autres spécialités. L'hôpital doit très rapidement envisager un autre statut au patient et changer la définition qui lui est attaché, car il n'est plus uniquement un sujet faisant l'objet d'études médicales bénéficiant des soins. Aujourd'hui, par le biais du jeu théâtral, il est devenu un acteur participant aux décisions de soins et aussi il est un usager du système de soins.

Pour conclure, l'hôpital français change de visage, il n'est plus un lieu d'enfermement ou d'hospitalisation uniquement comme on le considérait il y a quelques années. Aujourd'hui, il est devenu un lieu de transition ou d'intermédiaire entre l'intra et l'extra hospitalier – un espace public. Il est un monument de valorisation d'identités personnelles ainsi que de symboliques qui utilisent la culture comme source principale de valorisation.

BIBLIOGRAPHIE

OUVRAGES GÉNÉRAUX

- Jean ANOUILH, *« Antigone », éd.,* La Table Ronde, 1946, version, 2008.
- Patricia ATTIGUI, *« De l'illusion théâtrale à l'espace thérapeutique, Jeu, transfert et psychose »*, L'espace analytique, *Coll.,* dirigée par Patrick GUYOMARD et Maud MANNONI, *Éditions Denoël*, 1993.
- Michael BALINT, *« Le médecin, son malade et la maladie », éd.,* Payot, France, 1996.
- Martine COURT, *« Sociologie des enfants », Coll.,* Repères, La Découverte, Paris, 2017.
- Jeaninne DUVAL-HERAUDET, *« Une difficulté si ordinaire »*, Édition Audio & Papier, 2001.
- Nicolas FAURE, *« Le théâtre jeune public. Un nouveau répertoire »*, Presse Universitaire de Rennes, PUR, 2009.
- Jean FLORENCE, *« Art et Thérapie, Liaison dangereuse ? », éd.,* Facultés universitaires Saint-Louis, Bruxelles, 1997.
- Sigmund FREUD, *« Cinq psychanalyses »,* PUF, 1977.
- Johan HUIZINGA, *« Homo ludens, essai sur la fonction sociale du jeu »*, Gallimard, France, 1988.
- Jean-Pierre KLEIN, Ivan DARRULT-HARRIS, *« Pour une psychiatrie de l'ellipse, les aventure du sujet en création », éd.*, Pulim, France 2007.
- Les Cahiers de l'ÉÉSP, *« Ergothérapie comparée en santé mentale et psychiatrie »,* sous la direction de Marie-José MANDI, Haute école de travail social et de la santé – école d'études sociales et pédagogiques ÉÉSP-Vaud, 2005, Les Cahiers de l'ÉÉSP, ch., des Abeilles 14, CH-1010 Lausanne.
- MOLIÈR, *« Le malade imaginaire »,* édition de Bénédicte Louvat-Molonzay, 8 septembre 2018.
- MOLIÈRE, *« L'Amour médecin »,* texte écrite le 14 septembre 1665, représentée le 22 septembre 1665 au Château de Versailles.

- MOLIÈRE, *« Le Boulanger de Chalussay. Elomire, Hypocondre, ou les Médecins vengez »,* comédie. Paris, Charles de Sercy, 1670.
- MOLIÈRE, *« Le Médecin malgré lui »*, acte III, scène V., édition de Georges Couton, Coll., folio classique, *éd.*, Gallimard, 1971 et 1978 ; 1999 et 2013. Version consolidée au 23 octobre 2019.
- Michèle PETIT, « *Éloge de la lecture. La Construction de soi »*, Paris, Belin., coll., *« Nouveaux mondes »,* 2002.
- Jules ROMAINS, *« Knock ou le Triomphe de la médecine »,* écrite en 1923, Édition Gallimard, 1924.
- Edmée RUNTZ-CHRISTAN, *« Enseignant et comédien, un même métier »*, ESF Éditeur, octobre 2000.
- William SHAKESPEARE, *« Hamlet »*, traduction de Victor HUGO, *éd.*, Pitbook.com, janvier 2001.
- Donald Woods WINNICOTT, *« Intégration du moi au cours du développement de l'enfant »,* 1962, *in Processus de maturation chez l'enfant.* Développement affectif et environnement Paris, Payot, *Coll.,* Science de l'homme, 1970, *trad.,* anglaise : J. Kalamanovitch, pp. 9-10.
- Donald Woods WINNICOTT, *« L'angoisse liée à l'insécurité »*, 1952, *in De la pédiatrie à la psychanalyse*, Paris, Payot, *Coll.,* Science de l'homme, 1969, dernière *éd.,* 1989, *trad.,* en anglais par J. Kalamanovitch.
- Donald Woods WINNICOTT, *« La préoccupation maternelle primaire »,* 1956, *in De la pédiatrie.*
- Donald Woods WINNICOTT, *« La théorie de la relation parent nourrisson »*, 1960, *in De la pédiatrie à la psychanalyse,* M. MASUD R. KHAN, collègue et ami de Donald Woods WINNICOTT date plus précisément l'anecdote. Cf. Donald Woods WINNICOTT, La *consultation thérapeutique et l'enfant,* Paris, Gallimard, Coll., Tel., 1971, traduit par Claude MONOD, préface de Mohammed Masud RAZA KHAN, p. XXXIV.
- Donald Woods WINNICOTT, *« Le bébé en tant que personne »*, *in L'enfant et le monde extérieur. Le développement*

des relations, Paris, Payot, *Coll.,* Science de l'homme, *trad.,* par A. Stronck-Robert, 1972.

- Donald Woods WINNICOTT, *« Le rôle de miroir de la mère et de la famille »,* dans *Jeu et réalité, op. cit.*, p. 155, *cit.,* par Frédérick AUBOURG , *« Winnicott et la créativité »,* Portrait du psychanalyste en artiste, article, Filigrane, volume 14, numéro 1, printemps 2005.
- Donald Woods WINNICOTT, *« Les souvenirs de la naissance, le traumatisme de la naissance et l'angoisse »*, 1949, *in De la pédiatrie.*

MONOGRAPHIES ET THÈSES

- Sara BÉDARD-GOULET, *« Lecture et réparation psychique, Le potentiel thérapeutique du dispositif littéraire »,* Littérature, Université Toulouse le Mirail – Toulouse II ; Université de Monréal, France, 2012.
- Alexandra BOUDET, *« Ergothérapie et théâtre : accompagner le patient phobique social vers le processus de résilience »*, sous la *dir.,* de Jean-Philippe GUIHARD, Institut de formation en ergothérapie (IFPEK), mai 2014.
- Janine CHASSEGUET-SMIRGEL, *« Pour une psychanalyse de l'art et de la créativité »*, Paris, Payot, 1971.
- Mylène COSTES, *« Atelier culturel et hôpital psychiatrique : enjeux et retombées d'un dispositif de médiation culturelle au sein du programme "Culture à l'hôpital" »,* Sociologie. Université d'Avignon, en France, 2010.
- Stéphane DANIAU, *« Jeu de Rôle Formatif et maturation des adultes - Co-recherche-action-formation et approche écobiopsychosociale »,* domain_stic.educ. Université Paul Valéry - Montpellier III, 2005.
- Chloé Cécile DELACOUR, *« Le jeu de rôles dans le cadre de la formation à la relation médecin-patient : quel vécu pour les internes de Médecine Générale ? »*, Thèse sous la direction du Docteur Catherine JUNG, Université de Strasbourg, Faculté de médecine, 2013.

- Michel DELBROUCK, *« Psychopathologie, Manuel à l'usage du médecin et du psychothérapeute », éd.,* De Boeck, Belgique, 2007.

- Document issu d'un CD Rom : *« Jouer à l'école maternelle.... c'est apprendre », Coll.,* Les outils de l'AGEEM.

- Fiche technique du Théâtre de l'Université Paris 8– Salle Amphi 4, 2 rue de la liberté, 93210 Saint Denis – Université.

- Ahamed Youssouf HASSANI MZE HAMADI, *« Théâtre à l'hôpital et politique publique – approches de sciences auxiliaires du droit »,* Thèse soutenue sous la *dir.,* Professeur Béatrice BOURDELOIS, Professeur Catherine PUIGELIER, Normandie Université – Université Le Havre Normandie, Tome II, 20 nov., 2020.

- Haute Autorité de Santé, *« Évaluation et amélioration des pratiques : Guide de bonnes pratiques en matière de simulation en santé »*, décembre 2012. Ce guide est disponible et téléchargeable gratuitement sur : www.has-sante.fr

- Astrid LIEVEN, *« Théâtre, psychiatrie, ergothérapie »,* Haute École Provinciale du Hainaut, Occidentale école d'ergothérapie, année scolaire 2000-2001.

- Imad NAHAS, *« Le jeu et le pari en droit »,* Thèse soutenue sous la *dir.,* Professeur Denis MAZEAUD, Université Panthéon-Assas, École doctorale de droit privé, 7 janvier 2014.

- Jean-Pierre OBIN, *« Objectifs et techniques du jeu de rôles en formation »,* compte-rendu du 3e congrès des enseignants d'expression communication, Paris, 1980.

- Rapport du Sénat sous les questions écrites n°21812 de Madame Françoise Féret (Marne – UC-UDF) publiée dans le *Journal Officiel du Sénat* du 23 février 2006, page 462.

- Rapport, *« Humanités – 10 ans d'arts et de culture dans les CHU »,* publié par la Conférence des directeurs généraux de CHU, sous la direction et le soutient du ministère de la Culture et de la Communication, de la Fondation MACSF et du groupe MACSF – Assurances avec leur partenaire, le ministère de la Santé et des Sports, France, 2009.

- Réseau Art et Santé., *« Théâtre Action et Champ psychiatrique »,* Rapport d'une rencontre autour du projet *« Terra Incognita.europe »*, dans le cadre de la 13e édition du Festival International de Théâtre Action (FITA 2010), le 23 octobre 2010, au Théâtre Le Moderne à Liège.

ARTICLES ET REVUES

- Patricia ATTIGUI, *« Quand le jeu théâtral ouvre l'espace thérapeutique »*, Revue *Art et Thérapie, L'Art questionne la psychanalyse*, n° 64-65, août 1998, pp. 74-87.
- Carole BAEZA, Marie-Christine LE FLOCH, *« Expérience esthétique et culture scolaire : quelles alliances possibles au service du développement global d'un enfant ? »,* sous la *(dir.), Spirale*, n° 56, octobre 2015.
- Jean-Pierre BARANGER, *« Intérêt de structures spécialisées pour la resocialisation des malades de longue durée »*, Actualités psychiatriques, A. 1988, vol. 18, n° 5, pp. 51-55 [bibl. : 4 ref.].
- André BERTEN, *« Dispositif, médiation, créativité : petite généalogie »,* Le Dispositif. Entre usage et concept, Hermès, n°25, 1999, pp. 33-47.
- Mustapha BOUCHENTOUF, *« Intérêts de l'IEC (Information, Education, Communication) dans la prévention des complications de la sclérose en plaque »*, https://www.memoireonline.com, consulté le 8 septembre 2019.
- Gérard CHIMISANAS, *« L'atelier théâtre »*, Empan 2007-2, n° 66, p. 157-162.
- Sophie DEBAUCHE, *« Narcissisme primaire et secondaire »,* article publié sur www.sophie-debauche.be, consulté le 24 juin 2021.
- Laurent DI FILIPPO, *« Contextualiser les théories du jeu de Johan Huizinga et Roger Caillois »*, Presses universitaires de Lorraine, *Questions de communication,* 2014, mis en ligne le 1er juillet 2016.
- Roxane GAGNON, *« L'improvisation théâtrale au service de l'expression orale et écrite et de son enseignement »*,

Rev., Suisse de sciences de l'éducation, Academic Pres Fribourg, 2011.

- Yvonne GIORDANO, Alain JOLIBERT, *« Pourquoi je préfère la recherche quantitative. Pourquoi je préfère la recherche qualitative »,* Revue Internationale PME, Éditions EMS, 2016, 29 (2).
- Michel JAUMAIN, *« Le théâtre dramatique francophone : cadre institutionnel et statut juridique depuis 1945 », Courrier hebdomadaire du Rev.,* 1981/6 (n° 911-912), p.1-65.
- Ariane JOACHIMOWICZ, *« Droit et théâtre : aspects juridiques de la création et statut de l'artiste »,* Études théâtrales, *vol.,* 62, n°. 1, 2015, pp. 7-12.
- La Compagnie En Carton, *« Hosto, un regard d'IMpatient sur l'hôpital ! »,* article publié sur le site : www.66millionsdimpatients.org , consulté le 12 février 2019.
- Marie-José MANIDI, *« Ergothérapie comparée en santé mentale et psychiatrie »*, Les Cahiers de l'école d'études sociales et pédagogiques, ch. des Abeilles 14, CH-1010 Lausanne, 2005.
- Éric PECHILLON, *« La responsabilité administrative de l'établissement pratiquant du soin psychiatrique »,* CAA Bordeaux, Consort A. C. Centre hospitalier de Brive, 9 avril 2013, n°12.
- Didier PLASSARD, *« L'auteur et le metteur en scène : aperçus d'un combat »*, publié sur le site SFLGC *(*Société française de littérature générale et comparée), consulté le 1er janvier 2019.
- André RENAUD, *« À propos du narcissisme. Première partie », érudit, filigrane*, 20(1) 57-74, 2001.
- Ariane RICHARD-BOSSEZ, Sylvia GIREL, Fanny BROYELLE, *« La réception du théâtre par le jeune public »*, *Terrains/Théories* [En ligne], 7 | 2017, mis en ligne le 22 décembre 2017, consulté le 13 février 2019.
- Florent SCHMITT, *« L'art comme jeu(x) »,* dans *revue ¿ Interrogations ?*, n° 23. Des jeux et des mondes [en

ligne], http://www.revue-interrogations.org/L-art-comme-jeu-x (Consulté le 2 novembre 2018).

- Michel VAÏS, *« Théâtre et société : Quels rapports ? »*, Éditions Cahiers de théâtre *Jeu*, (82), 8–21, année 1997.
- Soisik VERBORG, Ingrid CARTIER, Jérôme BERTON, Jean-Claude GRANRY, *« Les simulations de consultation et la question des acteurs – patients simulés ou standardisés »*, *Bull.*, Acad., Natle Méd., 2015, 199, n° 7, 1165-1172, séance du 20 octobre 2015.

NOTES SOUS ARRÊTS

- C. cass., Ch. Civ. 2, du 02 déc. 2010, 09-68094.

LES TEXTES DE LOIS

- La loi n° 2010-476 du 12 mai 2010 relative à l'ouverture à la concurrence et à la régulation du secteur des jeux d'argent et de hasard en ligne (1), JORF n°0110 du 12 mai 2010, Texte n° 1. Légifrance, consulté le 01 juillet 2021.
- Loi n° 2006-728 du 23 juin 2006 portant réforme des successions et des libéralités, *JORF* n°145 du 24 juin 2006, p. 9513.
- La loi n° 05-008 du 03 juin 2005 portant Code de la famille comorien, adopté le 3 juin 2005.
- Loi n° 99-198 du 18 mars 1999 portant modification de l'ordonnance n° 45-2339 du 13 octobre 1945 relative aux spectacles, *JORF* n° 66 du 19 mars 1999 p. 4047.
- Loi du 1er juillet 1901 relative au contrat d'association, *JORF* du 2 juillet 1901 p. 4025, Version consolidée au 25 février 2019.

CONSTITUTIONS ET CODES

- Code du travail français, Légifrance, version en vigueur au 25 mars 2019, consulté le 25 mars 2019.

- Code de la santé publique, 30e édition, *éd.,* Dalloz, 2016.
- Code du commerce, Legifrance, version en vigueur, 30 janvier 2013, consulté le 30 août 2020.
- Code du travail, Dalloz, 75e édition, 2013.
- Code pénal, Dalloz, *éd.*, 2013.
- Code de déontologie de l'art-thérapeute, *éd.,* de septembre 2012.
- Code de déontologie des art-thérapeutes, FFAT Association loi 1901, juin 2014.

TRAITÉS ET CONVENTIONS

- Convention signée en France le 8 octobre 2007 entre le Préfet, l'Agence Régionale de l'Hospitalisation d'Aquitaine et le Conseil Régional d'Aquitaine.
- Convention signée le 4 mai 1999 entre les ministères chargés de la Culture et de la Santé.

DÉCLARATIONS ET DÉCISIONS

- *« La Déclaration Universelle des Droits de l'Homme »,* adoptée et proclamée par l'Assemblée générale des Nations Unies à Paris, le 10 décembre 1948.
- Agence nationale de la recherche. Charte de déontologie. Réf DIR-REG-090309-L- 01-01. Paris : ANR, 2009.

ORDONNANCES

- Légifrance, *« L'ordonnance n°2016 du 10 février 2016 portant réforme du droit des contrats, du régime général et de la preuve des obligations »,* publiée sous le n°0035, au *Journal Officiel de la République Française* le 11 février 2016, version en vigueur le 10 fevrier 2016, consulté le 4 février 2019.

DÉCRETS ET ARRÊTÉS

- Légifrance, Arrêté du 8 avril 2013 relatif au régime des études en vue du premier et du deuxième cycle des études médicales, *JORF,* n° 0095 du 23 avril 2013, p. 7097, texte n° 30, version en vigueur au 12 novembre 2018.
- Décret n° 2011-994 du 23 août 2011 relatif à la licence d'entrepreneur de spectacles vivants, *JORF* n°0196 du 25 août 2011 p. 14402.
- Décret n° 53-1253 du 19 décembre 1953 relatif à l'organisation des spectacles amateurs et leurs rapports avec les entreprises de spectacles professionnelles, publié au *Journal Officiel de la République Française* le 23 décembre 1953, p. 11359.

Structures éditoriales du groupe L'Harmattan

L'Harmattan Italie
Via degli Artisti, 15
10124 Torino
harmattan.italia@gmail.com

L'Harmattan Hongrie
Kossuth l. u. 14-16.
1053 Budapest
harmattan@harmattan.hu

L'Harmattan Sénégal
10 VDN en face Mermoz
BP 45034 Dakar-Fann
senharmattan@gmail.com

L'Harmattan Cameroun
TSINGA/FECAFOOT
BP 11486 Yaoundé
inkoukam@gmail.com

L'Harmattan Burkina Faso
Achille Somé – tengnule@hotmail.fr

L'Harmattan Guinée
Almamya, rue KA 028 OKB Agency
BP 3470 Conakry
harmattanguinee@yahoo.fr

L'Harmattan RDC
185, avenue Nyangwe
Commune de Lingwala – Kinshasa
matangilamusadila@yahoo.fr

L'Harmattan Congo
67, boulevard Denis-Sassou-N'Guesso
BP 2874 Brazzaville
harmattan.congo@yahoo.fr

L'Harmattan Mali
ACI 2000 - Immeuble Mgr Jean Marie Cisse
Bureau 10
BP 145 Bamako-Mali
mali@harmattan.fr

L'Harmattan Togo
Djidjole – Lomé
Maison Amela
face EPP BATOME
ddamela@aol.com

L'Harmattan Côte d'Ivoire
Résidence Karl – Cité des Arts
Abidjan-Cocody
03 BP 1588 Abidjan
espace_harmattan.ci@hotmail.fr

Nos librairies en France

Librairie internationale
16, rue des Écoles
75005 Paris
librairie.internationale@harmattan.fr
01 40 46 79 11
www.librairieharmattan.com

Librairie des savoirs
21, rue des Écoles
75005 Paris
librairie.sh@harmattan.fr
01 46 34 13 71
www.librairieharmattansh.com

Librairie Le Lucernaire
53, rue Notre-Dame-des-Champs
75006 Paris
librairie@lucernaire.fr
01 42 22 67 13

www.ingramcontent.com/pod-product-compliance
Lightning Source LLC
LaVergne TN
LVHW011452061026
849535LV00004BA/1064
9782343242798